沈英森
临证经验辑要

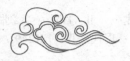

主　编　谭金华　张　军

主　审　沈英森

副主编　吕小亮　彭景钦　赖火龙

编　委　（按姓氏笔画排序）

艾立新　　吕小亮　　刘　健　　刘智勇

孙升云　　李　阳　　李恩庆　　余　璇

张　军　　陈晋广　　庞　杰　　孟　辉

钟小文　　黄　进　　彭景钦　　赖火龙

谭金华　　黎俏梅　　薛素琴

人民卫生出版社

图书在版编目（CIP）数据

沈英森临证经验辑要 / 谭金华，张军主编. — 北京：
人民卫生出版社，2019
ISBN 978-7-117-28295-6

Ⅰ.①沈… Ⅱ.①谭… ②张… Ⅲ.①中医临床 – 经
验 – 中国 – 现代 Ⅳ.①R249.7

中国版本图书馆 CIP 数据核字（2019）第 050045 号

人卫智网	www.ipmph.com	医学教育、学术、考试、健康，购书智慧智能综合服务平台
人卫官网	www.pmph.com	人卫官方资讯发布平台

沈英森临证经验辑要

主　　编：谭金华　张　军
出版发行：人民卫生出版社（中继线 010-59780011）
地　　址：北京市朝阳区潘家园南里 19 号
邮　　编：100021
E - mail：pmph @ pmph.com
购书热线：010-59787592　010-59787584　010-65264830
印　　刷：三河市尚艺印装有限公司
经　　销：新华书店
开　　本：710×1000　1/16　印张：21
字　　数：344 千字
版　　次：2019 年 5 月第 1 版　2019 年 5 月第 1 版第 1 次印刷
标准书号：ISBN 978-7-117-28295-6
定　　价：59.00 元

打击盗版举报电话：010-59787491　E-mail：WQ @ pmph.com
（凡属印装质量问题请与本社市场营销中心联系退换）

自序

　　我出生于历史文化名城——潮州古城，父亲沈卓然是一位德艺双馨、深受当地群众欢迎的老中医，生前为潮州镇（县级）人大代表；母亲是一位贤惠善良的家庭主妇，乐善好施是她的美德。我在这样的文化氛围和良好的家庭环境下成长，从小就受到良好的熏陶，尤其是对中医的认识日渐加深，并且萌生了长大后跟父亲一样当一名中医师。1961 年高考前，中学老师说要一颗红心，两手准备，我说如果考不上大学就跟父亲学中医。回家对父亲说了这件事，他听后说：你努力学习，争取考上广州中医学院（今之广州中医药大学）。正如父亲所愿，我考上了广州中医学院中医医疗系，经过 6 年的学习，得到师长们孜孜不倦的传道解惑，我终于成为一名中医师。

　　毕业后被分配到粤北山区南雄县（今之南雄市）白云公社栏河卫生所（今之栏河镇卫生院）工作。由于我能扎根山区，为当地村民治病，受到他们的欢迎，1971 年底调到县卫生局业务组工作，因为本人不适应行政工作，而且违背我的初衷，所以我主动向局领导写了报告，要求回到医疗单位做医生。因此，1974 年 4 月我被调到县人民医院中医科工作，直至 1978 年 9 月调入暨南大学医学院附属第一医院（广州华侨医院）中医科工作，直到退休。这段时间，于 1983 年参与建立广州华侨医院中医病房，1988 年被任命医学院中医针灸培训中心副主任、主任，参与培训国外及港澳台地区的中医爱好者；1993—2005 年担任硕士研究生导师；1999 年参与筹建中医学系并担任首任系主任，2002 年从系主任岗位上退下来，但仍继续中医教学和临床工作。期间，主编了《叶天士临证指南医案发挥》和《岭南中医》。2001 年被广东省人民政府授予"广东省名中医"称号，同年被评为广东省"南粤优秀教师"。

　　2007 年 1 月，我正式办理退休手续，但是退而不休，至今仍受返聘。2003 年开始，被遴选为全国老中医药专家学术经验继承工作指导老师，参与了第三、四、五批的师承工作，带了 6 位徒弟。不论什么情况，亦不分寒暑假，我都以病人为重，坚守中医临床第一线；看病时，坚持不分贫贱富贵一视同仁的原则。回想起来，我能够这样做，大概有三个原因：①受到父亲优良的医疗技术和医疗道德的影响；②医学是一项既崇高又神圣的事业，不容玷污，尤其医生是关乎病患生命的；③我在读大学期间，先后两次回家服侍病危的双亲，使我感受病者及其家属的困难和痛苦。

自 1961 年考入广州中医学院开始，我的命运就紧紧地与中医事业联结在一起，几十年的临床、教学实践使我积累了不少经验体会，总结起来，有如下几个方面：

一、中医药学的科学性与重视经典

《黄帝内经》是两千多年前的一部科学巨著，该书汇集了当时条件下的自然科学和社会哲学的先进文化科技知识，从天文、地理到人文哲学均有涉及，直到现在还具有一定的指导意义。中医药的发展史，简单来说，是从《神农本草经》《黄帝内经》以至东汉张仲景的《伤寒杂病论》以及明清时期的温病学说，是中国医药学发展过程的不断补充和完善，是密不可分的。而中医传承下来的经典方剂，更是具有一定的可重复性，如小柴胡汤、桂枝汤、补中益气汤、银翘解毒丸等，都是行之有效，被历代中医所反复使用的，所以说中医药是中华民族经历了几千年的实践和检验传承下来的，其科学性是毋庸置疑的。

二、学习中医要博览群书

记得 1961 年入学之初，刘汝琛副院长在给新生讲话中就勉励学生们要"熟读、勤练、博览、精思"。我在几十年的实践中，体会到做一名称职的中医师，除了课本上的知识，更重要的是博览群书。现代社会发展千变万化，日新月异，如果不及时学习补充知识，就会跟不上时代的发展。现代医疗系统不断涌现新的医疗技术检测手段，即使是老中医也不能靠"把脉"解决诊断疾病。我们践行拿来主义，使这些新知识、新技术为我所用，不断充实和丰富中医的内涵。

三、做一位好医生，要谦虚谨慎，善于吸取别人的经验教训

每一位同行，每一位患者和家属，都是我们的老师。前辈同行有很多好的经验值得我们学习，如 20 世纪 80 年代我曾在广州市一次中医名家座谈会上，听广州市儿童医院的何蔼谦老医师介绍白术、草决明二味中药治疗习惯性便秘，在后来的实践中，我根据病情灵活应用该二味中药，果然取得很好的效果，又如 20 世纪 60 年代初随父亲诊治一昼夜啼哭、翻滚不已的女孩，当时父亲作"内热"处理而取效，20 世纪 70 年代初在南雄县医院会诊一女孩时，发现该女孩口眼紧闭，双拳紧握，发病之前惊叫，喜饮冷水，昏迷六天，认为该女孩与前一女孩病性相同，故力主使用泻下泄热之法而取效。有时，失败也是我们的老师，常听一些病人诉说：我的病已经好久了，找了好几位医生都没有效果。此时，千万不要在病者面前指责前医的不是，而应该接过其病历，仔细地了解、研究那些疗法与处方不能取效的原因，另辟思路，研究新的治疗方法和处方，并耐心说服和安慰病者，才能取效。

四、整体观、辨证论治与灵活变通

一位好的医生，必须准确掌握中医理论的两大特点，即整体观与辨证论治。天、地、人之间的关系密不可分，所以天文地理、社会环境、生活环境的变化对人的健康影响深远；同时又必须懂得灵活变通，包括所谓的"同病异治""异病同治"等，才能确立正确的治疗原则和精准的处方用药。《素问·异法方宜论》中指出了东南西北中的气候环境不相同，各地民俗饮食和生活习惯也不同，因此，产生的疾病也就不相同。例如岭南，地属南方，"地卑炎方"，以湿热交蒸的气候为主，所以南方人体能消耗较大，其体质以气阴两虚为多见，因此，南方的药物多以轻柔、清淡相适应，如木棉花、鸡蛋花、桑叶、鼠壳棉等。

五、仁医、仁术、仁心

一位好的医生，必须具备"三仁"。古人称中医为仁医，称具有高超医术为仁术，称富有同情心为仁心。只有具备了"三仁"，才能将病人看成自己的亲人，急病人所急，痛病人所痛。医者千万不能厌弃病人，要设身处地为病者考虑，减轻其痛苦，处方用药要根据病情用药恰到好处。

六、做好中医传承工作

千百年来中医药的发展，主要是靠师带徒的方式来传承的，新中国成立后，1956年才有第一批中医学院，开始规模教学。两种方法，各有利弊：传统的师承易于形成一家之言，比较狭隘，而且有传内不传外以及为了防止徒弟学成后与师父争饭碗而出现留一手的现象；规模办学亦有不足之处，容易流于形式，出现一般化的通病。20世纪90年代以来，国家中医药管理局会同相关部委开展全国性的师承工作。这样的师承工作与过去的师承有着根本的不同。现在的师承工作由各医疗单位遴选医技精湛、经验丰富、医德高尚的名家担任指导老师，徒弟则选择有志中医事业、有一定基础的中青年中医生担任。学徒除了跟师、记笔记医案，还规定学习古典名著，定期集中培训，这样就能保证传承的质量。

我自第三批全国师承工作开始，连续三批带徒，每批两人，共六位徒弟。平时出门诊时也有不少研究生、本科生跟随我临床诊病。我的想法是：只要热心中医事业、有志中医的年轻人，我都愿意毫无保留地将自己的临床经验、用药体会传授给他们。我相信经过几代人的努力，中医药事业一定能够发扬光大，为实现中华民族伟大复兴的梦增添光彩。

我的几批徒弟和学生都很努力学习中医，也做了不少工作，在传承工作方面取得了一些实绩，尤其是谭金华、张军以及吕小亮、彭景钦几位，他们经过近两年的艰苦工作，将我从事中医以来的一些论著和文章，以及我的徒弟、学生所发表的与我有关的作品，精心整理，汇编成册，定名《沈英森临证经验辑要》即将付梓，我对他们的工作是满意的。该书虽是我一生从医的总结，但在整个中医学的大海里，只是沧海一粟，恳切祈望指正。

在该书即将出版之际，我要感谢一切帮助过我的师长和同行，尤其是我的老伴黄丽云和家人对我生活上的照顾及事业上的支持。

沈英森　2019年春
写于暨南大学

目录

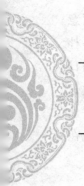

第一章 医术精专，运用随心

◎第一节 沈英森简介与成长历程

沈英森（1941—），出生于广东潮州的一个中医家庭，为广东现代中医临床家和教育家。早年参与暨南大学医学院中医学系的筹建工作，曾任暨南大学医学院中医系第一任系主任。

立志从医，初露锋芒

沈英森出生于中医家庭，其父沈卓然悬壶潮州，医术医德皆著，深受病者信仰。他幼受庭训，耳濡目染，立志中医事业。沈英森1967年毕业于广州中医学院，后被分配到广东韶关地区南雄县白云公社栏河卫生所工作。初到山区，他遇到一位因患坐骨神经痛在卫生所简易病房里彻夜呼号的病人。次日，在征得接诊医生的同意后，沈英森为他做了针灸治疗。一针环跳穴而痛立止，病者即刻出院回家。此后，其诊疗技术日渐为当地所接受并流传。

后来，沈英森调至县卫生局业务组。1973年春节前夕，他参与抢救一位县人民医院职工的女儿。该女8岁，已昏迷3天，体温没有明显升高。当时，院长组织了院外会诊，沈英森也参加了会诊。医院传染科主任介绍了患儿的病情，初步诊断为"亚急性肝炎肝昏迷"。会诊中有的专家认为此病为脱证，须急用独参，但沈英森在向患儿的家长及科室人员了解情况时得知，患儿在发病前3天，已经出现异常症状，喜饮冷，不时惊叫，大便已6日未解。再细查患儿，双手握拳，牙关紧闭，用压舌板撬开其口，口臭异常：舌红绛苔黄厚干，脉沉紧。此时沈英森回忆起1963年回家照料病危的母亲时，曾随父亲诊视过一个病情类似的女孩的情形。当时父亲认为是里热内盛所致，用清泄里热的治法取效。因此，他认为该患儿证属《伤寒论》所谓

"胃家实"，必须立刻应用泻下的方法。在征得所有参与会诊的医生同意后，他处以大承气汤为主的药方，即大黄 6 克（后下），枳实 10 克，厚朴 10 克，芒硝 3 克（冲服），银花 10 克，连翘 10 克，生地黄 10 克。但当日患儿牙关紧闭，沈英森次日中午复诊时患儿仍未服药，即告之以鼻饲。次日凌晨 4 点，患儿排出半盆恶臭烂便，出现发热、面目身黄、尿黄，再诊时加服安宫牛黄丸、猴枣散，患儿苏醒后调治一个月即完全康复，沈英森因此在当地声名鹊起。

经验丰富，发挥家传

　　1978 年 9 月，暨南大学复办，创立医学院，沈英森被第一批调入暨南大学医学院附属医院（广州华侨医院）工作。由于当时医院尚未建好，所以他随科主任前往中山医学院第二附属医院临床，也曾参与抢救一例急性病毒性脑膜炎患者，获得成功。此后，与同事一起于 1983 年创建华侨医院中医病房。

　　沈教授临床经验甚丰，常用一些广东当地药材治病。比如溪黄草、鸡骨草治疗各种原因引起的肝转氨酶升高症，葳蕤仁治疗各种内外眼症，鸡蛋花、木棉花治疗腹泻，以及青果、木蝴蝶、岗梅根治疗咽喉肿痛，这些均得自家传。此外，作为科班出身的临床家，沈教授熟谙四大经典，对于一些经方、时方加以发挥、妙用，扩大了药方的临床应用范围。在中医临证范围日渐缩小的今天，他仍然以传统的汤剂为主，治疗常见病、疑难杂症，得到了众多患者和同行的肯定。

勤求医理，注重结合

　　沈英森在临床中坚持学用结合、学以致用，善于将中医基础理论用于指导临床，在临床中又善于结合地方特色加以总结发挥。外感疾病的治疗，他主张要因时因地制宜。沈教授是率先倡导存在岭南流派的医家，在其主编的《岭南中医》中充分展示了岭南医家们用药的地方特点。他主张，春夏外感，宣散表邪，主要用钩藤、薄荷。广州地区外感一般以风热多见，选方上，外感轻症选用桑菊饮；较重者，如寒热往来、周身酸痛者，可用小柴胡汤、柴葛解肌汤，利用柴胡入半表半里少阳三焦之地，和解枢机，兼顾夹邪，加强散邪的力量。若发热多日不退，多配入青蒿 10～15 克（后下）；若感冒夹暑湿，则以小柴胡汤合新加香薷饮。同时，他强调病急、病重时可以一日用两剂药。

慢性支气管炎是一种临床常见病，尤以老年人多见，以咳嗽、咯痰或伴有喘息为发病特征，属中医"咳嗽""喘证"范畴。金水六君煎，方出《景岳全书》，由当归二钱，熟地三至五钱，陈皮一钱半，半夏二钱，茯苓四钱，炙甘草一钱，生姜三至七片组成。沈教授认为该方的临证使用标准为有症状提示肾虚，该方使用要点是熟地黄的用量要重，至少用到18～24克，方能起到金水相生、肺肾相滋的作用。而对于阻塞性肺气肿和肺源性心脏病则要并补肾阴肾阳，可考虑加用生脉散或人参蛤蚧散。

不少人在受到一些刺激后都会表现出肠胃不适的症状：有些人进入寒冷的环境，受到冷气刺激后会经常出现腹部不适，多伴有急迫的便意，排便后症状可以缓解；有些人受到情绪刺激，如紧张、生气后也会出现以上症状，像考试的学生一进考场就想去卫生间；还有人在进食不久就感到腹部不适有便意。其他伴随表现如头痛、非心源性胸痛、背痛、心慌、乏力、性功能障碍等。这些情况属于功能性肠病，西医学又称为"肠易激综合征"（简称IBS）。此属中医肝强脾弱，宜抑木扶土，沈教授在刘草窗痛泻要方基础上，结合岭南地区特点，自拟激愈方，治疗肠易激综合征，疗效可靠。处方如下：防风、白术、陈皮、白芍、木香、黄连、厚朴、扁豆花、香薷。

由于多种原因，临床上寻求中医药治疗的肿瘤患者多已为中晚期或是已经过手术、放疗、化疗。这些患者的正气亏虚多表现为气虚、阴虚、气阴两虚，故治疗时当予益气养阴之法。只有将扶正和祛邪辩证统一，相辅相成，才能取得最佳疗效。沈教授强调治病求本，充分发挥中医治疗肿瘤辨证论治的优势；确定扶正培本、兼顾祛邪为主要治则，认为中晚期恶性肿瘤患者或已经手术、放疗、化疗后的肿瘤患者当以益气养阴为主，兼顾邪气，不忘祛邪；重视后天脾胃的调养及整体治疗，综合调理，反对滥用剽悍峻猛之药一味攻伐，只图一时之功。他应用自拟的养胃方（醋鳖甲、北沙参、麦冬、怀山药、茯苓、厚朴、石斛、砂仁、谷芽等）进行加减施治，有效地消除或减轻了放、化疗引起的毒副反应，使白细胞数逐渐上升，保证了肿瘤患者放、化疗的顺利进行。

言传身教，桃李芬芳

沈英森立志中医事业，不仅热爱中医，实践中医，而且积极投身中医教育事业。暨南大学是一所华侨大学，港澳台及东南亚的华侨及子弟要求到暨南大学学习中医、针灸，因此，学校于1988年8月决定成立中医针灸培训中心，沈英森出任副主任。为了培养中医接班人和扩大中医对世界的影响，大学学术委员会对成立中医专业可行性、必要性进行论证，在答辩会上，沈教授分析了侨校开办中医专业的重要性与必要性，得到与会专家的认同和支持。终于在1999年由暨南大学批准并报国务院侨办同意成立暨南大学医学院中医系，由沈英森出任第一任系主任，实现了当年建系，当年招生，当年开课，第一届中医学系学生中港澳台及外籍学生占70%。沈英森在2001年获评为广东省南粤优秀教师，同年获得"广东省名中医"称号，2003年被遴选为国家第三批中医师承人选，2008年及2012年分别被遴选为国家第四、五批中医师承人选，2011年被确定为"全国名老中医药专家传承工作室项目专家"。2007年从工作岗位退休，至今仍坚持每周四个半天门诊，出诊地点分别为广州华侨医院、江门市五邑中医院及广州市黄埔区中医院，主要从事临床诊疗及临床授徒工作，并负责部分研究生的临床带教工作。

沈英森从事中医临床和教学工作五十余年，有丰富的临床及教学经验。他擅长治疗内科杂病，尤其对老年病、慢性肾炎、阻塞性肺病、消化系统疾病及肿瘤等有较深的研究和独到的见解。他培养了包括美国、德国、新加坡等国在内的数十名外籍进修人员，誉满海外，曾多次应邀到印度尼西亚、泰国、德国、马来西亚等国及香港、澳门地区讲学。沈英森主编《岭南中医》《叶天士临证指南医案发挥》《常见肿瘤的中医防治》《四季进补》《果蔬治疗》等二十余部著作，在国内外公开杂志上发表论文三十余篇。1997年获"广东省中医药优秀科技工作者"称号；1998年获广东省中医药科技进步奖三等奖；2004年获中华中医药学会科技著作优秀奖。

沈英森认为：自己近五十年的中医历程，除了为患者治疗之外，只做了两件较为有益的事，一是在学校、学院领导的支持之下，积极促进并创办了暨南大学中医学系；一是在同事的支持下，于2001年主编了《岭南中医》，比较系统地总结了有史记载以来岭南中医药的发展概况及其特点，并且首次明确提出了"岭南中医"这一具有鲜明岭南特色的名称。

（黎俏梅，谭金华）

◎第二节　沈英森病案经验总结具体思路

跟师学习三年多来，我由以前的了解学习岭南地区常用中草药——"南药"临证运用的最初想法，逐渐发生了转变。通过与老师的交流日益加深，在沈教授指导下重读经典理论，自己越来越感觉到中医学的博大精深，其中名老中医药专家学术继承和发扬是中国面临的主要问题；中医的教育向何处去，这些专家的临床医案总结是我们继承和发扬中医药学传统理论和实践经验的最好方式和方法，也是中医教育要思考的问题，从哪些角度、运用哪些具体方法去进行医案总结，我个人现根据自己的思考和临证体会，也是我们这些学生们写这本书的基本思路和想法，现总结如下：

重读经典，联系临床实践

从每个经方的临证运用出发，仔细体会，密切随访，总结经验，同时"不耻下问"，虚心学习老师的临证经验，做到理论指导实践，时间验证理论的循环往复。定期反复精读四大经典，有些条文必须背诵下来，反复运用，促进记忆；同时在跟师学习和自己临证过程中疗效好的病案，及时总结，马上查阅经典，思考总结，分析经方的配伍特点，包括理法方药、煎服法、调护法等，注意每个环节再临证治疗中的作用。除了四大经典之外，沈教授从家里带来李东垣的《脾胃论》和自己撰写的《岭南中医》《中医美容》等著作赠送给我阅读学习，嘱咐我治病要重视脾胃，不论男女老幼对疾病的康复和转归都很重要。比如沈教授经常劝病人自己回家煎煮药物，不要在医院里面代煎，往往影响疗效，并且广东地区常规煎煮方法为"翻煲"，即一起煎煮两次，同时注意先煎和后下，仔细耐心的对待每位病人，反复告之，注意温服，还有病在上者，饭后服，并在下者，饭前服等等。

学习老师认真严谨的科学态度和人生哲学

认识沈教授到现在，给我最大的感触就是，沈教授从临证到生活细节都非常认真严谨，说到做到，诚实守信，仔细体会沈教授的为人做事的具体细节，无处不体现广东人的严谨求实的工作作风，我想这和沈教授接受的中国传统教育是分不开的，我们年青一代这方面比较薄弱，是要在生活中工作中不断学习和积累的。每次出诊，我都会有很多收获，尤其是沈教授给我坚定严谨求实的中医临证态度，同时必须不断学习中华传统文化，加深自己的个人修养，这样才能成为一名合格的好中医。

重点方药，重点病种应用研究

对于沈教授的一些常用方、常用药，逐条总结，并通过查阅文献，和其他中医药专家进行对照研究，体会临证思想，并且马上应用于自己的独立临床实践中，做到"学以致用"，反复体会，由主要配伍之君、臣、佐、使，到具体的某个特殊药物的加减，反复查证经典和现代文献，不断总结，并且随着时间的推移，逐渐完善充实；比如沈教授的金水六君煎的现代药理作用、临床个案和适应证报道、配伍研究等等方面的文献，到每个药物组成的量效关系等，一一加以研究完善。比如针对脾胃病，沈教授根据岭南地区的特点和病人的具体证候，经常运用香连丸、痛泻要方、三物香薷散临证加减等；还有，肿瘤病人术后、放化疗后的调理，重点病种为鼻咽癌术后、肺癌术后、食管癌术后或放化疗后的经典方剂的运用，千金苇茎汤、益胃汤加龟板等，好多病人术后几年都跟随着沈教授门诊，叫人很是惊讶；妇科月经病和带下病沈教授常用完带汤、丹栀逍遥散加减，尤其丹栀逍遥散在沈教授笔下就是妙笔生花，月经病疗效如神，非常值得我们重点研究和总结。

"一源三岐"，兼收并蓄，突出特色

通过上面对沈教授的临证经验的总结，再查找参考文献和名老中医药专家临证医案，把各个不同学派，不同地域的中医药专家的临证经验，在重点病种、疑难病症、重点证候的辨证用药上进行对比研究，从证候、治法、方药等不同角度分析他们的相同点和不同点，结合导师多年的临床体会，才可能在某些疑难病症的辨证治疗上有所突破。还应注意中医临证的优势病种的选择，重点研究导师们在这些病种的诊治经验，突出导师的独到之处。同时研究一些常见的经验用药和地方药物特点，如配伍规律、药性地域差异和现代药理作用研究进展等。随着社会的快速发展，人的流动性越来越大，不同地区不同种族人群的中医药需求也越来越高，根据中医学"三因学说"的指导思想，总结岭南地区名老中医的诊疗经验，对其他地区中医师也起到借鉴和临证参考作用。

总之，通过以上思路进行中医药学术继承研究只是个人的一些粗浅的想法，以后还要在临证中不断思考和反复比较研究，同时把它变成自己的临床指导思想，与自己的具体临床实践经验相结合，不断提高临床诊疗水平，由于个人临床经验限制，书中难免有些偏颇不足之处，在这里恳请沈教授和同行批评指正。

（张军）

第二章　沈英森学术思想

◎第一节　岭南中医的概念与特征

岭南，从地域上来说，包括广东、海南两省及广西部分地区，过去称为岭表、岭外，是中原人士视之为畏途的蛮荒之地。它位于祖国最南端，南濒海洋，北靠五岭，属热带亚热带气候。由于受五岭之隔，岭南与中原内地的交通联系、文化交流都受到一定的影响，因此，岭南文化与中原文化相比较，一直是相对落后的。但是，落后并不等于没有文化，也不等于没有贡献，由于岭南所处地理环境，因此，岭南在文化与医学方面具有独特风格。

国医大师、岭南名医邓铁涛教授指出："岭南医学是祖国医学普遍原则与岭南地区实际情况结合的产物，它具有地方与时代的特点。"邓铁涛教授指的岭南医学，当然包括了近三百年来才传入中国的西方医学。但从历史角度来看，岭南医学主要是指岭南中医。

岭南中医是岭南文化的一个重要分支，它的产生、发展也和岭南文化一样，离不开中华民族文化，同时，岭南中医作为一种地域性的医学，又具有明显的特殊性。

首先，岭南中医是源于中原医学的。大约距今十万年以前的韶关马坝人，就已懂得用火，这与远古记载的"钻燧取火以化腥臊"时代具有明显的吻合之处。《尚书·尧典》也记载："命羲叔，宅南交。"这说明自远古以来，中原与岭南就有一定联系。秦汉、尤其是两晋以来，中原人士多次南迁，中原文化（包括医药学）也随之逐渐流入岭南，这从西汉南越王墓出土的药物器械可以得到证明。随着广州市区建设的发展，最近还发现南越国的宫庭，其中的建筑设计很多是吸取中原建筑的特点，而从已发掘的水井水质来看，其卫生保健已达到相当先进的水平。因此，可以说岭南中医是继承了诞生于中原文化基础上的中医学体系。

第二，岭南中医的区域性特点。岭南中医虽说是继承了诞生于中原文化基础上的中医学体系，但同时又与南越人即岭南土著民族医学相结合，又是一种区域性医学。《素问·异法方宜论》对中华大地之东、南、西、北、中五个地域，就其地理位置、气候环境、民风风俗、身体特点均有简明的论述，而中医药学的一个特点就是强调对不同地域、不同时间、不同体质（即"因时、因地、因人"而异的"三因"学说）应该区别对待和处理。正如该篇所谓："南方者，天地所长养，阳之所盛处也。其地下水土弱，雾露之所聚也。"所处地区环境不同，所产生的疾病自然有异，因此对疾病的预防和治疗也就有其独特之处。释继洪在《岭南卫生方》中亦说："岭南既号炎方，而又濒海，地卑而土薄，炎方土薄，故阳燠之气常泄；濒海地卑，故阴湿之气常盛。"因此，岭南温病也以湿温或暑湿为多见。此外，由于山岚瘴气而形成的某些传染病、脚气等，也是岭南特有地方病。

岭南中医的第三个特点是务实。由于岭南所处的位置，既远离中原又濒临海滨，易于与外国接触、交流，尤其是广州作为历史上的文化名城，也是商业活动的中心，经济比较发达。因此，形成了岭南中医界人士比较务实的作风，对医学的理论探讨，历来开展较少，所以医学著述明显少于中原、江浙一带；但对于如何解除百姓疾病的痛苦，却从临床上多方探索，力求效、廉、便。如何梦瑶这位被称为"粤东古今第一国手"的著名医家，他在任县官的时候，适逢当地疫症流行，即开药方广为病者治疗，药物简单，药效明显，所以受到百姓的欢迎，他所著的《医碥》，对岭南病证的特点和治疗提出了一系列见解，处方用药百发百中；再如何克谏的《生草药性备要》，首次总结了岭南中草药的种类和运用经验，同时反映了由于岭南气候适宜生长，植物、草药随处可见、使用方便、价格低廉的特点。

岭南中医的第四个特点是包容性。因为岭南的特殊位置：地处沿海，港口资源丰富，与东南亚乃至西方各国的文化和医学交流也就显得特别的敏感和包容，甚至拿来为我所用。如作为种痘第一人的邱熺，就是在澳门向洋医学习接种牛痘术而后传授给其子邱昶和其他人的；又如中西医汇通学派的朱沛文，就是在参考学习了中外古今大量医书之后才写成《华洋脏象约纂》的。此外，历史上许多传教士都是以西洋医学作为手段打开中国大门的，而这个大门就是岭南。这些例子可以说明，岭南文化包含了土著文化（即南越文化）、中原文化与西洋文化，岭南中医应该亦包含了岭南地方医学、中原医学以及外来医学（西洋医学）。

岭南中医的第五个特点是受温病学派影响较大。由于独特的地域环境与致病因素影响，发病多与"湿""热"相关，这与温病学温热病、湿热病有着明显的相关性，因此，岭南医家对此研究甚多，很多临证思维受温病学思想影响也就不足为怪了。这其中最为出名的就是释继洪与其撰写的《岭南卫生方》。

沈英森出生于岭南文化底蕴较厚的潮州，并为医学世家，因此对于岭南中医药文化有较深的认识，通过吸收历代岭南医家的学术思想，分析古代岭南医案，总结出岭南中医特色，主要包括如下几个方面：

（一）疾病认识上突出岭南人的体质

历代医家十分重视体质的研究。《黄帝内经》中已有五方之人体质明显差异的论述，《医学源流论》指出："人禀天地之气以生，故其气体随地不同，西北之人气深而厚""东南之人气浮而薄。"叶天士在《临证指南医案》中也强调："凡论病先论体质、形色、脉象，以病乃外加于身也。"又说："平素体质，不可不论。"

1. 蕴湿体质　喻嘉言在《医门法律·热湿暑三气门》中说："天之热气下，地之湿气上，人在气交之中，受其炎热，无隙可避。"薛生白在《湿热病篇》中概括湿热的成因为："太阴内伤，湿饮停聚，客邪再至，内外相引，故病湿热"。吴鞠通亦说："热极湿动。"这些论述道出了内外相因而成蕴湿体质的机制。《岭南卫生方》中指出岭南阴湿之气常盛，岁间"蒸湿过半"，"饮食衣服药物之类，往往生醭，人居其间，类多中湿。"有的岭南医家则认为"脾胃虚的病人，暑必困湿"，暑湿证的形成"大都为先伏湿然后感受暑邪"。强调内因脾胃湿困及湿热在疾病发生中的作用。

2. 伏热体质　叶天士《临证指南医案》关于体质学说的论述中，木火质、阴虚质、湿热质与温病关系较为密切，而木火质与阴虚质又有其相似之处，区别在于火旺与阴伤的程度不同。木火质属里热之体，若复感温邪，内外相合则呈现表里俱热，传变迅速，历代不少医家认为是"病发于里"，与"病发于表"有别，故分温病为"新感与伏气"，并"伏邪"的温病病因说。

岭南医学家对"伏邪"学说多有阐发，并据此指导临床实践，其内容已超出前人"感受邪不即发，逾时而发"的内容而重于体质因素。如陈任枚

《温病学讲义》篇首即论"伏气"为温病病因，而"伏气者，乃人身阳热之气"。"阳热之气，乃人所固有之正气也，无时不假道于毛窍，以宣泄于外"。否定了前人伏邪后发的观点。在进一步论述伏热特点时，他指出："阳热之气，郁伏于人身之内，而不得外泄者也，但伏气未外泄时，不觉有病"，"其郁伏尚浅，而无外邪触发者，仍可随春升之气，缓渐散于外，或不为病，即病亦不甚剧"。伏热体质又与温病的发生发展密切相关："其伏匿深沉，郁极而发，或为外邪刺激而发，或为饮食嗜欲逗引而发，其发也多致内外合邪，势成燎原，不可向迩，此则所谓温病也。"又谓："阳热蕴蓄欲发者，尤感之则病"。"一有所感，皆足以触发内伏阳热，而为温病。"指出伏热体质更易招致渐邪为患。而内热与阴虚又互为因果，往往同时存在，阳热偏盛者阴液多虚。从而阐明了岭南人伏热体质的特点并给温病"伏热"病因学赋予新的科学内容。

3. 气阴两虚体质　《岭南卫生方》在论述岭南气候、地理环境对体质的影响中指出：岭南"人居其间，气多上壅，肤多汗出，腠理不密，盖阳不反本而然"。提出岭南人腠理疏松的体质特点。何梦瑶在《医碥》中亦说："热盛伤气，壮火食气也。又气为汗泄，则益耗散矣。"这是气虚体质形成的原因。《论温病》（郭梅峰著）中提出温与暑虽为阳热之邪，但其病之不同非时令变迁而相继转属，"温暑不同气"，"暑热伤气"，"阴燥发热为温，气虚发热为暑"，"夏令阳气过泄，所以易感暑病"。阐明暑热伤气的特点，这颇符合岭南的临床实际。岭南医家十分重视暑热耗伤气津所形成的气阴两虚的病理体质特点，临证时处处顾护津气，适时益气养阴，是最好的佐证。

从岭南医家的论述中可以看出，气阴两虚体质的形成主要是因为岭南暑热盛、季节长，酿成伏热之体，阳热宣泄于外，故平素腠理常疏，成为潜在倾向。一旦感暑为患，暑热炽盛迫津外泄，汗泄过多则气随汗泄。汗泄过多则气随汗泄。《内经》谓："炅则气泄""炅则腠理开，荣卫通，汗大泄，故气泄"。另一方面，因炎暑酷热，暑热直接伤气，《内经》谓："壮火食气。"阴津损伤的体质是疾病发生的重要内因和病理特点，而由于岭南人体内外环境的特点，气阴两虚体质又素为岭南医家重视。

（二）病因病机方面突出湿热的地位

1. 湿热是发病的主要特征　岭南一地，南海之滨，北部则以五岭形成天然的屏障，气候特点不同于中原与江南，自古人烟较稀，山岚雾障较重，同时多处于北回归线以南，纬度低，属于热带亚热带气候，兼具海洋气候和内陆气候，天气炎热，故湿热较为明显。《岭南卫生方·李待制瘴疟》记载"岭南既号炎方，而又濒海"；全年雨水丰富，空气湿度高，叶天士在论及湿热病因时也提及"粤地潮湿，长夏涉水，外受之湿下起""长夏阴雨潮湿"等均体现岭南地区气候炎热且潮湿的特点，既强调外湿的形成与地域、季节、气候、居住环境等密切相关，又重视内湿，如"内生之湿，必其人膏粱酒醴过度，或嗜饮茶汤太多，或食生冷瓜果及甜腻之物"，认为湿热证乃内外湿邪相合而形成。

2. 在患病方面，岭南地区"凡病多火""多湿""气多上壅"　岭南地区气温高的气候特点，使人们患病后多从热化，故岭南医家多推崇河间、丹溪之学，认为"凡病多火"，充分注意各种火热之象。"多湿"是基于岭南春夏淫雨、潮湿特甚，且受岭南湿热气候的影响，喜食生冷冻物、鱼虾海鲜等多湿滋腻之品，形成内湿与外湿相合共同致病。岭南地区阳焕之气常泄，阴湿之气常盛，二气相搏，此寒热之气所由作也。阳气泄，故冬无霜雪，四时放花，人居其地，气多上壅。《医碥·发热》也提到"凡痛多属火"，"热生于火，火本于气，其理不外气乖与气郁两端"，这"气郁发热"正合何氏所谈及的岭南人"气多上壅"之论。

（三）治疗上因地制宜

岭南的地理环境、气候特点和生活习俗决定了岭南的疾病的病种、病因与北方不同，与江浙也有差别，因为"吾粤土卑湿"，不能"执古代北人治病之法，以疗今时南人之疾"，所谓"地势使之然也"，因而治疗原则、遣方用药皆有不同，形成了独特的用药特色，"所用药物，其中本草所不载者，乃吾粤草药同，治病卓著效能"。

1. 清热利湿药物为主药　岭南医家治病，多以"湿"为纲，湿多夹热，故清利湿热为临床常用的治疗方法，即便是辨证为其他证型，也有加减使用清热利湿之品的机会，尤其是芳香化湿之品。

芳香微辛之品，透解暑湿而不伤津气，即从吴鞠通治湿邪忌汗之说，又不拘其说而微以发汗。以芳香微苦辛性凉之品，或配伍芩、连、柏、栀等苦寒药，既透热中之湿，又清湿中之热，适用于热重于湿之证。刘赤选常用土茵陈、黄芩等味，便是此法。而芳香微苦辛性温之品，或配伍枳壳、陈皮、川朴、苍术等苦温之品为主，既能外透暑湿，又能内化湿浊，且有辛开苦降之意，暑湿郁结，湿郁化浊，胃肠道症状多较明显，用芳化之品苦温之味，能醒脾运脾，辛开苦降则气机宣畅，湿浊既化，热则易清，适用于暑湿郁蒸，湿遏热伏湿重于热之候。观岭南医家医案，上述数法，多配合使用，重在辨析湿热轻重。

2. 注重理脾养胃 因其具有体内外湿热合化和脾胃功能障碍的特点，而脾胃功能障碍，又每致夹痰夹滞之证，故临床上运用运脾之法亦为岭南医家治疗暑湿证之重要环节。

运脾之法，既有芳香醒脾、透湿除陈之法（如上所述），又合消导之品，如神曲、麦芽之类，理脾化滞，以助湿化，适用于暑湿夹滞之证，更有运用健脾渗湿者。《温病学讲义》中指出："湿与温合酝酿而成秽浊，内阻脾气输运"，若一经兼湿，即连带发生伤脾之证，尤其是"湿热重证，必伤脾胃。"治疗上"须运脾胃，而佐以利湿，佐于清热药中，治疗之法清热方中，不可不加健脾渗湿之药"。对暑湿郁结的治疗有一定的指导意义。临床中多以茯苓、薏苡仁，甘淡健脾渗湿以助湿化，同时又可以"甘淡化湿和胃气"以避免方中寒药清湿中之热时伤及中气，此为岭南医家所用。

刘赤选根据叶天士提出之"或透风于热外，或渗湿于热下"之意立清热利湿为主、佐以芳香化湿之法治疗，自创茵陈白薇汤治之（土茵陈、白薇、黄芩、南豆衣、生薏苡仁、茯苓、藿香、佩兰），效果显著。他认为，该方选芳香微苦之土茵陈，既能透湿中之热，又能渗热中之湿，较绵茵陈之清热利湿，其透解之力更胜，配白薇透热外出，利湿热，退伏热；黄芩清里，南豆衣清热利湿；再配以芳香化湿之藿香、佩兰，而健脾淡渗之茯苓、薏苡仁，又可"甘淡化苦和胃气"，故透热渗湿清泄而不伤中，诸药合用，恰到好处。此外，他用治暑湿、湿温初起的"古欢室湿温初起方"亦为岭南医生所喜用。

3. 用药轻巧，花药使用较多 岭南气候温暖，四季花开如春，因此有不少具有地方特色的花类药物被选用。民初岭南草药家萧步丹的《岭南采药录》中载有不少气味芳香、微苦微辛之花叶类药物，这为岭南医家治疗暑湿证所常用，后又续有增益，不仅发展了岭南温病的治疗特色，而且通过对卓效的民间药、地方药材的应用，推进了中药的扩展。岭南医家常用的花叶类药物如：扁豆花、川朴花、葛花、鸡蛋花、木棉花、橘红花、菊花、腊梅花、银花、藿香叶、佩兰叶、荷叶、香薷、青蒿等，大部分气味芳香，具透解暑湿之效。郭梅峰谓："诸花皆散，故外感用之以散邪，花类质轻，是轻剂取胜"。常用南豆花、菊花等，不仅用于透卫气分暑期湿之邪，且用于透营分之热邪，梅峰医案中有花类透营热一案，刘赤选说：其味薄性轻，透湿除陈，而不耗及津液。

4. 凉茶为岭南具有保健功能的特色饮料　岭南医家和劳动人民在长期防治疾病过程中积累了丰富经验，多种多样的生草药凉茶成为大众化保健方法，独盛于岭南一带，在疾病预防和卫生保健事业中起了一定的作用。

岭南生草药凉茶根据其气味、药性和适应对象主要分为六大类：

（1）清热解毒：金银花、野菊花、蒲公英、桑叶、白茅根、岗梅根、金钱草、倒扣草、三桠苦、地胆头、象牙丝、野芋头。

（2）祛湿解暑：金银花、菊花、槐花、葛花、木棉花、鸡蛋花、布渣叶、土茵陈、火炭母、塘葛菜、鸡骨草、田基黄、广东土牛膝、南豆花、白莲花、番石榴干、禾秧芽、狗肝菜、金丝草、佩兰叶、苦瓜干。

（3）解表清里：板蓝根、水翁花。

（4）清热润燥：龙脷叶、崩大碗、蔗鸡。

（5）健脾消积：独脚金。

（6）其他：素馨花、芒果核、玫瑰花、咸竹蜂。

从上可见，清热利湿解毒类药材最多，可以从另一角度看，岭南生草药凉茶的功效、分类，恰恰针对岭南人的伏热、脾胃湿热及气虚的体质特点而对疾病起预防作用。

（谭金华）

◎第二节　岭南湿热病的临床特征

岭南人的体质多为湿热体质，这是众多医家的共识，有相关研究报道认为岭南居民体质中，湿热体质比例为39.6%，位居第一，因此，岭南人所患疾病，也常常与湿热有关。由于特殊的地理环境，岭南湿热病自有其独特特征。

1. 与脾胃病关系密切　"天食人以五气，地食人以五味"。自然环境对病症的发生以及转化的影响很大，岭南之地为滨海之区，土地低洼，雨露时降，冬季阴冷多雨，春夏二令炎热，空气中的水气受热蒸腾，人在其间，无以避之。岭南气候湿热，体外合化已盛，而内有蕴湿，人受其气，内外相引，暑湿交蒸，湿遏热伏，酿成暑湿之证，证候上，有的医家认为："大都为表里同病""暑湿交争，故暑病常兼见胸闷，吐哕、纳呆、厌食、疲倦困怠等现象。"又因岭南人具有体热体质，故一旦感受暑湿之邪，易于热化。此即"随人身之气而变"也，亦是"阳旺之躯，胃湿恒多"的表现。又岭南人多素有蕴湿之体，故感受暑热之邪，蒸动在里之湿，也可以酿成暑湿之证，即何梦瑶所说：温热蒸而为湿。刘赤选谓："脾胃热病，津液不行，聚于肠胃，而成为湿，湿与热合，胀满、泄泻、腹痛等症，相继而起。"脾主运化水谷及水湿，脾性喜燥恶湿，人常居于湿盛之地，脾极易为湿邪所伤。湿性重浊黏腻，为有形之邪，湿邪外侵，脾气升降流通被遏，运化失司，可见胸脘痞满，不思饮食，大便溏薄，脉多濡数。

2. 与温病的发病有着类似之处 岭南一地，地理独特，山岚雾障较为明显，岭南人多"冒雨卧湿，山岚瘴气熏蒸"，疫疠之气较重，易感外湿；加之岭南人又好食海味、阴柔螺蛤之物，使脾为湿困，运化失司，不能运化水湿，湿蕴中焦，与外湿合邪，聚湿而生痰，痰湿交阻气机，气郁久则化火，痰湿火三者互为蕴结，使岭南疾病有缠绵难愈、病情较长的特点，与温病的发生相似，多是先有伏热体质，而复感温邪、湿邪，故暑湿一症，发病甚多。其临床表现或热象盛，伤气伤阴，或湿热互结，困阻中焦，因此岭南医家治疗暑湿重视清热解毒、益气养阴、芳香化湿、健中运脾。

3. 有独特临床特征 岭南湿热证的地域特征明显，因此临床发病的特征也有着明显的特征。

（1）整体精神表现上，易出现乏力困倦。湿为重浊之邪，易使气机升发不畅，脾胃受湿，运化失常，容易出现乏力困倦。

（2）脾胃症状明显，多表现为"痞满呕恶"。脾受湿困，运化失常，故易出现腹满而不欲食或食后腹胀加重，正如《兰室秘藏·中满腹胀论》云："脾湿有余，腹满食不化"；脾气受阻，味觉因之不辨，则口淡食不知味，《类证治裁》云："痰积脘痛必呕恶"。痰湿阻滞脾胃，气机不得和降，逆而上冲，可见恶心、呕吐。

（3）与湿热相关的皮肤病发病率较高，这类皮肤病多由于外界湿热内浸及体内湿热外犯，内外夹攻，故多表现为红斑、瘙痒、有渗出倾向等特征，尤其是夏日最为明显。

（4）舌苔：黄腻苔乃湿热熏蒸所致，即"胃蒸脾湿上潮而生"。湿热之证，反映于舌苔最敏感可靠，正如劳绍贤所说"有一分黄腻苔，就一分湿热"。湿热病舌苔多表现为黄腻苔并非特征，但是，黄腻苔为岭南居民最为常见的舌苔，具有广泛性。

（谭金华）

◎第三节　岭南湿热病治疗的脾胃观

沈英森结合历代岭南医家之经验，总结自成体系的脾胃观与治疗方法，尤能体现其岭南特色。

太阴脾与阳明胃共处中焦，互为表里，功能相系，"虚则太阴，实则阳明"。脾的功能为运化水谷，而胃则主受纳腐熟水谷，脾主升清，胃主降浊，一纳一化，一升一降，共同完成营养物质的消化吸收与输布。脾病多虚，如脾气虚，脾阳虚，易被湿困而失健运；胃病多实，常为寒热、饮食所伤，易伤阴化燥。沈教授认为脾胃病治疗应区别而又联系，动静结合，升降相宜。

（一）治脾法

脾虚与水湿之间是互为因果的一种关系，湿邪困阻脾胃，损伤脾阳，沈教授认为结合脾脏的生理特点和南方地域特点，治脾应益脾气温脾阳，又岭南之人多为"蕴湿"体质，因此多佐以化湿之品。脾气易虚，饮食失调，劳累过度，久病耗伤皆可损伤脾气。

益气法：主要针对脾气虚弱证，临床用四君子汤加减，若兼气滞，则加陈皮一味补气行滞若兼见痰浊，则加法夏以补气化痰。对于脾气虚夹湿的证候选用参苓白术散，功能益气健脾，渗湿止泻缓解脘闷，纳呆。

运脾法：既有芳香醒脾、透湿除陈之法，又有合消导之品，如神曲、麦芽之类，理脾化滞，以助湿化，适用于暑湿夹滞之证，更有运用健脾渗湿者。"湿与温合，酝酿而成秽浊，内阻脾气输运"，"若一经兼湿，即连带发生脾证"，尤其是"湿热重证，必伤脾胃。"治疗上"须运脾胃，而佐以利湿，佐于清热药中"，"治疗之法，于清热方中，不可不加健脾渗湿之药"。

对暑湿郁结的治疗有一定的指导意义，多以茯苓、薏苡仁，甘淡健脾渗湿以助湿化，同时又可以"甘淡化苦和胃气"以避免方中苦寒药清湿中之热时伤及中气。

祛湿法：岭南多湿，因此祛湿法为沈教授常用的治疗脾病方法，脾湿宜选用苦温燥湿之法，属寒湿者宜温化，湿热者宜清利，兼风者宜祛风化湿，夹暑者宜清暑利湿。在用药方面，沈教授主张用药勿杂，用量宜轻，温脾阳防其燥，补脾气防其壅滞，宜结合通法并用，使补而不滞，中病即止。祛湿多采用岭南药物，如鸡蛋花、木棉花等。

疏肝法：肝木易乘脾土，表现为肝郁脾虚，临床多出现"痛"与"泻"并见。若七情失畅，肝疏泄太过或不及，都会影响脾胃运化，出现肝郁脾虚或肝胃不和的证候，临床常见脘腹胀痛，腹痛即泻，运化不良等。叶天士云："治脾胃必先制肝"，"土得木则达"，故治疗必须结合调肝。临床对于肠易激综合征，常以疏肝理气、健脾和胃法治疗。沈教授自拟激愈方，方共九味，白术、陈皮、白芍、防风取用痛泻要方，木香、川黄连取香连丸之意，香薷汤之香薷、厚朴、扁豆，为三条古方合而为一。其中大便黏滞甚则脓血便者，以扁豆花易扁豆，加木棉花、鸡蛋花、槐花、枳壳诸药。

温阳法：尽管致病因素多为湿热，但有热重于湿与湿重于热之分，如果湿重于热，则可见湿困脾阳，导致健运失司，可见脘腹冷痛，下利清谷等征象，脾阳不足，水湿不化，则生痰成饮，易生肿胀。沈教授善用温中法治疗脾阳不足，中焦虚寒内生之证，常用方剂如理中丸或附子理中汤治疗脾肾阳虚，阴寒内盛之证。

（二）治胃法

胃属腑，六腑以通为用，通降为其生理特点。沈教授认为胃为多气多血之腑，其病多为实证，热证，故治疗降则和，不降则为逆为滞。胃肠伤食，食滞中焦致气机阻滞；外邪尤以湿邪最易损伤脾胃，阻滞中焦气机，此二者即为土壅木滞；情志内伤，肝失疏泄，也致气机不畅。各种内外因作用于胃腑，皆可导致气机阻滞，故发病常见脘腹胀痛、嗳气吞酸、纳呆食少、大便不爽等气机不畅的症状。治疗采用消、疏、通、降相合之法，消除（或清除）食积、湿阻、气郁，调畅气机使其条达，升降出入有序，脾胃才能各司其职，恢复正常运化功能，胃疾方得以治疗。

消食积：若食多食腻，谷反为滞，气机不畅，脾胃升降失司，临床特点表现脘腹胀满，嗳腐吞酸。故沈教授每以保和丸为主，药取山楂、神曲、莱菔子消食导滞，连翘清热散其食积之热。久则脾胃虚弱，食不慎则病发，故方中茯苓、半夏、陈皮健脾，以助运开胃。本方的特点是既重消食导滞，更健脾和胃。此外沈教授还常根据实际情况用经验方"加味异功散""小儿厌食方"等治疗各种食积之证。

通湿积：沈教授注意三因制宜，具体到岭南之地，一年四季高温时间长，淫雨霏霏，天热地湿，因此岭南之人多感暑热之邪，则多见脾为湿困、胃为热扰的湿热中阻证。临床特点表现为胸脘满闷，腹泻纳呆，舌苔黄腻，脉象濡数等。所谓湿去滞自消，故方取新加香薷饮为主。用药首选芳香轻清、醒脾化浊之品，如香薷、扁豆花、藿香、佩兰等花叶轻清之品透解暑湿而不伤津气之妙。

养胃阴：临床上胃病又表现出胃阴不足，可见饥不欲食，口干唇燥，干呕呃逆，大便干燥等症。若食滞胃肠则可见脘腹胀满，嗳腐吞酸，恶心呕吐，气味臭秽，大便不爽等症。若胃火炽盛，可有口苦，口渴引饮，大便秘结或恶心，呕吐酸苦黄水等症状。沈教授认为治清胃不忘通腑，通腑须顾护胃阴，滋阴佐以消食。养阴益胃选用益胃汤，此方出自《温病条辨》，药用沙参、麦冬、生地、玉竹4味，共奏养阴益胃之功。若胃中火热炽盛，则选用玉女煎，以清胃热，养胃肾阴，佐以枳壳、生谷芽等健胃消食之品，以防止养阴碍胃。若食滞胃脘，常用保和丸或枳术导滞丸以消食和胃。

加减法：上述三法临床用药辨证论治时更有加减化裁之妙。如脘痛较重者，加延胡索、白芍；腹泻甚，便中带血者加地榆、槐花、白茅根；胸脘痞闷者，加瓜蒌、薤白；纳呆食少者，酌用生麦芽、谷芽、鸡内金以助脾运化；便秘者，则同时加用火麻仁、肉苁蓉；口中反酸，常用乌贼骨、生牡蛎以抑制胃酸分泌；恶心呕吐、呃逆者，常用和胃降逆之旋覆花、代赭石、柿蒂以降胃气。

（三）调胃法

沈教授善治脾胃病，其临证思想不仅仅局限于治疗，也体现在调理。

1. 临床用药重视顾护胃气　《素问·玉机真藏论》曰："五脏者，皆禀气于胃，胃者，五脏之本也"。说明胃气之盛衰事关五脏安危。沈教授勤承古训，遣方用药无不顾护胃气，并提出脾胃的强弱决定着人体正气的盛衰，外感内伤均可使脾胃虚弱，抗邪无力。在治疗方面，主要体现如下：

（1）认为胃为多气多血之腑，祛邪时要谨防伤胃：行气多用砂仁、陈皮、厚朴；活血常用川芎、丹参等药性平和之品。

（2）强调少用苦寒之品，以防邪去正亦伤。即使辨证后需要使用"香连丸"，黄连的用量也往往在 3～5 克。

（3）在扶正顾护胃气方面，沈教授喜用谷芽、鸡内金，认为二药能养胃气，助消化，资健运。特别在治疗胃炎、溃疡病属于脾胃气虚证或胃阴不足证时，选用补益脾胃或滋阴养胃之剂同时配谷芽、鸡内金使补中寓消，补而不滞，符合"通补"的原则。临床对胃炎、胃溃疡等出现食积不消、脘腹胀满、完谷不化等疗效颇佳。

2. 重视调养护理 古人云："三分治疗七分养"。脾胃病的致病因素，常见感受外邪，饮食不节，情志不畅，劳逸过度等。用药物治疗虽然可以缓解症状，但是如果病人本身不注意调畅情志，调摄饮食起居，脾胃病的致病因素仍在，这也是脾胃病反复难治的原因之一。在治疗的同时，沈教授非常注重脾胃病的护理：

（1）《难经·十四》说："损其脾者，调其饮食，适其寒温"。故凡是来诊的患者，沈教授均嘱患者饮食有节，饮食适量，慎食辛辣、浓茶、煎炸等刺激或坚硬粗糙之物，并注意戒除烟酒，定时进餐。

（2）调畅情志，心情舒畅以散肝脾郁结之气。情志调摄在脾胃病的治疗与康复中不容忽视，在快节奏现代生活中，情志因素的影响因素越来越大。它影响神经内分泌系统导致消化吸收障碍而产生疾患，所以要保持乐观的情绪，避免过度精神紧张，树立战胜疾病的信心，均有利于疾病的康复。

（3）岭南之地，自古就有中药材煲汤煲粥的习惯，如果食用得当，可以健运健脾胃。沈教授常常在开完处方后指导患者煲汤、煲粥的方法与注意事项，尤其是治疗后期，嘱患者以此为进一步巩固疗效的措施。

（4）脾胃病经治疗之后，注重均衡营养饮食，嘱勿食刺激之物，避免再损脾胃之气。同时慎起居，调寒热，避免外邪侵袭，从预防入手，全面调理身体，防止脾胃病复发。

经过这样全面的治疗与调护，患者往往能收到事半功倍的效果，因此，沈教授临床上慕名而来求诊的脾胃病患者甚多，脾胃病也就成为其日常处理人数最多的一类疾病。

（谭金华）

◎第四节　岭南居民气阴两伤体质的形成原因

虽然岭南人的体质多为湿热体质，而有报道认为气虚、阴虚体质比例仅为4.4%，然而这个结论是对正常居民而言，而且没有考虑体质夹杂的情况，并不符合临床实际。临床上，气阴两伤往往易被忽略，一方面发病初始较少出现，而是在疾病发展中逐步渐现，另一方面是气阴两伤往往并不独立出现，而是夹杂于其他证型中，甚至被其他证所掩盖。

岭南人气阴两伤体质产生的原因有：

（1）岭南地卑土薄，气候较为炎热，比较容易损伤人体之津气。正如何梦瑶在《医碥》中所说："热盛伤气，壮火食气也。又气为汗泄，则益耗散矣。"这是岭南人气虚体质形成的主要原因。

（2）岭南人肌腠疏松，汗液外泄较多，致使阴津亏耗，气随津脱而形成气阴两虚体质，《岭南卫生方》在论述岭南气候、地理环境对体质的影响中指出：岭南"人居其间，气多上壅，肤多汗出，腠理不密，盖阳不反本而然"。提出岭南人腠理疏松的体质特点。

（3）岭南一地"阳"季偏长，"阴季"偏短。内经指出人体的阴阳平衡受季节阴阳平衡影响很大，即"春夏养阳，秋冬养阴"，岭南长期处于炎热的季节，而适宜于养阴的秋冬季不足。冬季的概念是连续气温低于5℃，而岭南地区每年这样气候的时间不超过三周，因而"春生、夏长、秋收、冬藏"的生命规律并不严谨，阳气收之不足、藏之不密，阴气养之不及、育之不慎，故而易见气阴两伤。

从历代岭南医家的论述也可以看出，气阴两虚体质的形成主要是因为岭南暑热盛、季节长，酿成伏热之体，阳热宣泄于外，故平素腠理常疏，成为潜在倾向。一旦感暑为患，暑热炽盛迫津外泄，汗泄过多则气随汗泄。《内经》谓："炅则气泄""炅则腠理开，荣卫通，汗大泄，故气泄"。另一方面，因炎暑酷热，暑热直接伤气，《内经》谓："壮火食气。"阴津损伤的体质是疾病发生的重要内因和病理特点，而由于岭南人体内外环境的特点，气阴两虚体质又素为岭南医家重视。

（谭金华）

◎第五节 顾护津气在岭南病治疗中的重要作用

岭南疾病多湿多热甚至火，尤其是温热性疾病，临床表现一派热势偏盛的证候，清热解毒与清热燥湿法为其治。但是，无论在治疗的任何阶段，均应考虑患者的津液与正气，否则，或苦寒伤津，或燥湿耗气。尤其是岭南夏暑炎热季节长，热盛汗频泄，不但伤气，且多气阴两伤并见。因此，沈教授在很多疾病的治疗中倡导"从阴论治"，主张顾护津气。

1. 温热性岭南疾病 何梦瑶治法强调清凉，用苦寒泄火剂，如"实火热盛，用黄芩、黄连、山栀、黄柏，宜下者，用芒硝、大黄，上中二焦火，用连翘，三焦火，用山栀"。并认为黄芩一物煎、丹溪清金丸泻肺中血分之火；泻白散泻肺中气分之火；均为祛邪以护津之法。对火炎水亏之证，倡甘寒清热，"其一宜用甘寒，水虚火炎者是也"。又恐时医滥用苦寒，过用苦寒，提出："又寒凉药不可久服，致伤脾胃不救，凡用知、柏、芩、连等寒药，少加枳壳行之，否则凝滞"。

沈教授认为：治疗阳热之症，按法固然当用寒凉，但不当滥用苦寒，免化燥伤阴导致前功尽弃。治疗上宜强调清热保津，"大旨以清凉为主"，"与一般外感治法不同"。如证见邪热未退津气耗伤者，"先养胃汁法"和"甘淡护津气法"，以甘淡凉之剂如地骨皮、西洋参、麦冬、知母、天花粉、石膏等；若邪热已退，津气耗伤则宜"益气保水法"，诚如《伤寒括要》中说："炎暑烁金，懒倦、多汗、口渴，益气以保水之源"，沈教授多用生脉汤，体现了顾护津气的思想。沈教授临证时也很重视增液汤在益气养阴的作用，对于临床治疗方面，对于温热性疾病常常配以使用。

2. 湿热型疾病的津气顾护 湿热疾病在岭南发病较多，湿性黏滞，较难治疗。鉴于脾为生湿之源，沈教授在临床上的治疗非常注重脾胃的调理，其脾胃观也包含了养胃生津的内容。

沈教授在顾护津气方面总结了薛生白《湿热病篇》中论暑（湿）热伤气的有关论述，参元气本虚、内有蕴湿复感暑邪而呈暑湿兼气虚之证，则倡用李东垣清暑益气汤以益气健脾、清暑化湿。此方为现代岭南医家所用治体虚湿证之效方，临床中运用此方加减对暑湿所致长期低热有确切的疗效，实纠徐灵胎论东垣此方之偏颇。

3. 气阴两伤的固护气阴　　对于气阴两伤证，若以清热，则气恐致脱，若仅扶正，则助邪更炽，故宜清补两施，而单纯补阴有鞭长莫及之虞。此时"非加人参以固正阳，白虎亦不能独建奇功也"。对气阴两伤证根据邪热与津气耗伤程度立甘淡护津气法和益气保水法，前者以王氏清暑益气汤加减，后者用生脉汤加芦根、花粉、沙参、竹叶、石膏、知母、麦冬、石斛、知母，辨证严谨，步步是法，避免"直率而往"之弊。

（谭金华）

◎第六节　沈英森临证养胃思想

岭南多脾胃消化系疾病，沈英森善治脾胃病，但其养胃思想却不仅仅局限于脾胃疾病的诊疗中，在多个系统的疾病的诊疗中，均体现了其重视脾胃的思想。《内经》有云："故谷不入，半日则气衰，一日则气少矣。"《素问·玉机真藏论》亦有："五藏者，皆禀气于胃，胃者五藏之本也。"由此可见脾胃的重要性，是为"后天之本也"。沈教授常常和我们强调，《金匮要略》治疗杂病的最大特点是注意扶助机体正气，而扶正之中，又首重调理脾胃，如"四季脾旺不受邪"，认为脾气健旺是人体抗病的基础。后世张从正"养生当论食补"，李东垣"内伤脾胃，百病由生"之论，都是强调疾病的发生发展与脾胃功能的正常与否密切相关，与其一脉相承。秉持传统理论"有胃气则生，无胃气则死"，胃乃后天之本，为仓廪之官，胃与脾同为"后天之本"，中医藏象学上表里络属，在解剖上位置相近，在生理上紧密联系，病理上互相影响，很难区分开来，因此脾胃常相提并论，故名谓养胃，实为养脾胃。胃属阳明，"两阳合明谓之阳明"，标志着阳明处于两阳之间，阳气非常隆盛，所以负有腐熟水谷的作用。阳明恶燥喜湿，与太阴相表里。胃阳虽盛而不致亢奋无制，是因为有太阴津液的补充，所以胃气得以下行为顺。病理上常见从阳化热，或从阴化寒，二者相互影响，因此脾胃常相提并论，故名谓养胃，实为养脾胃。沈教授养脾胃的治疗思想主要体现在如下几个方面：

（一）脾胃消化系统疾病的脾胃观：重视脾（胃）土与肝木的关系

肝主疏泄，调畅气机，疏利胆汁，输于肠道，促进脾胃对饮食的纳化功能，并有助于中焦脾胃气机升降协调。《医碥·五脏生克说》："木能疏土而脾滞以行。"脾气健旺，运化正常，水谷精微充足，气血运化有源，从而使肝体得以濡养而有利疏泄，不至于土衰木萎，"一培其土，则根本坚固，津液上升，布达周流，木欣欣向荣矣"。若肝失疏泄，气机郁滞，横逆乘脾犯胃，运化失常，而出现胸闷太息，纳呆腹胀，肠鸣泄泻，正如《景岳全书·泻泄》云："凡遇怒气便作泄泻者，必先以怒时挟食，致伤脾胃，故但有所犯，即随触而发"因此，沈教授特别重视肝与脾胃的特殊关系，在治疗脾胃功能失调的疾病，往往重视疏肝健脾养胃，如在痛泻要方的基础上化裁而成的经验方"激愈方"，是沈教授治疗脾胃病的常用方。

病案一：

张某，女，32 岁。2006 年 7 月 11 日诊。

患者反复腹痛 3 周，发作不定时，痛无定处，以右腹多见，腹胀，大便时稀时干，常伴有腹泻，为黏液便，无血便，排便后缓解。近 2 日上述症状加重，胃纳稍差，舌淡红，苔白腻，脉弦细。

体格检查：全腹软，脐周部轻微压痛，无反跳痛。

西医诊断：肠易激综合征。

中医诊断：肠郁。

治以健脾柔肝，祛湿止泻。予以激愈方化裁。

处方：陈皮 10 克，防风 10 克，白术 15 克，白芍 15 克，木香 5 克，香薷 10 克，厚朴 10 克，扁豆花 10 克，川连 3 克，佩兰 10 克，藿香 10 克，鸡内金 15 克。用法：水煎服，每日 1 剂。

复诊：服用 5 剂后症状基本消失，上方去佩兰、藿香，加茯苓 15 克，继服 4 剂而愈。

按：本例为肝郁乘脾的典型病案，理所当然以疏肝解郁理脾为治。激愈方为沈教授临床经验方，以痛泻要方（防风、白术、白芍、陈皮）为主化裁，结合岭南人体质特点，加用化湿健脾、芳香醒胃之药，效果显著。其养胃主要是通过疏肝、化湿而达到目的。

病案二：

谭某，女，35 岁，汉族，已婚。2013 年 9 月 18 日初诊。

泄泻里急后重半月余。患者半月前因肺结核，手术后服药，具体药物不详，出现大便不规则，肠鸣泄泻，里急后重，同时伴有纳差、眠差，舌红苔白厚，脉弦细略数。既往有肺结核病史 3 年；无过敏史。

体格检查：身体消瘦，神清语利，心律齐，双肺呼吸音清，腹软，腹壁未见蜘蛛痣，肝区无叩痛，巩膜皮肤黄染，无颈静脉怒张，脾未触及，双下肢无水肿；神经系统检查未见阳性体征。

中医诊断：泄泻（湿热型）。

治法：清热利湿，健脾止泻。

处方：厚朴 10 克，扁豆花 10 克，香薷 10 克，连翘 15 克，鸡蛋花 15 克，木棉花 15 克，川连 5 克，枳壳 10 克，防风 10 克，鸡内金 10 克，谷芽 30 克，5 剂，水煎服。

2013 年 9 月 25 日二诊：上症减，舌脉辨证同上，守上方加木香 5 克（后下）、白头翁 15 克，12 剂，水煎服。

2013 年 10 月 9 日三诊：上症全部消失，仅大便仍有黏液，舌脉辨证同上。守上方加陈皮 10 克、秦皮 10 克、茯苓 10 克、白术 10 克、佩兰 10 克，减连翘、木棉花、鸡蛋花、防风、枳壳、鸡内金、谷芽，12 剂调理。

按：此病案是沈教授治疗脾胃系疾病的代表之作，抓住肠鸣里急，舌红苔厚的主要表现，运用新加香薷饮、痛泻要方加减，佩兰、藿香、扁豆花、防风、木香疏肝醒脾化湿，同时运用岭南中药木棉花、鸡蛋花各 15 克，其中鸡蛋花分布广东、广西等地，《岭南采药录》描述鸡蛋花的功效为："治湿热下痢，里急后重，又能润肺解毒止咳。"善于治疗治痢疾，夏季腹泻，同时又兼顾肺结核病史，可谓一箭双雕，运用之妙存乎一心，令人叹为观止；同时鸡内金、谷芽顾护脾胃，使健运得行，湿热自去而病安。

（二）心系疾病与养脾胃

心和脾胃的关系不仅体现在生血行血，补脾胃补心血等方面，还有心阳与胃阴的关系，以及心系失眠、健忘、抑郁等情志病和脾胃的关系等等。李东垣谓"脾胃之气既伤，而元气亦不能充，而诸病之所由生也"，其中胃气不足多因饮食不节所致，故谓"胃气之本弱，饮食自倍"；脾之元气不足乃劳役过度所致，故谓"形体劳役则脾病"。此脾胃元气受伤主要有四种原因引起：饮食不节，寒温不适，喜怒忧恐，劳役过度，这四种原因损耗元气的结果会资助心火，使心火胜而乘其土位。其所著内外伤辨卷中饮食劳倦论，认为阴火形成的病因病机是由于"饮食失节，寒温不适，则脾胃乃伤，喜怒忧恐劳役过度而损耗元气，既脾胃虚衰，元气不足，而心火独盛，心火者，阴火也，起于下焦，其系于心，心不主令，相火代之，相火，下焦包络之火，元气之贼也，火与元气不能两立，一胜则一负，脾胃气虚则下流于肾肝，阴火得以乘其土位"。另外，喜怒忧恐等精神因素皆会损及脾胃元气，进而引起阴火的发生，故心生凝滞，七情不安，容易导致阴火炽盛，李东垣主张治疗"惟在调和脾胃，使心无凝滞，或生欢忻，或逢喜事，或天气暄和，居温和之处，或食滋味，或眼前见欲爱事则慧然如无病矣"。这也说明，调畅情志对脾胃病的治疗具有重要意义，临床上消化系统溃疡、胆汁反流性食管炎和神经性皮炎等疾病都和人的精神心理有重要的关系。因此沈教授在治疗失眠时，心火亢盛者除了应用黄连、灯心草等苦寒泻心火之外，往往加用麦冬、沙参养胃阴，以助阳入阴，同时加用谷芽、鸡内金消食健脾和胃，取"实者泻其子"和"胃不和则卧不安"之意。此外，若心火亢盛乘于脾胃之位，心火旺则肺金受邪，金虚则以酸补之，次以甘温，反甘寒之剂，于脾胃中泻心火之亢盛，是治其本也，或先以苦寒并甘寒之剂退阴火之炽盛，药用黄连（君），黄柏（臣），生地黄（臣），芍药（佐），石膏（佐），知母（佐），黄芩（佐），甘草（使）。由于心开窍于舌，口舌生疮，沈教授也喜用健脾消食和胃药物如谷芽、鸡内金等，取甘温补中、助心除热之功，此即厚土伏火之意。

（三）肺系疾病与养脾胃

脾为生痰之源，肺为储痰之器，肺系疾病如有痰作祟，常用健脾行气、和胃助化之药，如陈皮、茯苓、党参、白术等，如香砂六君子汤、金水六君煎等常常被用于治疗咳嗽等疾病，取"培土生金"之法。沈教授在小儿科用药方面尤其重视脾胃的顾护，比如小儿久咳经常随证加入一些健脾和胃的药物。

病案：

林某，男，出生日期：2010年1月10日。就诊日期：2013年9月17日初诊。

主诉：咳嗽咽痛7天。

现病史：患儿于8天前出现尿黄，7天前出现咽痛、咳嗽，低热，体温37.6℃，同时腹痛，时有呕吐，吐出胃正常内容物；大便常，无汗，微烦躁，舌红苔微腻脉细。

体格检查：足月，发育正常，神清，反应灵敏，腹软平坦，未触及包块和肿物；心律齐，双肺呼吸音清；神经系统检查未见异常。

辅助检查：3天前外院血常规检查正常。

中医诊断：咳嗽（风热袭肺）。

治法：疏风清热，化痰宣肺止咳。

处方：桑叶5克，防风5克，杏仁5克，甘草5克，薄荷5克（后下），芦根10克，桔梗5克，浙贝5克，法夏5克，钩藤6克（后下），蝉衣3克，4剂水煎服，每剂早晚分两次温服。

2013年10月9日复诊：上药服用4剂后，咳嗽明显减轻，腹痛无，呕止，无低热，家长门诊原方自购3剂服用，今来复诊。家长代诉喉中有痰，余无异常，饮食二便常调，舌红苔微黄脉细。上方去蝉衣、陈皮、法夏、防风，加丝瓜络5克、黄芩5克、鸡内金5克、谷芽10克，5剂水煎服，早晚分两次温服调理善后。

按：小儿胃肠感冒临床常见，一者为外感风邪，由于素体偏寒偏热，导致风热或风寒之区别，往往出现为肠道症状，如腹泻、厌食、呕吐、便秘等等；此为正气抗邪外出，导致肠胃中气不足，无力运化而出现的临床症状。另外一种为，饮食不节，过饱或过食生冷黏腻之品，或素体脾虚，形气未充，稚阴稚阳之体，卫气亦虚，卫外不固，易受风寒风热侵袭，而导致外感，也可见为肠道症状；临证疏风解表，化痰止咳的同时，应该顾护脾胃，随症加减健脾和胃、消积导滞的药物，二诊中沈教授用谷芽、鸡内金、陈皮、法夏就是取保和丸之意。

（四）肾系疾病与养脾胃

沈教授根据自己多年对经典中顾护脾胃、重视中气的临证思辨体会，认为肾系疾病主要体现在脾阳与肾阳易虚，且相互影响，形成脾肾阳虚。故沈教授治肾系疾病也重视脾胃，如经验方"肾炎五方"，虽是针对肾炎上实下虚、风热壅肺、脾肾阳虚、脾虚夹湿、阴虚夹湿五型，但基本每一方均在辨证的基础上加入了党参、白术、茯苓、陈皮等健脾养胃之品。同时严格饮食限制，清淡易消化、优质蛋白、低钠低钾的肾病饮食也是为了保证脾胃正常的生理功能。对于阳痿早泄、遗精遗尿等疾病，更是注重健脾胃。

沈教授临证治疗各种临床疑难杂症颇多，其中，慢性肾炎之治疗如神，多个患者坚持服药半年至一年后，症状改善，慢性肾炎肾病综合征缓解；西医学很少有治愈之手段，肾病型用激素疗法尚可有些缓解，高血压性和隐匿性慢性肾病治疗上每多棘手；沈教授治疗此病方法较多，基本上根据病人的不同临床表现辨证分型论治，但总以脾肾阳虚和肝肾阴虚两型而论，前者以浮肿为主症，后者以血压偏高多见，前者以补中益气汤为主方，后者以杞菊地黄丸、知柏地黄丸为主方，随证加减，多收到满意的疗效。这些方药都是在固护脾胃后天之本、重视中气的治疗大法的基础上加减变化出来的。

　　慢性肾炎中高血压型临床以肝肾阴虚，或肝脾肾气阴两虚者为多。证见头晕眼花，腰膝酸软，视物模糊，心悸寐差，耳鸣骨蒸或手足心热，全身浮肿，尿急、尿频、尿痛，测血压均升高，在 170/100mmHg 上下波动，尿蛋白（3+），脉象细弦，舌红少苔。此属肾阴虚亏，水不涵木，木失滋荣而致虚阳上亢所致。治当滋肾养阴，柔肝息风，活血和络，用杞菊地黄丸加减：枸杞子、菊花、制首乌、生地黄、白蒺藜、磁石、制豨莶草、当归、红花、杜仲、怀牛膝、山药、茯苓等品。根据观察研究，此型病人有血气郁滞、阴虚血瘀、阴虚夹湿的病理存在，故应重视益肾和络法的运用，采用较大剂量的杜仲、怀牛膝、茺蔚子、益母草、桃仁、红花等药，由于肾水涵木，瘀阻消除，气血流畅，血压往往下降较快。此外还有健脾祛湿法的运用，根据岭南地域低洼气候湿热的特点，常配伍六君子汤和三物香薷饮等药物加减。其中有沈教授的经验用药，比如白茅根、紫草、茜草可降低尿潜血，凉血止血；北黄芪、柿蒂、蝉蜕、益母草可降低尿蛋白；有时配伍桃红四物汤去生地加地丁、板蓝根、公英；但都重用黄芪补气。知柏地黄丸加桂、附、蝉蜕、益母草、苏叶，取阴中求阳，反佐之意；对慢性肾炎中脾肾阳虚，水湿泛滥，以致一身尽肿者，应以健脾益肾、温阳利水法治之，用附子理苓汤合济生肾气丸加减。王太仆所谓"益火之源，以消阴翳"也。

　　病案：

　　王某，男，52 岁，干部。

　　因头面四肢浮肿，反复发作数月，西医诊为慢性肾炎，经治未愈，于 2011 年 3 月 28 日门诊就诊。症见面色晦暗，眼睑及面部浮肿，阴囊肿大，双下肢浮肿，按之凹陷不起。神疲体倦，短气懒言，语声低微，行走艰难，呼吸困难，腹部肿大，肚脐稍突。舌质淡，苔白腻，脉沉细无力。小便常规：蛋白（－），红细胞（＋），管型（＋）。

　　中医诊为水肿（阴水），属脾肾阳虚尤以肾阳衰微所致。治宜温补脾肾为主。遂用温阳化气行水之法。用术附汤加味：熟附片 10 克，白术 12 克，桂枝 10 克，核桃仁 30 克，瞿麦 10 克，蝉蜕 6 克，扁豆 30 克，茯苓 12 克，白茅根 30 克，石韦 15 克，琥珀 3 克（冲），5 剂。

2011 年 4 月 4 日二诊：面部浮肿渐消，守方 3 剂。

2011 年 4 月 7 日三诊：下肢及阴囊、阴茎浮肿开始消退，嘱再进 3 剂。

2011 年 4 月 10 日四诊：腹部及四肢水肿基本消退，舌质淡，苔白黄腻，脉弦细。小便常规：蛋白（＋）、红细胞（＋），管型阴性。上方去薏苡仁、茯苓，加苏叶 6 克，3 剂。

2011 年 4 月 14 日五诊：阴囊阴茎浮肿全消，病情日见好转，已能行走十余华里。守方去石韦，加赤小豆 30 克，嘱每日服 1 剂。

2011 年 5 月 6 日六诊：小便常规检查：蛋白、管型均阴性，红细胞（＋）。仍守上方加香薷 10 克、杭菊花 10 克、枸杞 10 克，随症加减，每日 1 剂。连服 18 剂，以巩固疗效。

2011 年 5 月 24 日来院检查：面色红润，步履较快，小便常规已正常。仍予上方 10 剂以善后。

至 2013 年 7 月曾经三次复查小便常规均正常，已能上班工作。

沈教授在 1982 年发表的论文《水肿治验》中，系统总结了自己的临证经验。《景岳全书·卷廿二·杂证谈·肿胀》有"凡欲辨水气之异者，在欲辨其阴阳耳，若病在气分则阳证、阴证皆有之，若病在水分则多为阴证。"《医门法律·水肿门》谓"水病以脾肺肾为三纲……然其权重于肾"。指出水肿病与脾、肺、肾三脏关系密切，但其司开阖之权却在于肾。故同是水肿病，当别何脏所主，且应辨其阴阳之属性。本例患者，病程缠绵数月，病情反复多变，病势颇为严重，且又属老年素体虚弱，故当以阴水辨治，用温阳化气行水之法。方中附子温补肾阳，桂枝温经通阳，阳气旺盛，阴水可从气化；白术、茯苓、扁豆、薏苡仁健脾燥湿利水，使脾土健而制水，运化则正常；多辅以泽泻、瞿麦、白茅根、石韦等通利水道之品，使之水道通顺；至于琥珀，个人在临床中多次用于水肿、淋证，其利水通淋之力确著，且能活血止血；蝉蜕则用以宣肺气，使其上通下调，水有出路，临床上也有报道蝉蜕能消尿蛋白。本方共奏温阳利水、健脾温肾之功，故临床取得较为满意的疗效。

（五）治肝炎不忘健脾

脾胃是气血生化之源："故曰后天之本在脾"，而仲景先师的"见肝之病，知肝传脾，当先实脾"则重点说明了肝病的传变规律，这说明在肝病的治疗中，健脾法的重要作用是不容忽视的，特别在黄疸消退后应注意养肝健脾，这样，一方面可使肝功能恢复得快；一方面患者在治愈后不易复发。

临证时，无论是治疗热重于湿型肝炎的"自拟双仙金茵汤"，还是治疗湿重于热型肝炎的"自拟砂蔻茵仙汤"，不仅注重了"湿"与"热"的清利，也顾护了脾与胃。如果患者脾胃虚弱，运化功能较差，水湿不能正常运化，加上外邪侵袭，湿邪阻遏中焦，则出现湿重于热的症状，可见头重身困、倦怠疲乏、腹胀便溏等症，治疗上应在清热利湿的基础上，加重芳香化湿或淡渗利湿的药物，如砂仁、白蔻仁、藿香等。其他各药，主要是辅助主药，加强清热利湿退黄之功，如溪黄草、鸡骨草、金钱草、板蓝根、车前草等，山楂、陈皮等消食积，兼有理气行气之效，可助脾胃气化之功。

（六）癌肿疾病治疗中，重视养胃阴

无论哪种癌症，始终不离"邪之所凑，其气必虚"之理，癌肿初发，往往是人体患病局部正气先伤，发展到一定阶段，则伤及人全身正气。一方面癌肿肆虐疯狂生长，耗伐正气，同时因病思忧，思忧则气结，首先伤的是脾胃之气，此外，治疗中的放疗、化疗更是大伤正气，尤其是脾胃之气阴两伤，这就是为什么放化疗后患者食欲不振的主要原因。因此，癌症患者的治疗，有胃气则生，无胃气则死。"木非土不生，火非土不荣，金非土不成，水非土不高"，养脾胃、扶正气是首要考虑的因素。故沈教授在治疗癌肿病时，均以柔润养阴、益气健脾的治法为主，具体采用养阴散结配合益胃生津的方法，其经验方"养胃方"正是此思想的集中表现。

病案一：

周某，女，63 岁。2006 年 3 月 23 日初诊。

患者于 2005 年 4 月腹痛，按结肠炎治疗无效，2005 年 9 月 27 日在中心某三甲医院检查确诊为卵巢癌，合并肠转移。于 10 月 22 日手术。术后以化疗巩固疗效，曾因贫血输血 400ml，右胸痛，喜按，头晕，目痛。2006 年 2 月 14 日血常规检查白细胞数为 1.8×10^9/L。现症见右胸痛，喜按，头晕，目痛，纳差，口干，舌红苔薄，脉细弦滑。

中医诊断：卵巢癌（气阴两伤）。

治法：益气生津养胃。

处方：鳖甲 15 克（先煎），北沙参 30 克，麦冬 10 克，茯苓 10 克，淮

山药 15 克，厚朴 10 克，砂仁 10 克（后下），石斛 10 克，炙黄芪 30 克，鸡内金 10 克，生谷芽 30 克，7 剂。

2006 年 3 月 30 日二诊：上症仍在，目痛减，腹痛，双下肢紫癜。处方：鳖甲 15 克（先煎），北沙参 30 克，麦冬 10 克，茯苓 10 克，淮山药 15 克，厚朴 10 克，砂仁 10 克（后下），石斛 10 克，炙黄芪 30 克，鸡内金 10 克，生谷芽 30 克，7 剂。

2006 年 4 月 5 日三诊：白细胞数为 $1.5 \times 10^9/L$，HGB 为 72g/L，凝血酶原低，双下肢紫癜已消散，舌脉同前。守上方，加当归 10 克、阿胶 10 克（烊）、熟地 20 克，7 剂。

2006 年 4 月 12 日四诊：症状稍减，腹痛、腹胀两日，舌脉同前。守上方，加厚朴 10 克，7 剂。

2006 年 4 月 20 日五诊：上症缓解，自己服药后精神佳，仍有轻微腹痛，上唇糜烂，舌红苔薄，脉细弦。守上方，加天冬 15 克、玄参 10 克、枳壳 10 克。服药 14 剂后，患者诸症均明显缓解，精神良好。

按：本例中北沙参、麦冬、石斛养胃阴，茯苓、山药、黄芪等健脾益气，固养胃气，砂仁、厚朴行气健脾，谷芽、鸡内金消食健脾和胃，除鳖甲软坚散结以外，都是养阴健脾益胃气之药，针对癌肿术后或放化疗后的病理变化，固本扶元，正所谓"有一分胃气，即有一分生机"。

病案二：

孔某，男性，58 岁，2013 年 11 月 1 日初诊。

主诉：每天下午 15 点定时发热伴手足心热 20 天。

现病史：2013 年 8 月 26 日发现原发性肝癌，行两次介入治疗，于 10 月 12 日介入治疗后出现发热，此后每日均定时发热，手足心热，瘙痒，纳可，大便常，睡眠可，但发热时则受影响，且肝区痛，舌淡苔白，脉弦略数。

体格检查：身体消瘦，面黄晦暗，腹软，腹壁未见蜘蛛痣，肝区叩痛，剑突下 2cm 可触及肝脏，质地较硬，巩膜黄染，无颈静脉怒张，脾未触及；神经系统检查未见阳性体征；双侧肝掌；双下肢无水肿。

西医诊断：原发性肝癌。

中医诊断：内伤发热（气阴两虚型）。治以滋阴益气清虚热之法。

处方：鳖甲 15 克（先煎），北沙参 30 克，麦冬 10 克，青蒿 10 克（后下），地骨皮 15 克，防风 10 克，银柴胡 15 克，红芪 10 克，当归 5 克，知母 10 克，白花蛇舌草 30 克，半枝莲 30 克，4 剂水煎服。

2013 年 11 月 5 日二诊：11 月 4 日，开始退热，肝区疼痛停止，但咳嗽；舌脉同前，余无异常。守 11 月 1 日处方，加七叶一枝花 10 克、天山雪莲 3 克，红芪改为 20 克，3 剂水煎服。

2013 年 11 月 8 日三诊：上症减，舌脉同前，无咳嗽，守二诊方 4 剂。

2013 年 11 月 12 日四诊：舌脉同前，三诊方加胡黄连 10 克，3 剂善后。

按：本例患者为原发性肝癌，在住院经肿瘤治疗后，出现高热不退，肝癌介入后的发热，临床尚无有效的方法治疗，患者经过 1 周的西医治疗，没有明显的改善，遂请沈教授会诊。沈教授认为患者属于虚劳发热，中医辨证属于气阴两虚，用青蒿鳖甲散加减对症治疗，其中红芪、北沙参益气养阴，鳖甲、白花蛇舌草、半枝莲清热解毒软坚散结属于对症治疗，现代药理研究发现它们具有抑制癌细胞生长的作用；初诊 4 剂视为投石问路，沈教授初诊一般情况都是 3～4 剂中药，很少多用，也是为了减轻病人负担，尤其是一些疑难杂症的治疗。二诊有疗效后，再加入七叶一枝花、天山雪莲、倍量红芪是为了增加清热抗癌的疗效；三、四诊，效不更方，抓住病机，一气呵成，整个治疗过程令人叹为观止。沈教授在临床上经常给我们讲解抗肿瘤治疗一定注意益气养阴，不论肿瘤术后，还是放化疗后，往往到后期找中医调制都属于气阴两虚为主，"保一份气阴，存一分生机"。

（张军）

◎第七节　沈英森临证养阴思想

沈教授临床从岭南中医的特点出发，认为湿热、温热为患，久则必伤阴，故对于慢性病及反复发作性疾病，多从阴论治。

（一）癌肿疾病治疗中，重视养胃阴

癌肿发生的原因（即病因）从中医学的观点来看无外乎外因和内因两方面，现代研究认识到的一些致癌因素，如病毒感染、化学刺激、物理刺激等当属中医学外因的范畴，或应该说是一些诱发因素，而机体自身正气的盛衰在恶性肿瘤的发生发展中则起着举足轻重的作用，贯穿"邪之所凑，其气必虚"，人体整体正气虚弱，阴阳失衡，脏腑经络功能紊乱，局部组织出现气

血不足或壅遏之象，寒热失衡，"营卫不从，逆于肉里"，造成局部痰湿、瘀血、气郁滞等病理状态的产生，相互胶结，造成了肿瘤发病的病理基础。明代李中梓指出："积之成者，正气不足，而后邪气踞之。"肿瘤一旦形成后，随着生长又会进一步危害脏腑功能，耗伤正气，形成恶性循环。事实上正气不足贯穿恶性肿瘤的始终。

1. 益气养阴，作为中医治疗癌症术后放疗化疗后的基本大法 癌症患者体虚，因为癌症发展到一定阶段会伤人正气，尤其是阴液物质的损伤，导致气阴两伤。一方面癌肿肆虐疯狂生长，耗伐正气，同时因病思忧，思忧则气结，首先伤的是脾胃之气；另一方面是在放、化疗期间及术后易出现乏力、气短、懒言、面色㿠白或萎黄、纳呆呕恶等症状；化验常见白细胞下降或血小板减少，甚者全血细胞下降等，表现为一派气虚、阴虚、气阴两虚症状。沈教授经常引用《内经》中的一句话："人年四十而阴气自半"，正常人体在中年之后即有一个阴精逐步衰退的生理过程，而癌症患者大多为中老年人，加之西医手术、放化疗治疗，更加损伤气血阴精，气血易复，而阴精难养，且癌毒属阳，易损阴液，故气阴两虚者为多。如临床上常会出现神疲体倦、恶心呕吐、腹胀纳呆、口渴咽干、失眠、白细胞下降、舌质红或淡红、苔黄干或白干、脉细或弦细略数等临床表现，沈教授曾先后对鼻咽癌、肺癌、直肠癌等患者在放、化疗期间，应用自拟的养胃方（生牡蛎、北沙参、麦冬、淮山药、茯苓、厚朴、石斛等）进行加减施治，气虚明显者加黄芪、党参以补中益气，兼气郁不舒者加柴胡、素馨花、陈皮以疏肝理气，纳呆及恶心呕吐明显者加鸡内金、砂仁、生谷芽、柿蒂等醒脾健胃、消食降逆之品以助脾胃之运化，使补而不滞。所谓"保一分胃气，得一线生机"，沈教授所使用的主方"养胃方"具有养阴散结、益胃生津之功效，代表了他治疗癌肿的养阴思想，而且，贯穿了癌肿整个治疗过程的各个阶段。

2. 养阴法在肿瘤治疗各阶段的应用

（1）术前中医药调理：术前予扶正中药，以增加手术切除率，改善患者营养状况，有利于手术的进行，这种术前给药大多应用补气养血药物、滋补肝肾药物，如四君子汤、保元汤、八珍汤、十全大补汤、六味地黄汤等。

（2）术后中医药调理：根据不同情况，对肿瘤患者手术后的中医药治疗大致有以下几种：

调理脾胃：对脾胃不和及脾虚患者，用六君子汤；术后腹胀明显者予理气化滞、通腑泻热之剂，如枳壳、川朴、川军、木香等；术后体虚明显者，予补气养血、开胃醒脾之药物，如人参、黄芪、党参、甘草、当归、丹参、杭芍、焦三仙、山楂、鸡内金、陈皮、茯苓等。

术后营卫不调虚汗较多者可用玉屏风散加太子参、五味子、杭芍、浮小麦、白术以及煅龙牡等。

术后胃阴大伤、津液亏乏者可用沙参、麦冬、石斛、天花粉、生地、玄参、玉竹等中药。

术后长期中医药调理：对于早期癌症术后病人，一般不做放、化疗，仅以中医药长期治疗观察，按辨病与辨证相结合的原则，在扶正培本的基础上加用抗癌解毒之中药，长期应用有助于患者正气的恢复，保持一个稳定的内环境，从而防止肿瘤的复发和转移。

（3）化疗全身反应的中医药治疗

消化道反应：化疗期间患者常有食欲减退、恶心呕吐、腹痛、腹胀及腹泻等消化道症状，属脾胃失和、升降失司的证候表现，中医治疗主要以健脾和胃、降逆止呕为主，药用党参、白术、陈皮、半夏、旋覆花、代赭石、太子参、焦三仙、鸡内金、砂仁、藿香、佩兰、竹茹等；腹痛加用元胡、白屈菜、杭白芍、甘草；腹胀加白蔻仁、厚朴、莱菔子等；腹泻加用山药、儿茶。

骨髓抑制：若患者红细胞减少，可选用黄芪、党参、当归、棉花根、龙眼肉、大枣、生熟地、阿胶、鹿角胶、紫河车、枸杞子、人参等药物；若患者白细胞减少，可以补气法为主，药选黄芪、沙参、黄精、女贞子、枸杞子、菟丝子、鸡血藤、当归、山萸肉、补骨脂、仙灵脾等。若患者血小板减少，治疗重在益气养阴补血，药物选用女贞子、山萸肉、生地、大枣、花生衣、龟板胶、鸡血藤、石韦、升麻、茜草根。

（4）放疗与中医药相结合：中医认为，放射线造成的反应是由于放射线作为一种热毒之邪可以伤阴耗气，损阴灼津，损伤脾胃运化功能，影响气血生化之源，同时气虚可导致血瘀。我们看到许多患者经放疗后，不但出现上述一系列见症，而且可见舌质瘀黯、肌肤干枯、色素沉着、舌紫有瘀等血瘀证候，放疗后患者正气不足，常易受六淫之邪侵犯而出现发热，这是瘀毒化热之象，所以防治这些毒副反应要根据中医理论辨证用药。常用益气养阴，生津润燥、调理脾胃、滋肝益肾、清热解毒、活血化瘀等法则。

病案：

区某，女，54岁，1991年12月初诊。

因头痛、耳胀2个月，经广州市某肿瘤医院诊断为鼻咽癌（中晚期）。予放疗、化疗2周后出现头晕，乏力，口干，咽痛，口、咽黏膜水肿、糜烂，进食困难，恶心，呕吐，体重下降等症状，外周血白细胞下降至1.0×10^9/L。患者难以继续接受治疗而中止疗程，前来门诊就诊。诊见：精神萎靡，面色㿠白，头晕头痛，口干，气短，进食困难，便秘，舌尖红，苔白中微黄，脉细。证属气阴两虚，治宜益气养阴法。处以自拟方益阴消瘰方。

处方：黄芪、旱莲草、生牡蛎（先煎）、白花蛇舌草、生谷芽、北沙参各30克，党参20克，白术、茯苓、砂仁（后下）、麦冬、石斛各10克，山药、女贞子各15克。

服5剂后症状明显好转，守原方服药1个月，症状基本改善。坚持用中药治疗10年，未见复发。

按：目前国内公认放射治疗仍是治疗鼻咽癌最有效的手段。然而放射治疗在对肿瘤细胞杀伤的同时，对正常组织细胞也有损伤，使患者局部和全身产生诸多副反应。沈教授认为，本病是因气血瘀结，阴虚内热而产生，放射治疗更加伤阴耗气，损阴灼津，同时也损伤脾胃功能，胃失和降，出现恶心、呕吐；脾失健运，生化无源则见头晕、乏力、体重下降等症。治以益气养阴之法，扶正祛邪，滋阴养液，可减轻或消除不良反应。坚持服用还能巩固疗效，预防复发及转移。本例中北沙参、麦冬、石斛养胃阴，茯苓、山药、黄芪等健脾益气，固养胃气，砂仁、厚朴行气健脾，谷芽消食健脾和胃，全方充分体现了益气养阴。

（二）治疗呼吸系疾病，重视养胃阴、肺阴及肾阴

沈教授在论治肺系疾病辨证分析和处方用药时，处处留意脾胃。"内伤脾胃，百病由生"，脾为后天之本，气血生化之源。脾乃阴土为肺金之母，子病及母，遂致肺脾同病，子盗母气或病久脾失散精则肺气乃绝。脾胃虚弱，水谷不能化生精微，肾精不得充养，后天不养先天，先天则涸，即失"水土合德"。肾为先天之本，内存真阴真阳，是各脏阴阳之根本，肺肾母子关系，两者相生相用，肺之气阴耗损，久则肾亦受损，肾阴可滋肺阴。脾胃不足，肾阴亏虚，肺失濡养则临床常出现干咳、痰少难咯或痰中带血、气

喘气急、胸闷气短、腰酸膝软、神疲乏力、五心烦热等症。因此沈教授在论治肺系疾病时特别注意肺脾肾三脏，通过培土生金法、金水相生、水土合德法治疗，常用《景岳全书》金水六君煎和自创养胃合剂加减治疗，以补之、滋之、利之、敛之立法，对气阴两虚的咳嗽、气喘疗效显著。药取党参、白术、茯苓、淮山药、扁豆、砂仁、炙甘草健脾益肺，北沙参、麦冬、知母、石斛、熟地、当归滋阴养血，桑白皮、杏仁肃利肺气，鸡内金、生谷芽消食导滞，乌梅收敛肺气。若低热不退多加青蒿与地骨皮；若痰中带血加白茅根与藕节；咳喘痰多用法夏与陈皮、浙贝与桔梗。诸药配合使用共奏培土生金、金水相生功效。

肾阴亏虚，阴虚火旺，虚火上扰的体质患者易患慢性咽炎。肾者，"五脏阴阳之本"。肾不足，则五脏六腑、形体官窍皆受其影响。《灵枢·经脉》云："肾足少阴之脉，是主肾所生病者，咽肿上气，嗌干而痛。"且"肾足少阴之脉……循喉咙，挟舌本。"《疡医大全》云："肾水不能上润咽喉，故其病也。"《景岳全书》认为"五脏之伤，穷必及肾"。肾不足，不能濡养咽喉，虚火循经上炎，久则导致本病的发生。沈教授认为，由于慢性咽炎反复发作，日久不愈，进而耗伤人体阴液，阴虚阳亢，虚火上炎，形成恶性循环，导致本病迁延难愈。总之，肾阴亏虚、虚火上扰为本病基本病机，故临证当滋阴与清热并举。

病案：

患者，女，31岁，2009年11月20日就诊。

诉慢性咽炎病史2年余，反复发作，曾服碘含片、度米芬含片等，疗效不佳。刻下症：咽干刺痒微痛，灼热不适，夜间尤甚，咽腔微红肿胀，乏津干燥，干咳少痰，手足心热，舌红，少苔，脉细数。

中医诊断：喉痹，证属肾阴不足，虚火上炎。治以养阴生津、清热祛火，兼以利咽。

处方：知母、生地黄、黄柏各15克，麦冬、北沙参、玄参、浙贝母、牛蒡子各10克，板蓝根15克，桔梗5克，每日1剂，水煎服。并嘱其禁食辛辣油腻、禁熬夜，宜清淡饮食，多食水果。

4天后复诊：咽部不适较前明显减轻，手足心热较前明显改善。守上方去板蓝根，加山药15克、茯苓10克，继服7剂。后续诊3次，症状告愈。

（三）治疗口疮从阴论治

口疮最早见于《内经》。《素问·气交变大论》说："岁金不及，炎火乃行……民病口疮。"历代医家对口疮多有诊疗和阐述，别名很多，又称为口疡、赤口疮、口破，本病在中医现代临床上分为实证与虚证两类，口疮多因心脾积热，或阴虚火旺，灼伤口腔肌膜，以口腔唇内、颊、舌、齿龈等处肌膜见绿豆大小之溃疡，周围红晕、表面凹陷，灼热疼痛，反复发作为主要表现的疮疡类疾病。西医学相当于"口腔溃疡"，是一种以周期性反复发作为特点的口腔黏膜局限性溃疡损伤，可自愈，可发生在口腔黏膜的任何部位。口腔溃疡又称为复发性阿弗他性口炎、复发性口腔溃疡、复发性口疮。以口腔的唇、颊、软腭或齿龈等处的黏膜多见，发生单个或者多个大小不等的圆形或椭圆形溃疡，表面覆盖灰白或黄色假膜，中央凹陷，边界清楚，周围黏膜红而微肿，溃疡局部灼痛明显，具有周期性、复发性、自限性的特征。目前，口腔溃疡的病因及病理机制仍不十分明确。口腔溃疡的诱因可能是局部创伤、精神紧张、食物、药物、激素水平改变及维生素或微量元素缺乏。系统性疾病、遗传、免疫及微生物在口腔溃疡的发生、发展中可能起重要作用。由于病因不明，口腔溃疡的诊断完全是基于病史及临床表现，缺少可作为确诊依据的实验室指标。口腔溃疡预示着机体可能有潜在系统性疾病，如胃肠、血液和内分泌系统的疾病，但临床上大部分患者身体健康，无系统性疾病。

口疮病机多分虚实，以心、脾、肾三经失调为主。明代薛己《口齿类要·口疮》说："口疮，上焦实热，中焦虚寒，下焦阴火，各经传变所致。"上焦实热多因心脾积热相兼，下焦阴火乃肾亏阴虚火旺，中焦虚寒多脾肾阳亏互见。其中心脾积热或阴虚火旺的口疮，治疗主要以生石膏为君药，清热泻火，除烦止渴，收敛生肌；同时佐以生地黄清热凉血，养阴，生津，主要用于热病舌绛烦渴，阴虚内热，发斑发疹等；同时配伍玄参清热凉血，泻火解毒，滋阴；黄柏、枳实及知母泻火清热，栀子清心火。

沈教授认为，岭南气候温热，酿成人体多阳热体质，故口疮以胃火、肝火居多；阳热内盛必然伤津耗液，致阴津亏虚少阴不足，阴虚火旺，合胃热上攻，熏蒸腐蚀肌膜而致口疮反复发作，缠绵难愈，阴伤益盛，正如《景岳全书》指出"口疮，连年不愈者，此虚火也"。因此，"诸痛痒疮，皆属于心"，火性炎上，口疮之为病，多因于火，继而火伤阴。无论实火、虚火，均有伤阴之虞，尤其口舌居上位，赖五脏承津液而能润，同时口舌血脉丰富，连通诸经脉，各经脉受邪伤阴，口舌先受之。此外，口舌外通自然，津液极易外泄，故，机体伤阴之时，口舌首先感受到"渴"。由此，口舌之病，多有阴伤，这就是沈教授治疗口疮时加增液汤的缘由。临床治疗多采用自拟方"玄冬口炎液"，药物组成有：生石膏、玄参、生地、麦冬、黄柏、知母等。沈教授以清胃热滋肾阴的玉女煎为主方，对于心脾肺胃有热者适用，对于阴虚火旺者也适用，在此基础上，改熟地为生地，加玄参，从而有了增液汤之意。方中石膏合用知母取其直入阳明，清胃火之有余且甘寒而能生津；生地取其滋而不腻，凉而不温，滋肾水之不足且能凉血活血；玄参、麦冬合生地清热养阴、凉血滋阴，增液而能行舟；黄柏清热解毒疗疮，合知母苦寒而能坚阴；北沙参养阴生津；谷芽消食健胃，泻火之子而心火自降，疮痒自消。故无论实火、虚火所致之口疮，均能使用。

病案一：

谢某，女，31岁，2009年12月9日初诊。

口腔糜烂反复发作6年，舌的双侧及双唇均有大小不一的溃疡点数个，局部疼痛，伴有大便干结，小便短少，舌红，薄黄苔，脉细数。平素性格急躁。辨证为心脾积热。

处方：生石膏15克，生地15克，玄参10克，麦冬10克，知母10克，枳实10克，黄柏10克，赤芍15克，栀子10克，5剂。

2009年12月16日二诊：上症明显好转，舌尖及下唇有两个小的溃疡点，舌红苔薄黄，脉细数。处方：守上方，加竹叶10克、灯心草3克。

2009年12月23日三诊：口腔溃疡已基本痊愈，有少许眼睛干涩。舌脉同前。处方守上方，加石斛10克，去竹叶。共3剂后诸症基本消失，半年后回访未复发。

病案二：

刘某，女，17岁，2014年9月2日初诊。

主诉：口腔糜烂3个月余。

现病史：患者于3个月前不明原因出现右侧颊黏膜溃疡，后来逐渐发展为两侧，累及舌尖边，灼热疼痛，难以入睡，进食都受影响。经过西医多种药物治疗时轻时重，1周前由于吃烧烤后，症状愈发严重。现症见口腔多发溃疡，口渴，口干，便干，纳差，舌红，苔薄白，脉数。

辅助检查：血、尿、便常规均正常。

西医诊断：口腔溃疡。

中医诊断：口疮（心火上炎）。

治法：清热泻火，健胃。

处方：生石膏 15 克，知母 10 克，麦冬 10 克，黄柏 10 克，木棉花 10 克，鸡蛋花 10 克，玄参 10 克，谷芽 30 克，鸡内金 10 克，4 服水煎服，早晚分两次温服。

2014 年 9 月 6 日复诊：上症明显减轻，仅剩右侧颊黏膜还有一小粒溃疡，但已经没有疼痛和灼热感。饮食可，口渴便秘无，舌淡红，苔薄白，脉滑。上方加夜交藤 30 克，继续 3 剂。嘱其勿食烧烤黏腻之物，戒辛辣之品。

心得体会：沈教授临床使用口炎灵经验方治疗口腔溃疡病人，认证准确，适当加减，效果显著，本病心火为主，伴有胃肠湿热，便秘、纳差等为主症，应用白虎汤加木棉花、鸡蛋花等岭南中药，清热利湿，同时不忘记健脾和胃，使用谷芽、鸡内金顾护脾胃，考虑十分周全，收效显著。此方应该铭记。

（张军）

◎第八节　沈英森复法组方思想

复法，是指两种以上治法的联合应用，是治疗证候兼夹、病机错杂疾病的主要手段，其本质是取象"物物一太极"，根据病机不同层面的主次矛盾，或正邪之来去转换路径（如六经、三焦、卫气营血）；采用辩证统一思维而确立相应治法。沈教授根据多年临床经验，提出复法组方也是对单一证候的重要方法，对单一病机的证也可以通过复合立法，切中病机，组方配药，发挥优势，相互为用，形成新的功用，进一步增加疗效。而复法组方的基本原则：必须在准确辨病机和证的前提下提出。

（一）升降结合

气机升降是人体脏腑气机运动的一种形式，脏腑气机的正常是维持人体正常生命活动的基本要素。张仲景在《伤寒论》绪论中写道"夫天布五行，以运万物"，揭示了气机是人体正常生理活动的核心。沈教授认为气机学说是根据中医的理论特点而产生的，是天人相应的整体观，是六气人体的辩证法，是中医发展的精华和结晶，应认真研究，并贯穿于气机病治疗的始终。临床所见气机升降失常的表现很多，如肺失宣降、肝失疏泄、脾不升清、胃失和降等，但综合其病理变化，不外升降不及、太过和反常三类。升降不及是指脏腑虚弱，运行无力，或气机阻滞，运行不畅，如脾虚之便溏或气虚便秘、头晕乏力；肺虚之咳嗽无力、呼吸少气。升降太过是指气机的升降虽与正常气机主导的趋势一致，但已超过正常程度，如肝气升发太过之肝阳上亢、肝火上炎之眩晕、头痛、目赤等。升降反常是脏腑气机升降运行与正常生理趋势相反，当升不升反降，应降不降而反上逆，如中气下陷之泄泻、脱肛、内脏下垂，胃气上逆之呕恶、嗳气、脘胀等。临床以升降反常的病症多见，其治疗并非单纯升清（阳）或降浊（阴）所能奏效，必须升降并用，以达到调节气机的目的。病案如下：董某，男，60岁。大便溏泄，每日4、5次。3月后出现脱肛，饮食减少，体弱无力，辗转求治无效。沈教授切其脉缓弱无力，面色黄，舌淡，一派脾虚之象。认为其升降失常，清阳失序，不升反降，轻则为溏泄，重则成脱肛，势所必然。前诸医家以升清阳为主要，却忽略了降浊阴，因此疗效欠佳。于是以复法组方，升清阳降浊阴，调节气机。处方：黄芪12克，人参、白术、炙甘草各9克，炒当归6克，柴胡、升麻、枳壳各3克，红枣3枚，生姜3片，共服6剂，腹泻与脱肛不发，又将方中人参改为党参12克，续10剂，并服用补中益气丸1月后，病即痊愈。此病案中，妙在升降并用，黄芪、人参、柴胡、升麻、白术等健脾升阳举陷的同时，又将枳壳和柴胡、升麻同时使用，取得了升清阳降浊阴，调节气机的效果，诸症皆消。《本草纲目》："枳实、枳壳大抵其功皆能利气，气下则痰喘止，气行则痰满消，气通则痛刺止，气利则后重除。"可见沈教授用药之精，升降并用之妙。除此之外，药量轻微，也有"轻可去实"之意。

（二）补泻兼施

补法是指补人体气血阴阳之不足，泻法是指祛除侵犯人体的各种病邪。内伤杂病虽多，但总不外虚实两端。《素问·通评虚实论》云："邪气盛则实，精气夺则虚"。虚实是邪正在临床表现上的具体反映。一般来说，初病多实，久病多虚，然而，由于疾病病理过程和机体生理过程的复杂性，临床往往少见单纯实证或虚证，邪正往往错杂兼夹，初病未必都实，如女性多虚体感冒，治时就应扶正解表；久病也未必都虚，常见久病合并有气滞、痰饮、血瘀、湿阻等实证的表现。以慢性乙肝为例，湿热蕴结是各型肝炎病全过程中的主要病理变化。病理性质邪实为主，但湿热之久羁，热伤阴血，湿伤气阳，可以表现邪实正虚的错杂现象。湿热毒邪主要侵犯肝脾两脏，表现热毒瘀结在肝，湿热蕴遏脾胃的肝热脾湿证，久则肝脾两伤，病及于肾，以致肝肾阴血耗伤，或脾肾气虚、阳虚。组方选药的基本原则：重在祛邪，辅以扶正，清热化湿解毒为主，适当辅以益气补血之法，按照辨证要求选药。辨病与辨证相结合筛选符合辨证需要，在临床实践有一定疗效的中药进行配方。基本方药：虎杖 15 克，溪黄草 30 克，鸡骨草 30 克，半枝莲、茯苓各20 克，延胡索 12 克，贯众 10 克，生甘草 6 克。湿热毒盛者，根据病邪的在气、在血，加用解毒祛邪之品，正气不足者，按肝脾肾及阴血气阳的不同虚候，分别补益，以加强正气，调整机体免疫功能。方中虎杖、溪黄草、鸡骨草三药苦平，清热利湿，活血化瘀，入血解毒为君；半枝莲辛平，清热解毒，活血散瘀，茯苓甘淡平，清热利湿解毒，合而为臣，协同增效；贯众苦微寒，清热凉血解毒，延胡索辛苦温活血行气以缓痛胀，共为佐药；生甘草甘平泻火解毒，调和诸药而为使。全方具有清解泄化肝经湿热瘀毒之功。

（三）气血互调

人体的各种功能活动，都依赖于气血的运行。气为人体生命活动的动力，人体的各种功能活动，都依赖于气血的运行。"血为气母；气为血帅"，气与血是人体生命活动的重要物质基础，相互资生为用，亦每多影响为病。气与血的不足，失于温煦、濡养，必需益气以生血，或补血以益气，然在补益气血药中，参以活血行血，更有助于增强疗效。《景岳全书》："凡治血证，须知其要，而血动之由，惟火惟气耳。故察火者，但察其有火无火，察气者，但察其气虚气实，知此四者而得其所以，则治血之法，无余义矣。"怎样调气和血呢？《血证论》说："表则和其肺气，里则和其肝气，而尤照顾脾肾之气，或补阴以和阳，损阳以和阴。"无论是补是泻，都是要使气血调和，以恢复其正常功能为目的。沈教授曾治一严重贫血患者陈某，男，12岁。有贫血病史 3 年，诊时疲劳乏力，齿衄，肌肤时有青斑瘀点，面色萎黄，眼睑色白，舌苔淡黄，脉细。查外周血象：全血细胞计数降低；骨穿示：再生障碍性贫血。方用炙黄芪 30 克，党参 15 克，焦白术 10 克益气生血；熟地、当归、鸡血藤各 10 克，仙鹤草 20 克，䗪虫 6 克养血活血止血；山萸肉、仙灵脾各 10 克补肾培元，附子 3 克温补元阳。服药 30 余剂，贫血症状明显改善，全血细胞计数也见上升。全方气药与血药共用，根据气血相依为用的特点，体现了以补气和血为总的治疗原则。由于全方兼顾气血，活用了血证的诸治法，贯穿了补虚、宁血各法，不拘泥于养血生血，其中，扶益正气、培固根本是本方的重点。陈修园云："血虽阴类，运以阳和"，指出血病须补阳固本，沈教授此方也正是基于此而收良效。

复法立方是针对疾病的复杂性，动态地、全方位地解决病机的重要思路，即使是单一性质的病变，也可通过复方立法提高疗效。对于多病多证杂见的疾病，还需多法联合。正如《素问·异法方宜论》云："杂合以治，各得其所宜，故治所以异，而病皆愈者，得病之情，知治之大体也"。

（张军，艾立新）

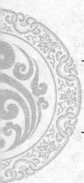

第三章　沈英森辨证用药经验

沈教授临证中的用药颇有特色，在辨证论治的基础上注重三因制宜、脏腑间的相互关系，用药轻巧，善用岭南药物，同时还在临证中总结经验，所习用的对药、角药对临床很有指导意义。

◎第一节　临证用药原则

（一）三因制宜，注重体质

沈教授对《素问·异法方宜论》的诊疗思想十分欣赏，认为在两千多年前就有这样明确的以人为本的防治思想，十分难能可贵。该篇提出不同气候、环境之中，人的体质、疾病及防治均有所不同，实际就是后来医家所说的因时、因地、因人制宜。沈教授认为，因时、因地、因人制宜中，又以因人制宜为辨证论治的核心。人们生活在天地六合之间，自然环境之内，气候因素，地域环境因素等自然界的正常或异常变化，必然影响人体的生理功能和病理变化。人的生命活动规律以及疾病的发生、发展与转归都与自然界的各种变化如季节气候，地方区域，昼夜晨昏等息息相关。岭南背靠五岭，下临南海，一年之中春夏秋冬四季不明显，高温时间长，春夏多淫雨，天热地湿，特殊的气候和地域环境必然影响人的体质特征和发病规律。具体到岭南之地，沈教授认为则多见蕴湿体质和气阴两虚体质，因此，人感受同一种病邪，因体质因素不同，性情起居差异，病邪从化不同，则病证表现各异：素有蕴湿之体者，感受暑热之邪，蒸动在里之湿，则易成暑湿证，这时，用药当以清热解暑，化气利湿为主，可用新加香薷饮加减应用；气阴两虚之体质者，若感受暑热之邪，热盛汗多，加之暑热之邪更易伤津耗气，而成气阴两虚之重证，此时用药当以清暑益气，养阴生津为要，可用王氏清暑益气汤加减。沈教授认为，注重人的体质，在辨证中则有提纲挈领，纲举目张之效，所以在临床处方用药时，不仅要考虑到对证治疗，消除疾病的临床症状，还应辨明体质，以求治本，因势利导，驱邪外出，若能如此，则事半功倍。诚如朱莘农先生所言："医道之难也，难于辨证，辨证之难也，难于验体，体质验明矣，阴阳可别，虚实可分，病症之或浅或深，在脏在腑，亦可明悉，而后可以施治，此医家不易之准绳也"。沈教授治一新病男性患者，该患者身热，微恶风，汗少，肢体疼痛，心烦，口中黏腻，渴不多饮，胸闷，小便短赤，舌体胖大，舌质红，舌苔薄黄而腻，脉濡数，分析其病机为蕴湿之体外感暑热，治以清暑解表祛湿之法，处方如下：金银花、连翘、扁豆花、木棉花各 15 克，香薷、厚朴、法夏、佩兰、陈皮各 10 克，3 剂，水煎服，1日 1 剂，早、晚服，服药 3 剂后症减，后继以香砂养胃丸口服以调养。

（二）五脏并重，突出脾胃

人体是一个由脏腑、经络、形体和官窍所构成的有机整体，它们在生理功能上存在着相互制约，相互依存和相互为用的关系，在病变上则相互影响，存在着五行的相乘、相侮和母子相及，所以在辨证论治时，应全面考虑，综合分析。"内伤脾胃，百病由生"，沈教授推崇东垣，认为治病从脾胃入手多易取得疗效。脾胃为后天之本，气血生化之源，脾胃的旺与衰决定着五脏气血的多与少，决定着人体的功能状态，因此治病时应首先注意脾胃。如果脾胃本身有病，应调理脾胃使之健运；假如脾胃与其他脏腑同时发生病变，或其他脏腑疾病累及脾胃，而致脾胃症状突出者，亦当从调理脾胃入手，或脾胃与他脏同治，这样，脾胃既健，气血生化有源，其他疾患也可随之而减，即使他疾不愈，脾胃调理通和，也可防止产生新的病变。脾喜燥恶湿，胃喜润恶燥，两者用药性质相反，照顾不周，伤其一者，两者皆损。沈教授认为，辨证的关键是看病位在太阴脾还是在阳明胃，脾病用药忌柔喜刚，胃病用药忌刚喜柔，然脾胃同居中焦，脾主升清，胃主降浊，两者功能相互协调，治疗时应二者兼顾。脾胃之治，不可过用苦寒之药，若方中苦寒药过多，用量过大，势必损及脾胃，使脾胃健运和降功能失常，出现腹胀、纳呆、便溏等症，日久影响气血化生而导致气血亏虚之象，临床上当根据病情酌选健脾之品。沈教授曾治一女性患者，该患者恶心，呕吐痰涎，纳呆，胸膈痞闷，舌黯淡苔薄白有齿印，脉弦细，沈教授处方如下：茯苓、淮山药各 15 克，法半夏、陈皮、砂仁、鸡内金、石斛各 10 克，生谷芽 30 克，甘草 5 克，用砂仁、生谷芽、鸡内金以健脾开胃，然胃喜润恶燥，故以淮山药、石斛以养阴益胃生津，服上方 7 剂而愈。

（三）重病轻取，药简效显

常以平淡之药起重疴之疾，这又是沈教授临证处方的一大特色。沈教授常说：对于一些重症病人，关键是辨证准确，抓住疾病的本质，有是病必用是方，用其方必守其法，易一病即易一方。沈教授曾治肝癌重症患者一例，患者右胁下肿块坚硬，痛如针刺，脘腹胀满，目黄，身黄，小便黄，面色晦暗，肌肤甲错，高热烦渴，大便干黑，舌质红，有瘀点，苔黄腻，脉弦滑，分析其病机乃湿热夹毒，热毒炽盛，蕴于血分所为，故治以清热利湿，活血养阴，解毒破结为法，处方如下：溪黄草、茵陈、丹参、白花蛇舌草各 30 克，栀子、大黄、红花、延胡索、地龙各 10 克，赤芍、炙鳖甲（先煎）15 克，服药十余剂后，症状有所缓解，目前仍继续门诊治疗。

沈教授临床处方除辨证准确，配伍精当外，其处方药量较轻，药味较简，药性清灵，善用药对亦是其特色之一。沈教授的处方，每方用药大多数为 11 味左右。矿物贝壳类质地坚硬者，如龙骨、牡蛎等，用量一般 30 克；芳香轻清如花叶类药物，味薄性轻者，在辨证的基础上，沈教授喜用，如木棉花、鸡蛋花、扁豆花、菊花、银花、藿香叶、灯心草、竹叶、青蒿等，一般 10～15 克，认为气味芳香药性清淡者，具有透解暑湿而不伤津气之妙，适合岭南之人。如沈教授治一男性患者，泄泻，每日 5～6 次，大便带有黏液，腹痛，肛周灼热，舌红苔白干，脉细，治以健脾祛湿清热之法，处方如下：木香、川连各 5 克，木棉花、鸡蛋花、连翘、银花各 15 克，佩兰、厚朴、鸡内金、香薷、扁豆花各 10 克，生谷芽 30 克，水煎服，每日 1 剂，服药 3 剂后而愈。

另外沈教授运用自己理论和实践，摸索出许多疗效卓著的固定搭配，如治疗外感凉燥咳嗽，常用荆芥与防风、射干与麻黄、白芥子与苏子；温燥咳嗽多选用桑白皮与竹茹、钩藤与薄荷、浙贝母与桔梗等；阴虚发热多加生牡蛎与鳖甲、青蒿与地骨皮、黄柏与知母；咽喉红肿不利者入牛蒡子与蝉蜕、桔梗与甘草。如沈教授治一六岁小儿，该患儿咳嗽，咳痰量少色黄，流涕，大便干结，舌红，苔中白，脉细，治以清热化痰宣肺为法，处方如下：桑叶、杏仁、钩藤、薄荷、桔梗、浙贝母、防风、鸡内金、莱菔子各 5 克，白茅根、生谷芽各 10 克，服药 2 剂症减，4 剂而愈。

（四）善用古方，随症加减

善于使用古书成方是沈教授临证治疗的又一特色，沈教授认为：古方配伍严谨，义理精深，君臣佐使区分有度，药味较少，药物的炮制煎服方法加减化裁，都十分缜密周到，是先贤临床经验的总结，它的配伍和剂量都有其严密性和科学性，而且经过了实践的检验，只有善于学习和使用古方，才能深刻领会中医学方剂配伍的精华和用药独到的奥秘；但是在临床上运用前人的方剂时，还必须注意根据具体情况灵活加减，病情非常符合原方剂主治的情况时，也可以使用原方剂，但药物剂量也应因时、因地、因人而变化。沈教授常用桂枝汤、小柴胡汤、六味地黄汤、补中益气汤加减来治疗诸症；另常用丹栀逍遥散治妇女肝郁血虚生热所致诸证；用痛泻要方治大便泄泻，泻后仍腹痛者；用桑螵蛸散治小便频数；用藿香正气丸治夏月感寒伤湿，脾胃失和者。曾治一女性患者，面部痤疮，咽干口苦，咳嗽有痰，色黄，时烦躁，胸闷胁胀，舌红苔黄干，脉弦滑数，分析其病机乃肝气郁结，郁而化热而致诸症，治以疏肝清热凉血，处方如下：丹皮、栀子、柴胡、玄参、苦参、地肤子、蝉蜕各 10 克，生地、赤芍、连翘各 15 克，忍冬藤、益母草各 30 克，桔梗 5 克，水煎服，日 1 剂，服药半月而愈。

（张军）

◎第二节 临床特色用药经验

1. 白术、决明子配伍治疗便秘 沈教授在临床上治疗便秘时，多会使用白术、决明子两味药，用量较大，常用 30 ~ 60 克，且二者往往等量使用，效果很好。笔者在诊疗中，如果患者有便秘病史，试着运用，也收到出人意料的效果。

决明子具有润肠通便的功能，这是目前临床上治疗便秘的共识，多用于老年人的气虚便秘，也有用于减肥降脂。而白术单用也有通便的作用，有报道白术使用 30 克以上有很好的通便功能。二者成对使用，则意义更加不同。

决明子和大黄、番泻叶、芦荟等药物一样，均属于中药中的"泻剂"，含蒽醌类衍生物，虽然对肠道的刺激性相对大黄、番泻叶、芦荟等要小，但如果长期服用，还是会发生蒽醌类物质的不良反应，如"泻药依赖性便秘"，仅仅是程度上的区别而已，因此，决明子绝非人们所说的能长期用药而无虞。

但如果与白术配伍使用，则不会出现这些担忧了。

决明子味苦，性微寒，归肝、肾、大肠经。而白术味甘，性温，归脾、胃经。二药一苦一甘，一寒一温，相反而相成。苦寒之品久用易损脾胃阳气，日久则气虚无以助大肠传导之功，因此，决明子短期通便，长期则会成为新的致病因素。白术甘温，健脾益气，甘缓图之，通便的同时，还能鼓舞脾胃阳气，防止决明子损脾胃阳气太过。故二者配伍使用，不温不燥，能显著增强润肠通便的作用，通便而无后顾之忧，久服而无偏激之弊，达到中药配伍的最理想效果。

病案：

陈某某，女，56岁，2014年9月17日初诊。

主诉：胸痛1个月余。

现病史：患者于1个月前行左乳腺癌手术，术后出现胸痛，外院考虑淋巴结转移可能性大。CT显示肝脏内多处结节性病灶。纳可，大便难，5~6日一行，甚至多日不行；伴口干，睡眠可，舌红苔薄脉细。

既往有乳腺小叶增生病史5年；无过敏史。

体格检查：神清语利，面色萎黄，心肺听诊正常，腹平软，左侧腋窝淋巴结未触及，无颈静脉怒张，肝颈回流征阴性，肝脾未触及，双下肢无浮肿。余未见明显病理体征。

辅助检查：CT提示肝内多发性结节病灶，考虑转移灶可能性大；血常规、肝功能生化指标均基本正常；AFP < 20μg/L。

西医诊断：乳腺癌术后肝转移。

中医诊断：积聚/胸痛（气虚血瘀型）。

治法：益气活血，化瘀止痛。

处方：鳖甲15克（先煎），北沙参30克，麦冬15克，白花蛇舌草30克，莪术15克，半枝莲30克，石斛10克，七叶一枝花15克，白术30克，草决明30克，丹参30克，14剂水煎服，每剂早晚分两次温服。

2014年10月8日二诊：胸痛缓解，大便一日一行。上方加茵陈30克、板蓝根30克、砂仁10克（后下），14剂水煎服，每剂早晚分两次温服。

心得体会：中西医结合治疗肿瘤术后并发症，认证准确，以益气养阴通络化瘀为原则，适当加入一些抗肿瘤和行气止痛的经验用药为辅助，同时以主要症状为主，沈教授经常教育我临证一定要有重点，突出要解决的问题，本病主要解决便秘和胸痛问题，以便秘为主，所以应用经验方健脾润肠的白术草决明配伍获效。

2. 治痛风用豨莶草　痛风临床以关节剧烈疼痛、肿胀、局部发热、皮色黯红、午夜发作或加重、易反复发作为主，血尿酸多有升高，目前尚无公认有效的制剂用于临床，秋水仙碱、别嘌醇、吲哚美辛、地塞米松等非特异性药物，虽然有较好的近期消炎镇痛疗效，但副反应明显，且停药后病情又易复发。

豨莶草，性寒，味辛、苦，有祛风湿、利关节、清热解毒之功能，临床用于风湿痹痛、筋骨无力、腰膝酸软、四肢麻痹、半身不遂、风疹湿疮等。有报道认为豨莶草有祛风湿、通经络、清热解毒的功效，现代药理学研究表明豨莶草含有生物碱，能中和尿酸，改变尿 pH 值，改善排泄环境，促进尿酸排泄。

沈教授治疗痛风时，往往在辨证的基础上加用豨莶草，或是用单味豨莶草，嘱患者每天用 30 克泡茶饮。

3. 生牡蛎治癌肿　沈教授喜用生牡蛎，生牡蛎咸、涩、微寒，归肝、肾经，有平肝潜阳、软坚散结、收敛固涩之功。《本草纲目》指出本品："化痰软坚，清热利湿，止心脾气痛，痢下，赤白浊，消疝瘕积块，瘿疾结核。"《本草备要》："咸以软坚化痰，消瘰疬结核，老血瘕瘕。涩以收脱，治遗精崩带，止嗽敛汗，固大小肠。"临床上配伍白花蛇舌草、半枝莲、苡仁、天花粉等可用于治疗肝癌、肺癌、乳腺癌、宫颈癌等肿瘤属痰凝积结者；配鳖甲、白芍、女贞子、旱莲草等予滋养肝肾之阴，柔肝之用。

4. 以瓜蒌治肝病　沈教授临证强调药物虽平凡，然"天下无神奇之法，只有平淡之法，平淡之极，乃为神奇"。沈教授在肝炎的辨证论治中善用瓜蒌以清热润燥，舒肝缓急。"瓜蒌实……荡热涤痰，夫人知之，而不知其舒肝郁、润肝燥、平肝逆、缓肝急之功有独擅也。"强调药味非用滋腻、破气及香燥舒肝理气之品，既恐碍脾胃运化，又虑过伤肝气、劫津伤阴，功宜柔肝滋阴而不呆脾助湿，疏肝理气而不伤本劫阴。

5. 山楂治阳黄　山楂消食导滞，行气化积，用于治疗阳黄，无论湿重于热还是热重于湿。沈教授认为其用有二：一是阳黄的病因病机无外乎"湿"与"热"，无论孰轻孰重，均可出现阳明腑实证，出现肠胃积热症状，以山楂之消导功能，去积热于下；二是阳黄患者多出现纳差，尤其厌肥腻，是由于湿热困脾，以山楂善消肉食积滞之功，助脾胃功能，从而脾健而湿去，同时还体现了"见肝之病，知肝传脾，当先实脾"的治疗思想。如沈教授在治疗阳黄湿重于热的"自拟砂蔻茵仙汤"及治疗热重于湿的"自拟双仙金茵汤"均加入了山楂。

病案：

管某，男，31岁，2013年10月9日初诊。

主诉：全身多发脂肪瘤4年余，增多近半年。

现病史：患者于4年前右上肢和前臂桡侧分别出现2处皮下硬结，初起如米粒大小，逐渐增大，经外院检查诊断为"脂肪瘤"。近半年下肢和腹部又出现4处，同前，逐渐增大，余无异常症状和体征。舌淡，苔白，脉细。

体格检查：外院体检诊断为"多发性脂肪瘤"，未发现异常。

西医诊断：多发性脂肪瘤。

中医诊断：积聚（肉积）。

治法：健脾和胃，消积导滞。

处方：山楂30克，麦芽15克，谷芽30克，神曲10克，鸡内金10克，王不留行15克，连翘15克，陈皮10克，法夏10克，浙贝10克，皂角刺15克，14剂水煎服；每剂早晚分两次温服。

2013年10月23日二诊：脂肪瘤变柔软，半月来无明显增大，余无异常，舌红，苔薄，脉细。上方去神曲、连翘，加薏苡仁30克、大黄10克、丹皮10克，14剂水煎服。

2013年11月6日三诊：舌象、脉象及辨证同上，各脂肪瘤缩小，柔软，无新发脂肪瘤出现，续予上方14剂水煎服。

按：脂肪瘤是正常脂肪组织的瘤状物，好发于四肢、躯干等部位。境界清楚，呈分叶状，质地较软，无痛。生长缓慢，但是可以达到巨大体积。西医一般采用手术的方法进行治疗，但由于脂肪瘤常多发，往往此处切除，他处又生，难以根治。而运用中医药治疗脂肪瘤，在消除肿瘤、预防复发等方面均显示出较好的疗效，且方法简便，痛苦较小，安全无损伤。本病中医辨证当属于癥积瘕聚范围，不外乎痰饮和瘀血两个方面，本例患者症状明显，又有耐心治疗，根据舌脉，用保和丸加减治疗，同时重用山楂 30 克，沈教授意在消肉积；过食膏粱厚味，尤其肉食者居多，多为食酒肉过度所致。行气化痰消积导滞为辨证治疗基本大法，故用消肉积之山楂，谷芽为主，加以祛痰药物，坚持服用 1 月有余，症状有明显减轻，但仍未彻底消失。曾记起有脂肪瘤中药偏方，其中也是保和丸、礞石滚痰丸、海藻玉壶汤加减，都是从痰饮入手进行辨证。

6. 钩藤治胃肠病 钩藤一药，平肝息风，多用于肝阳上亢之证，但沈教授在治疗脾胃疾病时，多加入钩藤。沈教授认为现代社会，工作生活压力过大，肝失条达舒畅，肝郁气滞之病证临床较为常见，而脾胃与肝关系密切，肝病易传脾胃，且胃胀，肠鸣矢气频频，古即有胃风痛之说，因此在治疗脾胃病时应充分注意，不忘舒肝柔肝祛风。若见脾胃功能失调，则应适当佐以护肝之品，以未雨绸缪。钩藤即是沈教授治疗脾胃病兼肝旺者的首选药物，临证时可配以黄芩、生牡蛎等清肝平肝之品，同时还适当配以当归、白芍等柔肝。

另外沈教授还经常应用钩藤 10～15 克（后下）治疗咳嗽和哮喘等，因为钩藤可以镇痉息风，缓解平滑肌痉挛。常配伍薄荷 5～10 克（后下）为对药，治疗肺热咳嗽；钩藤、薄荷伍用，有良好的祛风清热，利咽止咳，解表退热作用。每遇伤风感冒，初起或将愈时，有咽痒咳嗽等症者，本组对药泡水代茶饮之，效果甚佳。若病情较重者，仍宜随症配伍应用为妥。入煎剂时，亦宜后下，方能取得良效，否则，有效成分即挥发殆尽。

病案：

李某，女，42 岁，2013 年 12 月 11 日初诊。

主诉：鼻塞、咳嗽、流涕 1 个月。

现病史：1 个月来患者反复感冒，鼻塞，咳嗽，流涕，痰白，咽干，咽痛，舌黯红，苔微黄，脉细。

体格检查：体温 36.3 ℃，脉搏 71 次/min，呼吸 28 次/min，血压 110/62mmHg；神志清楚，面色淡白，形体消瘦，双侧瞳孔等大等圆，对光反射灵敏，全身皮肤巩膜无黄染，心肺未见异常，腹平软，全腹未扪及包块，右上腹轻压痛，无反跳痛，肝、脾肋下未及，墨菲氏征阴性，肝肾区无叩击痛，移动性浊音阴性，肠鸣音正常，神经系统检查未见异常。

西医诊断：支气管炎。

中医诊断：咳嗽（肺热型）。

治法：清热疏风，化痰。

处方：荆芥 10 克，桔梗 5 克，浙贝 10 克，钩藤 15 克（后下），薄荷 5 克、岗梅根、牛蒡子、法夏各 10 克，陈皮 5 克，白及 10 克，甘草 5 克，5 剂，水煎服。

2013 年 12 月 18 日二诊：患者仍有咳嗽，痰多，咽痛减，气促，舌黯红，苔薄，脉细。予荆芥 10 克，桔梗 5 克，浙贝 10 克，钩藤（后下）、桑白皮、地骨皮各 15 克，黄芩 10 克，瓜蒌皮 15 克，法半夏、陈皮各 10 克，甘草 5 克，6 剂，水煎服。

2013 年 12 月 25 日三诊：上症减，喉间有痰，舌红，苔白，脉细。予二诊方去黄芩、瓜蒌皮，加牛蒡子、岗梅根各 10 克，4 剂，水煎服，配以逍遥丸浓缩丸口服善后。

按：木火刑金，可导致肝火犯肺行的肺热咳嗽，钩藤、薄荷多有疏肝清热止咳之效，中病即止，用逍遥丸善后。

7. 炒鸡蛋壳治疗胃肠道疾病　鸡蛋壳味淡性平，功能收敛制酸，主要用于慢性胃炎、胃及十二指肠溃疡、佝偻病（《全国中草药汇编》）。

将鸡蛋壳洗净打碎，放入铁锅内用文火炒黄（不能炒焦），然后碾成粉，越细越好，每天服一个鸡蛋壳的量，分 2～3 次在饭前或饭后用开水送服，对十二指肠溃疡和胃痛、胃酸过多的患者，有止痛、制酸的效果。此外，对于长期泄泻的患者，在处方中加上 1～2 只炒鸡蛋壳，止泻的效果更佳。

8. 桔梗治泌尿系疾病　沈教授治疗泌尿系疾病尤其是肾炎，常体现"治下取上"的思想，桔梗的应用充分体现了他的这一思路。

（1）各种泌尿系疾病的临床证候虽不尽相同，病位均以肾与膀胱为中心，虽在下焦，又与上焦密切相关。肺气宣布则水道通畅。外感风热毒邪，内壅于肺，使肺失宣发肃降，水道通调受阻则发病，理当"提壶揭盖"，宣肺利水。临床遣药以风药配方，开宣肺气，以辛味轻浮之风药为选，少量轻投，取治上焦如羽之义。桔梗一药沈教授最喜运用，认为桔梗宣肺效果甚佳，临证常配以芦根、牛蒡子、薄荷、蝉蜕等。

（2）泌尿系多种疾病多在感冒、上呼吸道感染、急性扁桃体炎后病情加重；若病程迁延不愈，机体免疫功能减退，卫外不固，则极易遭致外邪侵袭，出现咽喉肿痛，扁桃体肿大，发热，咳嗽等症。应及时清热解毒，清利咽喉，肃降肺气，使上焦肺系邪热得清，下焦水道通调，以防病情的进一步发展，达到清上而治下的目的。在此，桔梗的祛痰排脓、解毒利咽的功能就发挥了作用，临证常配以银花、连翘、板蓝根、蒲公英、薄荷、牛蒡子、芦根等。

9. 白果治疗尿蛋白 蛋白尿，古代中医并无这一诊断，而是西医学诊断肾炎的一个重要指征。白果涩敛而固下焦，能除湿泄浊，如"易黄汤"（芡实、山药、黄柏、白果、车前子）善治疗湿热下注、以蛋白尿为主要表现的肾炎、乳糜尿等。

10. 大剂量的甘草治疗茎中痛 甘草一味，现代中医多注重其解毒和中、健脾益气的功能，而多忽略其缓急的效果。甘草缓急，尤其是生甘草梢，泻火解毒，利尿通淋，治阴茎中疼痛及淋浊，《医学启源》曰："善去茎中痛"，《本草纲目》："生用治胸中积热，去茎中痛尤妙"，导赤散用生甘草梢治疗心火下移之"茎中痛"。"甘草黑豆汤"解百药毒兼治筋疝，对茎中痛有良效。

古之"茎中痛"一般指现代的阴茎抽搐，又称"阴茎扭痛"，治疗时常可配伍白芍，即《金匮要略》芍药甘草汤，能缓解平滑肌痉挛所致疼痛。"茎中痛"扩大而言包括尿路结石疼痛、阴茎异常勃起、房事阴茎疼痛，以及各种湿热下注膀胱之疼痛。沈教授临证时生甘草用量往往超过10克，重者可用到60克。

11. 谷芽的临床应用经验 谷芽为一味消食药，为禾本科粟的成熟果实经发芽干燥而成，由于来源普通、价格低廉，不太为人所重视，关于其疗效及临床应用的研究，很少见诸报道。

谷芽其性温味甘，归脾、胃经。《中药材手册》述："谷芽治脾虚，心胃痛，胀满，热毒下痢，烦渴，消瘦"。谷芽有消食化积、和中开胃、健脾助津之效，虽不及参术有补救之功列于上品，然其在中医学中的作用功不可没。在传统治疗上，谷芽一般主要用于胃肠道疾病如伤食、食滞等病证。沈教授在临床上使用谷芽的频率较高，而且根据谷芽的功效及特性，拓宽了其应用范围，颇有指导意义。主要用于如下几个方面，现结合临床医案进行枚举：

（1）胃肠道疾病

疳积案：

夏某，男，1.5 岁，2004 年 7 月 5 日初诊。

平素喜食生冷瓜果及冷饮。1 个月前开始出现腹泻，完谷不化，每日 7 ~ 8 次，甚至 10 余次。曾住院接受中西药对症治疗 20 余天效果不佳。刻诊：日泻下 4 ~ 5 次，多食后作泻，色淡不臭，夹杂不消化食物。面色苍白，肌肉虚胖不实，纳差，手足欠温，神疲倦怠。舌淡胖有齿印，苔白，指纹黯淡。

诊为泄泻，证属脾胃虚寒。治以温补脾阳为主，异功散加味。

药用：炒鸡蛋壳 4 只，炒大米 1 小撮，灶心土 1 小团，五谷虫、焦白术各 6 克，茯苓 10 克，谷芽 10 克，鸡内金、党参各 6 克，陈皮、甘草各 3 克，每日 1 剂水煎服。

3 剂后再诊，其母诉患儿大便已成形，无完谷解出，但每日仍有 2 ~ 3 次。再给上方 3 剂而愈。

半年后患儿又来门诊就诊，其母诉旧病复发，无其他症状。又予上方 6 剂而愈，且嘱其母要控制小儿饮食，注意不宜让小儿过食寒凉难消化之食物。此后追踪 1 年余未见复发。

按：疳积多由脾虚所致，治疗应考虑两个环节，即"脾虚"和"完谷不化"，也就是本与标。方中以异功散健脾，以谷芽、鸡内金等消食，故能标本兼顾，在这里，谷芽消米面等淀粉性食物，鸡内金消肉类食物，发挥了重要的作用。

腹痛案：

林某，女，51 岁，2005 年 11 月 9 日初诊。

胃脘痛 4 年，近日加重。患者有慢性浅表性胃炎病史 4 年，自诉服西药无明显缓解。目前胃脘痛甚，偶可减轻，腹胀不显，胃纳一般，寐可，二便调，舌红，苔薄干，脉弦细。

辨证：胃脘痛，脾胃气滞。

治法：益气健脾，理气和胃。

处方：法半夏 10 克，陈皮 5 克，茯苓 10 克，党参 15 克，白术 10 克，木香 9 克（后下），川连 3 克，谷芽 30 克，鸡内金 10 克，炙甘草 5 克，石斛 10 克，素馨花 10 克，生牡蛎 30 克（先煎），7 剂。

2005 年 11 月 16 日二诊：患者诉服上药后缓解不明显，舌脉同前。处方：守上方去党参、白术，加佛手 10 克、郁金 10 克、延胡 10 克。

2005 年 11 月 30 日三诊：患者诉服上药后，明显改善，舌红，苔薄腻。处方：白蔻仁 10 克，枳壳 10 克，郁金 10 克，鸡内金 10 克，谷芽 30 克，厚朴 10 克，石斛 10 克，连翘 10 克，生牡蛎 30 克（先煎），茯苓 10 克，素馨花 10 克，佛手 10 克，14 剂。

2005 年 12 月 14 日四诊：症状明显缓解，舌淡，苔薄白。处方：党参 15 克，白术 10 克，茯苓 15 克，鸡内金 10 克，谷芽 30 克，生牡蛎 30 克（先煎），延胡 10 克，素馨花 10 克，佛手 10 克，郁金 10 克，7 剂。7 剂后，诸症俱缓，加减治疗 3 个月后，症状消失。

按：谷芽临床治疗胃肠道疾病如食滞、伤食、嗳气、呃逆、腹泻、腹胀等疾病，主要取其消食健脾之功，《本经逢原》载："谷芽，启脾进食，宽中消谷，而能补中"。多与健脾益气的党参、茯苓、白术同用，或与宽胸散结的陈皮、半夏同用，可同时配伍鸡内金等消食药物，以加强功效。上二例均为典型的胃肠道功能性或器质性病变，临床比较多见，因此，谷芽的使用机会也较多。

（2）不寐：取"胃不和则卧不安"之意，取其消食和胃之功，在辨证的基础上，与安神药配伍，不管患者是否有脾胃症状，均可使用。事实上，不寐患者多因辗转反侧而伤气，或忧思过度而气结，进而伤脾胃，常常有不同程度的脾胃症状，因此，沈教授在此加用谷芽，绝非多余之举。如果患者脾胃症状明显，则加鸡内金等。

病案：

王某，男，27 岁，广州人，工程师。因"睡眠差半年"于 2012 年 3 月 23 日求诊。

患者诉半年来睡眠质量不佳，睡时汗出。舌红苔白，脉细。

西医诊断：失眠。

中医诊断：不寐（阴虚内热，阴阳不交）。

处方：生龙骨 30 克，生牡蛎 30 克，糯稻根 10 克，知母 10 克，桂枝 5 克，白芍 15 克，夜交藤 30 克，合欢皮 15 克，茯苓 15 克，谷芽 30 克，鸡内金 10 克。7 剂后症状减轻，再加灯心草 5 个，服 7 剂后症状消失。

（3）口疮：口疮之为病，多因心脾积热或阴虚火旺，沈教授往往在清热

（玉女煎）养阴（增液汤）的基础上加用谷芽，一方面，谷芽消食，助石膏等清热，正如《本草经疏》所说："蘖米具生化之性，故为消食健脾，开胃和中之要药，脾胃和则中自温，气自下，热自除也。"同时，谷芽有助津之功能，能助增液汤养阴之功。

病案：

陈某，男，42岁。

主诉口疮反复发作5年，近半年加重。5年来患者口疮反复发作，每月至少1~2次，近半年来加重，每1~2周即发作1次，发作时常伴大便不通。现症见舌尖边多个糜烂点及溃疡面，糜烂点色红，溃疡基底面色黄，渗出物少，充血明显，进食时疼痛加重，口干微臭，唇红，纳差，尿黄，大便秘结。舌红苔黄干，脉弦细。

西医诊断为"复发性口腔溃疡"。中医诊断为"口疮"，证属少阴不足、阳明有余，治宜滋补肾阴、清泄胃热。方用清火愈糜汤加减。

处方：石膏、生地、火麻仁、北沙参各15克，知母、黄柏、玄参、麦冬、枳实各10克，谷芽30克。水煎服，每日1剂。7剂后，溃疡缩小变浅，疼痛减轻，纳食增加，大便通畅，嘱其清淡饮食，避免辛辣炙煿之品，再以增液汤进行调理，未复发。

（4）肠道癌肿：六腑以通为用，肠道癌肿为有形之邪积聚肠道，治疗上当以养阴散结为主，配合消食药物，以消助散，有散结而不伤胃气之妙。临证时沈教授多以谷芽与鸡内金配伍使用，二药合用，启脾之力倍增，以生发胃气，疏肝调气，开胃口，增食欲，对于癌肿患者的食欲下降也有治疗作用。

病案：

林某，女，43岁，江门人，教师。

患者因"反复上腹痛2年，加重伴吞咽困难3月余"于2007年3月29日—4月16日在某医院住院，诊断为"胃底幽门部低分化腺癌"，并于4月3日行手术治疗，未进行化疗，要求于门诊进行中医药调理。现症见：面色苍白，乏力，纳差，腹胀，两天未解大便，舌红苔白，脉细数。辨证为气阴两虚，本虚标实，采用养胃方加减。

处方：鳖甲15克（先煎），北沙参30克，麦冬10克，茯苓10克，厚朴10克，鸡内金10克，砂仁10克（后下），生谷芽30克，淮山药15克，桔梗 5 克，法半夏 10 克，陈皮 5 克，石斛 10 克。加减治疗半年余，患者身体明显好转，病程中未出现白细胞减少等情况，体重增加，面色较前红润，随访至今未见复发。

按：本方为沈教授的经验方"养胃方"为主，以大队健脾养胃的中药固养胃气，谷芽在此起消食散结之功。

沈教授在使用谷芽时其用量一般为 30 克，因其质轻，故须重用。

此外，与谷芽功能类似的药物还有麦芽，临床需区别使用。《本草述》记载："谷麦二芽，俱能开发胃气，宣五谷味"，二者均有消食和中的功用，均善消米面五谷之滞。但是，米是米，面是面，岭南之人多食米，同气相求，故沈教授多用谷芽而不是麦芽。而且，与麦芽相比，谷芽能促进消化而不伤胃气。此外，麦芽兼有疏肝气之功，谷芽有助津之效，在使用时也需详审。

（张军）

◎第三节　临床应用岭南药的经验

沈教授幼承家传，并于潮汕地区成长，又长期在岭南地区行医，其临证思想有着浓厚的岭南印记。在其临床实践中，结合岭南的地理环境，认为岭南有明显的地域性特点，在他主编的《岭南中医》里引用《岭南卫生方》之说："岭南既号炎方，而又濒海，地卑而土薄。炎方土薄，故阳燠之气常泄；濒海地卑，故阴湿之气常盛。"因此，认为岭南多病温湿，因此临床治疗中也善用岭南特色药物，如木棉花、鸡蛋花、扁豆花、菊花、银花、藿香叶、灯心草、竹叶、青蒿等，认为气味芳香药性清淡者，具有透解暑湿而不伤津气之妙，适合岭南之人，效如桴鼓，充分体现了三因制宜的中医传统治疗思想。

1. 脾胃病的南药治疗特色　沈教授非常重视岭南气候特点对脾胃病发生发展过程中的影响，强调三因制宜在脾胃病防治中的重要作用。岭南春夏时间长且多淫雨，天热地湿，湿热之气交蒸。沈教授认为，由于岭南炎热潮湿的地理气候特点，湿热之邪为岭南六淫致病之首，脾喜燥恶湿，湿热之邪，最易伤脾。《临证指南医案》曰："湿喜归脾者，与其同气相感故也。"

气候炎热，岭南人又多贪凉饮冷，容易损伤脾胃，脾气受损，不能运化水湿。饮食且多以鱼鲜飞禽走兽为餐，喜食鱼生膏脂之品，为脾胃蕴酿湿热提供了条件。因此，在岭南地区的脾胃病中，脾胃湿热蕴结最为常见，且四季皆有。沈教授在治疗脾胃病中运用岭南草药有着丰富的经验，常见的有木棉花、鸡蛋花、扁豆花、布渣叶、春砂仁等。

木棉花：岭南特有，淡、涩、平。功能清热、利湿、解毒，常用于泄泻、痢疾、血崩、疮毒，民间常用来治疗各种痢疾。沈教授常将木棉花用于脾胃湿热之便溏、泄泻等，常与鸡蛋花相须为用，临床疗效显著。

鸡蛋花：又名蛋黄花、擂捶花，大季花，缅栀子。性甘，味微苦，性凉，归肺经、大肠经。功能清热、利湿、解暑。主治感冒发热、肺热咳嗽、湿热黄疸、泄泻痢疾、尿路结石、预防中暑。《岭南采药录》：治湿热下痢，里急后重，又能润肺解毒。《南宁市药物志》：止咳。治痢疾，夏季腹泻，单用鸡蛋花干品 15～25 克，水煎服。

扁豆花：性平，味甘淡；归脾、胃、大肠经；功能解暑化湿，和中健脾。主治夏伤暑湿，发热，泄泻，痢疾，赤白带下，跌打伤肿。沈教授认为本品健脾除湿而不伤阴，为脾虚湿盛的治疗良品。

布渣叶：别名破布叶、麻布叶、烂布渣等，功能清热消滞，利湿退黄，化痰。主要用于感冒、中暑、食欲不振、消化不良、湿热食滞之脘腹痛、食少泄泻、湿热黄疸。

春砂仁：又名阳春砂、蜜砂仁。化湿开胃，温脾止泻，理气安胎。用于脾胃虚寒、食积不消、呕吐泄泻、妊娠恶阻、胎动不安。沈教授常将砂仁与木香配对使用于腹痛、腹泻等疾病的治疗。

五指毛桃：又名五爪龙、五爪毛桃根、五爪牛奶、土黄芪、南芪等。植物形态，小灌木或小乔木，全株茎果皮叶含乳液，根皮有香气。味辛甘、性平、微温，其功能：具有益气补虚、行气解郁、壮筋活络、健脾化湿、止咳化痰等功效。用于脾虚浮肿、食少无力、肺痨咳嗽、盗汗、风湿痹痛、带下、产后无乳、月经不调、水肿等症。此外，五指毛桃又是一食药同源的植物，在广东地区民间用来煲汤。

病案一：

郑某，男，17 岁，2006 年 5 月 10 日初诊。

患者诉大便溏泄半年，时有肠鸣，纳呆。舌红，苔黄厚，脉弦。辨证湿热困脾，治以助脾运湿，清化湿热。

处方：木棉花、鸡蛋花、连翘、薏苡仁各 15 克，茯苓、白术、白豆蔻、厚朴、竹叶、佩兰、陈皮、法半夏、砂仁各 10 克，滑石 30 克，甘草 5 克，7 剂，每天 1 剂，水煎服。

1 周后复诊，大便已成形，每天 1 次，肠鸣消失，仍纳差，舌红，苔微黄，脉弦。再以上方加减调理 1 周后症状消失。

按：沈教授认为该患者证属湿热困脾，治疗上当以清化湿热、助脾化湿为主，在遣方用药方面，用佩兰芳香化湿；木棉花、鸡蛋花清热化湿；薏苡仁、滑石、竹叶清热利湿，使湿热之邪有出路。在清化中焦湿热的基础上，加以白术、茯苓、法半夏、陈皮等，一则以防过多的寒凉药伤脾阳，二则健脾护胃气，使脾气健旺，湿浊自化。沈教授在治疗湿热之大便溏泄方面很强调木棉花及鸡蛋花之作用，认为只要辨证得法，用之效如桴鼓。

病案二：

温某，男，43 岁，2013 年 12 月 11 日初诊。

主诉：大便里急不畅 1 周，加重 3 天。

现病史：病人自诉 7 天前不明原因出现大便里急不畅，近 3 天逐渐加重，饮食睡眠尚可，舌红，苔黄腻，脉细。

既往史：高血压 5 年，高尿酸血症 2 年。

体格检查：血压 140/90mmHg，未见异常体征。

西医诊断：高血压。

中医诊断：便秘（湿热下注）。

治法：清热利湿通便。

处方：牛膝 10 克，苍术 10 克，黄柏 10 克，薏苡仁 15 克，枳壳 10 克，茵陈 15 克，白头翁 15 克，鸡蛋花 15 克，木棉花 15 克，厚朴 10 克，5 剂，水煎服，每日 1 剂，早晚分两次温服。

2013 年 12 月 18 日复诊：上症减，血压 130/80mmHg，舌红苔薄，脉细。守上方，去薏苡仁、牛膝，加陈皮 10 克、连翘 10 克、扁豆花 10 克、鸡内金 10 克，5 剂水煎服，每日 1 剂，早晚分两次温服。

按：四妙散主治湿热下注，为临床常用方剂，本病案应用鸡蛋花、木棉花等岭南特有药物，见效显著。其中鸡蛋花清热解暑、清肠止泻、止咳化痰。《岭南采药录》记载："治湿热下痢，里急后重，又能润肺解毒。"木棉花具有解毒清热驱寒去湿的功效，民间用来治疗痢疾和肠炎，也是常用的药膳原料；广州部队《常用中草药手册》中描述其功能：清热利湿，治肠炎，菌痢；《南宁市药物志》：去湿热。治血崩，金创。木棉的树皮广东作海桐皮入药，称广东海桐皮。味苦，性平，功能祛风湿、通经络、杀虫、清热、利尿、解毒，对慢性胃炎、胃溃疡、泄泻、痢疾等有显著疗效。可见地道中药是伟大宝库，对地方常见病多发病治疗有无可替代的作用，值得我们大力挖掘和总结提高。

2. 治肝炎的岭南药物　黄疸一病，临床虽有"急黄""阴黄""阳黄"之分，但在病机上均与"湿"有关，《金匮要略》云"黄家所得，从湿得之"，湿邪侵犯脾胃肝胆，导致胆汁不循常道而外溢，浸溢肌肤而然，兼寒湿则为阴黄，兼湿热则为阳黄，热毒盛则为急黄。然而，在临床上，三者之间有时并不一定有严格的区分界限，有时三者还可以因邪正的关系而发生转化：湿热蕴结化毒，疫毒炽盛，充斥三焦，深入营血，内陷心肝，发为急黄；阳黄误治失治，迁延日久，脾阳损伤，湿从寒化，则可转为阴黄；阴黄复感外邪，湿郁化热，又可呈阳黄表现。沈教授根据黄疸的治疗原则"利湿退黄"，兼顾健脾益气，而岭南药物中，最具特色的就是溪黄草、鸡骨草，为沈教授治疗黄疸之常用药，且剂量往往较大，为本方中"利湿退黄"之主药。

鸡骨草：性凉，味甘、微苦，归肝、胃经。功用：清热解毒，疏肝止痛。主治：黄疸，胁肋不舒，胃脘胀痛；急、慢性肝炎，乳腺炎。

溪黄草：甘苦，凉；功用：清热利湿退黄，凉血散瘀。治急性肝炎，跌打瘀肿。主治：黄疸、急性肝炎，急性胆囊炎，痢疾，肠炎，癃闭，跌打瘀肿。

素馨花：味辛、甘，性平。能疏肝解郁，理气止痛。用于肝郁气滞，胁肋胀痛；脾胃气滞，脘腹胀痛，或泻痢腹痛。

仙人草：又名仙草，仙人冻。甘、淡，性寒。清热利湿，凉血解暑，凉血，解毒。主治中暑，急性风湿性关节炎，高血压，感冒，黄疸，急性肾炎，糖尿病，泄泻，痢疾，烧烫伤，丹毒，梅毒，漆过敏。

病案一：

蒲某，男，37岁，2012年6月15日初诊。

面色黯黄，神疲乏力，腹胀，大便黄，日行2~3次，纳一般。有慢性乙肝病史 10 年余，在本院住院治疗时，曾因昏迷行"人工肝"治疗。舌红，苔薄黄干，脉弦。

西医诊断：慢性乙肝。

中医诊断：黄疸。

治法：利湿退黄，健脾益气。

处方：茵陈 30 克，溪黄草 30 克，鸡骨草 30 克，大黄 10 克，茯苓 15 克，白术 15 克，丹参 15 克，大腹皮 15 克，板蓝根 15 克，北黄芪 30 克，白茅根 30 克。

服 3 剂后自觉尿清，纳可，精神稍佳，仍腹胀，偶有腹痛。舌红，苔薄黄，脉弦细。生化检查：GLU 3.77mmol/L，ALT 42U/L，AST 79U/L，TP 59.6g/L，ALB 30.8g/L，TBIL 186.7μmol/L，DBIL 119.9μmol/L，IBIL 66.8μmol/L。守上方，加砂仁 10 克以加强行气之功，加石斛 10 克以顾护胃阴，共 7 剂。

2012 年 6 月 25 日复查：GLU 4.47mmol/L（正常），ALT 47U/L，AST 71U/L，TP 65.6g/L（正常），ALB 35.3g/L（正常），TBIL 126.8μmol/L，DBIL 92.3μmol/L，IBIL 34.5μmol/L。患者诉症状明显缓解，大便日行 2 次。守上方 7 剂。

2012 年 7 月 3 日四诊时面色如常，大便略稀，TBIL 降至 53.2μmol/L，在上方基础上加厚朴 10 克，以加强行气除湿，7 剂后患者症状基本消失。8 月查肝功能，TBIL 降至 19.2μmol/L。

病案二：

张某，男，31 岁，2015 年 8 月 5 日初诊。

主诉：手足冷时即呕吐，伴口苦、大便硬半年。

现病史：手足冷时即呕吐，同时伴有口苦、口臭和大便硬，舌红苔黄，脉细。

既往史：乙肝十余年。

体格检查：体温 38.5℃，脉搏 84 次 /min，呼吸 28 次 /min，血压 110/70mmHg；神清语利，形体消瘦，全身皮肤巩膜微黄染，扁桃体肥大（＋），心肺未见异常，腹平软，全腹未扪及包块，右上腹轻压痛，无反跳痛，肝、脾肋下未及，墨菲氏征阴性，肝肾区无叩击痛，移动性浊音阴性，肠鸣音正常；神经系统检查未见异常。

辅助检查：2013 年 6 月 14 日外院 HBV-DNA（FQ-PCR 法）< 100IU/ml。2013 年 9 月 13 日外院生化检查：AST 92U/L，ALT 241U/L，S/L 0.38（0.91 ~ 2.25），GLB 20.2g/L（25.0 ~ 35.0）。2014 年 5 月 6 日生化检查：AST 66U/L，ALT 177U/L。2014 年 9 月 3 日 B 超提示脂肪肝声像，生化检查：AFP 3.46ng/ml，AST 94U/L，ALT 189U/L，S/L 0.50（0.91 ~ 2.25），GLB 22.7g/L（25.0 ~ 35.0）。2015 年 6 月 5 日外院检查：血常规无异常；HBV（内标法）208IU/ml；HbsAg-QN 2415IU/ml；乙肝 e 抗原 24.283（阳性），乙肝 e 抗体 2.90（阴性）；生化检查：LDH 277.0U/L（71 ~ 231），AFP 3.94ng/ml，AST 141U/L，ALT 359U/L，S/L 0.41（0.91 ~ 2.25），GLB 19.9g/L（25.0 ~ 35.0），GGT 51U/L（10 ~ 60），CK 353U/L（24 ~ 184）。2015 年 6 月 9 日 B 超提示：脂肪肝声像，胆囊壁欠光滑。2015 年 6 月 16 日生化检查：AST 145U/L，ALT 295U/L，S/L 0.49（0.91 ~ 2.25），GLB 22.6g/L（25.0 ~ 35.0），GGT 63U/L（10 ~ 60）。

西医诊断：乙型肝炎。

中医诊断：黄疸（肝胆湿热证）。

治法：清热利湿除黄。

处方：茵陈、溪黄草、鸡骨草、白术、草决明、板蓝根各 30 克，春砂仁（后下）、防风各 10 克，北黄芪 15 克，5 剂，水煎服。

2015 年 8 月 12 日二诊：口苦、呕吐消失，自觉乏力，舌淡，苔薄白，脉弦。守上方 14 剂。

2015 年 8 月 26 日三诊：无不适感，舌脉同上，体温 36.8℃。生化检查：AST 32U/L，ALT 19U/L，S/L 1.68（0.91 ~ 2.25），GLB 30.6g/L（25.0 ~ 35.0），GGT 50U/L（10 ~ 60）。上方板蓝根改为 15 克，7 剂水煎服。嘱门诊定期复查肝功。

按：沈教授使用此方治疗慢性活动性肝炎病人，短短一个月就使肝功能恢复正常，辨证精准是临证大道，当然岭南经验用药也是关键之一。溪黄草具有清热利湿、退黄祛湿、凉血散瘀的功效，常配伍田基黄、茵陈蒿、鸡骨草等共同治疗慢性活动性肝炎和胆囊炎而导致的黄疸。

3. 治癌性疼痛的岭南药物　沈教授治疗癌肿的大法是养阴散结为主，主方多用其自拟经验方"养胃方"，但每遇患者疼痛时，则必加用七叶一枝花、两面针、半枝莲、白花蛇舌草等岭南药物，以清热散结止痛。

七叶一枝花：别名草河车、蚤休、重楼。味苦、性凉，归心、肝、肺、胃、大肠经。功能：败毒抗癌、消肿止痛、清热定惊、镇咳平喘。主治：治痈肿肺痨久咳、跌打损伤、蛇虫咬伤、淋巴结核、骨髓炎等症。

半枝莲：性寒味辛、苦。归肺、肝、肾经。功能清热解毒，化瘀利尿。主治：疗疮肿毒，咽喉肿痛，毒蛇咬伤，跌扑伤痛，水肿，黄疸。

白花蛇舌草：味苦、淡，性寒。主要功效：清热解毒、消痈散结、利尿除湿。尤善治疗各种类型炎症。

两面针：活血化瘀，行气止痛，祛风通络，解毒消肿。

病案：

吴某，女，75岁。

因进行性消瘦3个月，右上腹持续性胀痛1周，于2002年12月就诊。CT示：肝右叶实质性占位性病变约8.8cm×6.0cm大小，考虑为肝癌（巨块型）。临床诊断为：肝癌晚期（巨块型）。经西医诊治认为已无手术、介入等治疗指征，并告知患者本人及家属该病恶性程度高，病属晚期，生存期一般不超过3个月。患者放弃西医治疗，前来寻求中医治疗。诊见：神疲消瘦，自觉右上腹持续性胀痛，夜间尤甚，纳差，口干，大便质硬难解。

体格检查：肝脏右肋下5cm可扪及，质硬，边缘钝，双下肢轻度浮肿，舌红苔少，脉弦。证属热毒伤阴气滞。治疗宜养阴清热解毒，疏肝理气。

处方：生牡蛎30克（先煎），鳖甲15克（先煎），北沙参、白芍、板蓝根、白花蛇舌草、半枝莲各30克，淮山药15克，茯苓、麦冬、枳实、鸡内金、厚朴、石斛各10克。

服7剂后，患者自觉症状好转，上腹部疼痛减轻，纳食尚可，二便调。守原方随症加减，患者至目前已存活7个月，一般情况可，生活起居正常，在保证生存质量的基础上，患者带瘤生存，延长了生命。

4. 治咽喉病的常用岭南药物

木蝴蝶：别名千张纸、玉蝴蝶、千纸肉、满天飞。功能利咽润肺、疏肝和胃、敛疮生肌。主治咽痛喉痹、声音嘶哑、咳嗽、肝胃气痛、疮疡久溃不敛、浸淫疮。常用剂量为5克。

青果：味甘酸，性平，具有清热解毒，利咽化痰，生津止渴之功效，适用于治咽喉肿痛，咳嗽吐血，暑热烦渴等病症。沈教授用于治疗咽喉肿痛、失音等病症，常用量为5克。

土牛膝：性平味苦酸，功能活血散瘀、祛湿利尿、清热解毒。主治淋病、尿血、妇女经闭、癥瘕、风湿关节痛、脚气、水肿、痢疾、疟疾、白喉、痈肿、跌打损伤。

两面针：性平味苦、辛，归归、胃经。功能行气止痛、活血散瘀、通络祛风。主要用于跌打损伤、风湿痹痛、胃痛、牙痛、毒蛇咬伤等。

岗梅根：又名梅叶冬青、岗梅、槽楼星（《生草药性备要》）、假青梅、秤星木、白点秤、满天星、假甘草、天星木。性凉味苦、甘，功能清热解毒、生津止渴、活血。为岭南地区习用中药，也是凉茶的主要成分。主治感冒、头痛眩晕、高热烦渴、扁桃体炎、咽喉炎、气管炎、肺痈、百日咳、肠炎、痢疾、传染性肝炎、痧气、咳血、痔血、淋病、痈毒、跌打损伤、野蕈中毒、砒霜中毒等。

救必应：性寒，味苦，归肺、肝、大肠经。功效：清热解毒；利湿；止痛。主治：感冒发热、咽喉肿痛、胃痛、暑湿泄泻、黄疸、痢疾、跌打损伤、风湿痹痛、湿疹、疮疖。

病案：

肖某某，女，48 岁，2013 年 4 月 17 日初诊。

主诉：咽喉痛 1 年。

现病史：咽喉痛已 1 年余，吞咽时痛，咽干，经喉镜检查，未发现异常，咳嗽胸痛，咽喉充血，小便多，大便不规则，舌淡苔白，脉弦细而数。

体格检查：体温 36.5 ℃，脉搏 82 次 /min，呼吸 27 次 /min，血压 120/71mmHg；神清语利，形体较肥胖，全身皮肤巩膜无黄染，扁桃体肥大（＋），心肺未见异常，腹平软，全腹未扪及包块，右上腹轻压痛，无反跳痛，肝、脾肋下未及，墨菲氏征阴性，肝肾区无叩击痛，移动性浊音阴性，肠鸣音正常；神经系统检查未见异常。

西医诊断：慢性扁桃体炎。

中医诊断：喉痹（阴虚内热证）。

治法：滋阴清热，化痰止痛。

处方：桔梗 5 克，浙贝、知母、黄柏、玄参各 10 克，千层纸、青果各 5 克，牛蒡子、岗梅根、威灵仙各 10 克，5 剂，水煎服。

2013 年 4 月 24 日复诊：上症减，晚上咳甚，舌淡苔微黄，脉弦细，守上方，去知母、黄柏，加地骨皮、桑白皮各 15 克，黄芩 10 克，5 剂，水煎服。

心得体会：本病案使用岭南地道药材青果、岗梅根、千层纸等配伍治疗咽喉疾病，收效显著。《开宝本草》《唐本草》里都讲威灵仙能够疏宣五藏元真，那么久用会有毒副作用，应该中病即止。但是五脏元真通畅是特别重要的，《金匮要略》就专门论及，说它可以除腹内一切冷坚痰湿痞块气结等等，也提示其抗肿瘤和通便作用。

5. 治疗血管性疾病用毛冬青 血管性疾病由于血管结构与功能的特点，其病机往往涉及"通"与"不通"，"瘀"与"不瘀"，大到血栓闭塞性脉管炎，小到毛细血管炎，无一例外，临床治疗也须把握"以通为用""以瘀为治"。沈教授治疗血管性疾病，喜用毛冬青。

毛冬青，别名乌尾丁、六月霜、细叶青、苦田螺、老鼠啃、山冬青、水火药、喉毒药、米碎丹、山熊胆等。味微苦甘，性平。归肺、肝、大肠经。功能清热解毒、活血通络。主治风热感冒、肺热喘咳、咽痛、乳蛾、牙龈肿痛、胸痹心痛、中风偏瘫、血栓闭塞性脉管炎、丹毒、烧烫伤、痈疽、中心性视网膜炎、葡萄膜炎，以及皮肤急性化脓性炎症。也可用于冠状动脉硬化性心脏病、急性心肌梗死。外用治烧、烫伤，冻疮。

病案：

宋某，男，34岁，2012年3月30日初诊。

主诉：右下肢游走性疼痛6年，加重半年。

现病史：患者6年前出现右小腿肿胀疼痛，呈游走性，局部肤色紫黯，近半年来症状加重，疼痛明显，在西医院诊断为"脉管炎"，治疗效果不明显，遂来就诊。

体格检查：右小腿肤色紫黯，有斑块，未见破溃，局部压痛明显。纳可，寐安，二便常，舌红苔黄，脉弦细。

西医诊断：游走性血栓性静脉炎。

中医诊断：青蛇毒（湿热痹阻）。

治法：清热利湿，凉血通络。

处方：牛膝10克，苍术10克，黄柏10克，薏苡仁30克，毛冬青30克，银花藤30克，连翘15克，水牛角30克，生地15克，赤芍15克，丹皮10克。予7剂。

二诊守原方继用7剂，三诊时患者诉疼痛有缓解，运动时局部有酸胀感，舌红，苔白，在原方基础上加木瓜 15 克、葛根 15 克，7 剂后为加强祛湿通络，加用桑枝 30 克、威灵仙 15 克。四诊、五诊、六诊共服一个半月，症状明显好转，舌红，苔微黄，脉细，但皮肤颜色仍稍黯，考虑瘀血征象较重，遂去桑枝、威灵仙，加丹参 15 克，28 剂后症状基本消失。7 月 18 日就诊，舌红，苔微黄，脉细，继用 14 剂巩固，诸症消失，皮肤颜色恢复如常。

6. 治小儿疳积用独脚金　疳积以神萎、面黄肌瘦、毛发焦枯、肚大筋露、纳呆便溏为主要表现的儿科病证，多见于 1～5 岁儿童，多因饮食不节，乳食喂养不当，损伤脾胃，运化失职，营养不足，气血精微不能濡养脏腑；或因慢性腹泻、慢性痢疾、肠道寄生虫等病，经久不愈，损伤脾胃等引起。

独脚金，地方别名也叫"疳积草""黄花草""消米虫"，味甘、微苦，性凉。功效清热，消积。用于小儿疳积，小儿夏季热，小儿腹泻，小儿伤食，黄疸型肝炎；健脾消积，清热杀虫；分布于我国西南部至东南部的海南、福建、广东、广西、云南、贵州等省区。全草药用，为治小儿疳积良药。用量成人 3～5 克，小儿 1～3 克。此药方煎煮后无特殊味道，适合小儿服用，是沈教授常用的治疗小儿消化不良的中药方剂。

病案一：

陈某，男，5 岁半。于 1975 年 5 月中旬由其母带来求诊。

代诉患儿半个多月来进食物时，每次食后不到半小时，就解大便，解出大便均如新鲜食物。每天排便次数，由饮食次数而定，如饮食三次，则排便三次，余类推。曾服中西药未见效。

体格检查：患儿面色萎黄，肌肉虚胖不实，腹稍满无所苦，按之平软。肝脾无肿大，可闻肠鸣音。精神尚佳，语言声音清晰，肢体活动自如，舌淡体胖有齿印，苔白，脉弱。

本病属泄泻，其主症为完谷不化，引起本病的原因主要是脾胃虚寒，治疗上应温补脾阳为主。故立方：炒鸡蛋壳 4 只，炒大米 20 克，五谷虫 6 克，焦白术 6 克，茯苓 10 克，炒谷芽 6 克，鸡内金 6 克，独脚金 5 克，党参 6 克，陈皮 3 克，甘草 3 克，灶心土 20 克，3 剂。

再诊时，其母诉患儿大便已成形，无完谷解出，唯每日仍有 2～3 次。再给上方 3 剂而愈。一年后患儿又来门诊就诊，其母谓旧病复发，无其他症状，又给上方共 6 剂而愈，且嘱其母要控制小儿饮食，注意不宜予难消化及寒凉之食物给患儿食。此后追踪年余未见复发。

病案二:

陈某,女,1 岁 3 个月,2013 年 11 月 13 日初诊。

主诉:纳呆 1 个月。

现病史:患儿于 1 个月前出现饮食欠佳,不欲食,体重未增加,二便常,舌淡苔薄,指纹不显。

既往史:正常产,足月,体健,无疾病。

过敏史:无。

体格检查:无异常。

辅助检查:外院检查结果未见异常。

西医诊断:消化不良。

中医诊断:纳呆;证候诊断:脾胃不和证。

治法:健脾和胃。

处方:独脚金 5 克,谷芽 10 克,麦芽 10 克,鸡内金 5 克,山楂 5 克,连翘 5 克,3 剂水煎服。

2013 年 11 月 17 日复诊:上症消失,食欲转好,大便日两次,舌淡苔薄白,指纹不显;上方去连翘;3 剂水煎服。

按:小儿不食(纳呆),如果时间短暂则为饮食不和,如果时间较长,似此患儿已有 1 个月时间,久则损伤脾胃,甚至腹胀肢瘦,毛发不整,神情呆滞等,则为疳积,沈教授用独脚金配以保和丸加减,常能取效。

7. 治肝气郁结导致的疼痛用素馨花

素馨花:味辛、甘,性平。能疏肝解郁,理气止痛。用于肝郁气滞,胁肋胀痛;脾胃气滞,脘腹胀痛,或泻痢腹痛。

病案:

吴某某,男,38 岁,2013 年 3 月 6 日初诊。

主诉:便秘 3 年余。

现病史:自述于 3 年前出差后,出现便秘,大便 3 ～ 4 日一行,靠服用果导片通便。右上腹不适,大便硬,睡眠差,舌红苔薄白脉细。

体格检查:未见异常。

西医诊断:胃肠功能紊乱。

中医诊断:便秘(脾虚肝郁)。

治法：疏肝健脾。

处方：柴胡15克，白芍15克，枳实10克，素馨花10克，生地15克，玄参10克，郁金10克，厚朴10克，甘草5克，7剂水煎服。

2013年3月13日二诊：上症减，偶有头晕，舌脉辨证同上，采上方，加防风10克，7剂水煎服。

2013年4月10日三诊：右侧腹部发麻，右上腹胀，大便两天一解，舌红苔薄，脉弦细。辨证为腹胀，予柴胡10克，白芍15克，枳实10克，厚朴10克，防风10克，白术30克，草决明30克，素馨花10克，甘草5克，莱菔子10克，7剂水煎服。

心得体会：本性便秘属于脾虚肝郁型，沈教授经常教导我疾病不是按照书本发生的，只要抓住病机，辨证准确，用药得当，都可治愈。故本病治疗在四逆散基础上加入增液汤，同时使用素馨花主治肝郁气滞所致的胁肋脘腹作痛和下痢腹痛，本证有上腹部不适和睡眠差；郁金合用增强疏肝之力，疏肝而不伤阴血。

8. 治牙病用土牛膝、两面针

两面针：性味与归经：苦、辛，平；有小毒。归肝、胃经。功能：行气止痛，活血散瘀，通络祛风。主治：用于跌打损伤，风湿痹痛，胃痛、牙痛，毒蛇咬伤。外用治汤火烫伤。

土牛膝：性味归经：苦酸，平；功效：活血散瘀，祛湿利尿，清热解毒。主治：淋病，尿血，妇女经闭，癥瘕，风湿关节痛，脚气，水肿，痢疾，疟疾，白喉，痈肿，跌打损伤。

9. 治乳腺癌、肺癌、肝癌用半枝莲、白花蛇舌草

半枝莲：性味辛、苦，寒。归肺、肝、肾经。功能清热解毒，化瘀利尿。主治：疔疮肿毒，咽喉肿痛，毒蛇咬伤，跌扑伤痛，水肿，黄疸。

七叶一枝花：别名重楼、蚤休、草河车。性凉味苦，归心经、肝经、肺经、胃经、大肠经。功能：败毒抗癌、消肿止痛、清热定惊、镇咳平喘。主治：治痈肿肺痨久咳、跌打损伤、蛇虫咬伤、淋巴结核、骨髓炎等症。

白花蛇舌草：味苦、淡，性寒。主要功效：清热解毒、消痈散结、利尿除湿。尤善治疗各种类型炎症。

10. 橄榄、橄榄核的使用经验

橄榄为岭南常见果实，其果其核均可用药。沈教授之父早年在潮州一带行医，善用橄榄及橄榄核，其经验以手抄本

《古今奇方录集》记录。

橄榄味甘酸，性平，入脾、胃、肺经，有清热解毒、利咽化痰、生津止渴、除烦醒酒之功，适用于咽喉肿痛、烦渴、咳嗽痰血等。《本草纲目》言其"生津液、止烦渴，治咽喉痛，咀嚼咽汁，能解一切鱼蟹毒"。《滇南本草》言其"治一切喉火上炎、大头瘟症，能解湿热、春温，生津止渴，利痰，解鱼毒、酒、积滞"。冬春季节，每日嚼食两三枚鲜橄榄，可防止上呼吸道感染，故民间有"冬春橄榄赛人参"之誉。

（1）治疗高唱迎风伤肺，以致喉嘶咳嗽，声音不清，用之最效。生橄榄7～10粒，用铁锤掷破和水糖三钱、清水碗二，煎六分，冲乌龙茶叶三钱，滤渣饮之，连服数天，其声即亮。如无乌龙茶叶，其他的茶叶用之亦效。

（2）治食鱼中毒。症见头眩晕、脚轻浮、胸隔不舒、神色不佳等，以生橄榄数粒，生食，奇效甚速。

（3）消酒毒。饮酒过量，头眩口渴，神昏、喜睡，或高声如狂。以生橄榄数粒生食，止渴生津，醒酒攻毒，功效如神。

橄榄核，甘涩，温，无毒。归肝、胃、大肠经，功能解毒、敛疮、止血、利气，主治消诸鱼骨鲠、治胃痛、疝气、肠风下血等。

（1）治疗龟头生疮，又名下疳，将橄榄核末和梅片少许，调茶油敷之特效。

（2）治疗冻疮，将橄榄核末加轻粉少许，和香油调抹特效，尤其是岭南农民与渔民等常与水接触的劳动人民在冬天的常备药。

（3）治小舌（即悬雍垂）肿痛落下，将橄榄核末抹之，使肿退痛止，自然痊愈。

（4）指头上生疮，时发时好，又名千层疮。将橄榄核末和鸡蛋油敷之（取鸡蛋油法：将蛋煮熟打开，用滚水冲入碗内，油浮面取之）。除头上外，身上、身下如有发生此证，并治无不应验。

（5）治面上抓破，用橄榄核磨水抹之，愈后无痕迹也。《本经逢原》："灰末，敷金疮无瘢。生核磨水，搽瘢渐灭。"

（6）治鱼骨鲠阻咽道，半日不下，疼痛难忍。用橄榄核磨浓汁，滚水调服即愈，此乃仙方特效也。《本草纲目》："磨汁服治诸鱼骨鲠，及食鲙成积，又治小儿痘疮倒靥。烧研服之治下血。"

（7）治吞金、银、铜、铁、铝、锡等物，将橄榄核烧存性研末，用开水调服，误吞之物即随大便而出，真特效也。

（8）治口疳口癰，将烧存性的橄榄核末和凤凰退煅存性合儿茶各三钱研为细末，每次用一钱，加梅片二分抹之。《本草备要》："烧灰，敷疳疮。"

（9）治胬肉攀睛，用生橄榄核磨水抹之，但要常抹，胬肉消除。正如《岭南采药录》："磨碎涂眼，去眼膜。"

（张军）

◎第四节　临证常用的经验药对

沈教授临证善用对药，临证用方加减时，常常以药对的方式出现，或相得益彰，或相辅相成，或相反相成。现将沈教授临证常用的部分药对总结如下：

木棉花与鸡蛋花：二者均为沈教授所常用的岭南特色药物，二者均有清热利湿解毒之功，用于胃肠湿热所致的腹痛、腹泻，尤其是里急后重之痢疾，效果尤佳。在沈教授的处方里，二者均是以药对出现，从未单用。

鸡骨草与溪黄草：两药也是沈教授所喜用的岭南药材，性味归经相近，功能相似，清热解毒，利湿退黄，配伍后相得益彰，主要用于湿热黄疸。用量为 15～30 克。

白术与决明子：用于便秘，用量均在 30 克以上，二者一甘一苦，一温一寒，相反相成，通便而不伤胃气。

辛夷花与苍耳子：二者均辛温，归肺经，善通鼻窍。鼻渊之证，虽有寒有热，但临床以寒居多，二者均辛温通窍，为鼻塞不利的不二之选，如上感、咳嗽、鼻炎等均可使用。

鳖甲与北沙参：二者均能养阴清虚热，同时，鳖甲味咸而能软坚散结，北沙参兼养胃生津，合用时养阴散结，同时扶养胃气，正是沈教授治癌临证的养胃补阴思想的集中体现。沈教授认为，肿瘤患者大多在采用西医手术治疗，及放、化疗后经常会选择中医进行辅助治疗，此时，患者多表现为气虚、阴虚、气阴两虚的征象，故治疗应采用养阴益气之法，扶正祛邪并用的治疗原则，正如《内经》所言："正气存内，邪不可干"。"养正积自除"。因而，这对药物出现在沈教授所有的治癌处方里，且往往是以君药的地位出现。沈教授自拟养胃方中常用鳖甲配北沙参，临床应用中多获良效。

木香与黄连：两药本来就可组成一首方，即"香连丸"，有清热燥湿、行气化滞之功，用于湿热痢疾、腹胀腹痛等。木香辛温香散，能升能降，通理三焦之气，尤善行胃肠之气而止痛，黄连苦寒，燥湿解毒。二药性味相反，辛开苦降，寒温并用，有通利之功，无凉遏之过。

蜈蚣与全蝎：二药均为较为峻猛的虫类药物，本为息风止痉之品，但沈教授在临证时多取其味，即辛通走散之力，合用有通督起废之功，用于阳痿早泄等。

桔梗与浙贝：两者味皆苦，入肺经，均能化痰止咳。桔梗开胸散结祛痰，浙贝化痰清热散结，均归肺经，合用有祛痰散结，尤善治痰结咽喉部，主要用于咽喉部有痰凝所致的疾患，如咳嗽、哮喘、梅核气、咽炎等。浙贝性寒，《纲目拾遗》载："浙贝'解毒利痰，开宣肺气，凡肺家夹风火有痰者宜此'。"《珍珠囊药性赋》云："桔梗'其用有四：止咽痛，兼除鼻塞；利膈气，仍治肺痈；一为诸药之舟楫；一为肺部之引经'"。沈教授认为桔梗味辛，辛能开提肺气，苦能下其热结，据《医略六书·杂病证治》谓桔梗"载药上行"，张元素云："桔梗清肺气，利咽喉，其色白，故为肺部引经，"与浙贝配伍，共奏开宣肺气，化痰止咳之功，应用于临床治疗咳嗽咯痰，每每取效。

钩藤与薄荷：二药质轻，轻扬升浮，善清利头面五官风热，沈教授常用这一药对治疗风热犯肺之咳嗽。薄荷性辛、凉，归肺、肝经，有发散风热，清利咽喉，透疹解毒，疏肝解郁等功效，适用于感冒发热、头痛、咽喉肿痛、无汗等症。《医学衷中参西录》云："薄荷，其力能内透筋骨，外达肌表，宣通脏腑，贯串经络，服之能透发凉汗，为温病宜汗解者之要药。"钩藤性甘，凉。归肝、心包经，能清热平肝，息风定惊。《本草新编》："钩藤，去风甚速，有风症者必宜用之。"沈教授选配钩藤意在取其质轻气薄，轻清走上之性，携薄荷以祛风清热，利咽镇咳，解表退热。沈教授在临床应用中亦重视药量的配伍，常用钩藤 15 克，薄荷 5 克应用，入煎剂时，宜后下，方能取得良效，否则，有效成分即挥发殆尽。

黄芩与白术：清湿热、安胎、止呕吐。《医宗金鉴·妇科》云："形瘦不宜过热品，体盛补气恐动痰，安胎芩术为要药，佐以他药任抽添，火盛倍芩痰倍术"。黄芩味苦性寒，入肺、心、胆、大肠经，有清热燥湿、泻火解毒、安胎的功能，对暑温胸闷呕吐、肺热咳嗽、血热妄行、高热烦渴、湿热下痢等有良好功效。《药性赋》云："白术，味甘，气温，无毒。可升可降，阳也。其用有四：利水道，有除湿之功；强脾胃，有进食之效，佐黄芩有安胎之能，君枳实有消痞之妙。"沈教授认为，岭南长期湿热的气候环境易影响人的脾胃运化功能，酿成湿困脾胃的体质；另一方面，又容易形成湿热病邪，侵犯人体而引起湿热或温热夹湿之证，孕妇亦易受邪。所以在临床用药上尤其注意对病人的全面考虑，同时，这也体现出沈教授谨遵"因地制宜，因人而异"的原则。

龙骨与牡蛎：二者重镇潜阳，并收敛固涩，用于虚阳浮越之失眠、头晕、中风，以及汗证与遗精等。临床经验用量为 30 ~ 50 克。

鸡内金与生谷芽：消积导滞顾胃气。二者均为消食药，均可用于肠胃不适，夹食夹滞者。脾胃乃后天之本，气血生化之源，脾胃功能正常，水谷精微才能得以输布五脏。正如《内经》云："饮入于胃，游溢精气，上输于脾，脾气散精，上输于肺，通调水道，下输膀胱，水精四布，五津并行"。这就要求脾升胃降的功能正常，反之则为腹胀，或泄泻，或痰饮，或水肿。《本草纲目》云：谷芽"快脾开胃，下气和中，消食化积"。沈教授认为，鸡内金、谷芽能顾护胃气，资健运，助消化，在治疗胃炎，溃疡病属于脾胃气虚证或胃阴不足证时，选用补脾益胃或滋阴养胃之剂的同时配鸡内金、谷芽，以防"虚不受补"，反生滞涩之苦，符合"通补"的原则。谷芽善消米面五谷食滞，而鸡内金善消油腻肉食类食滞。临床上的食滞，很难明确究竟是五谷还是肉类所致，人类为杂食之食性，往往不会进食单一的食物，故，二药合用，更切合实际。沈教授常常将二药成对用于胃肠疾病，或与胃肠道相关疾病，只要病机上有关联，均酌情使用，如腹痛、腹泻、嗳气、奔豚气、梅核气、肠道癌肿、不寐、口疮等。

丹皮与栀子：丹皮善清血中伏火，山栀善清肝经郁热，二者一虚一实，一入血分，一入气分，同时，山栀通行三焦，故二者同用，表里虚实之热均能清，体现了"火郁发之"的治疗大法。

陈皮与半夏：二者均有燥湿化痰之功，陈皮行气宽中，半夏降气止呕，兼散结消痞，二者合用，祛痰之功增强，同时能理气消痞散结，故广泛应用于咳嗽、气喘等呼吸道疾病，以及胸腹痞闷、胀痛、呕恶等胃肠道疾病等。这对药对是中药相须配伍的典型代表。

牛膝与车前子：牛膝能活血化瘀，引血下行，兼能强健腰膝；车前子甘寒滑利，性专降泄，有通利小便、渗湿泄热之功效。两药配伍，补肾利水，引水湿下行，效果明显。

牛蒡子与蝉蜕：多用于风热乳蛾、外感喉痹、咽红声嘶等。

桔梗与甘草：这二味药物为《金匮要略》"桔梗汤"的组成，具有利咽止痛消肿之功，其中桔梗行气利咽，甘草利咽解毒，二者相合，成就千古名方。

厚朴与炒扁豆：厚朴行气消积、燥湿除满、降逆平喘，炒扁豆健脾、和中、益气、化湿、消暑，二者一健脾一消积、一行气一益气，从而能用于各种以脾虚湿盛为表现的腹胀、腹泻、腹痛、心下痞等证。

黄芩与瓜蒌皮：黄芩清热，瓜蒌皮润肺化痰、利气宽胸，用治痰热咳嗽、咽痛等，二药合用则清热化痰、行气止痛，沈教授多用于痰热阻肺之咳嗽，如支气管炎、咽炎、肺炎等。

芦根与板蓝根：多入风热乳蛾、外感喉痹、咽红声嘶等症多用。

厚朴与杏仁：通下釜底抽薪，脏腑同病而大便秘结者多用。

射干与麻黄：哮喘发作多用解除支气管平滑肌痉挛。

地龙与蝉衣：地龙咸寒，清热定惊，息风止痉；蝉衣疏散风热、息风止痉。二药一者善止内风，一者善止外风，相伍使用，能用于各种痉挛性疾病。沈教授临床常将其用于哮喘病的抗敏解痉。

柴胡与黄芩：柴胡退热，黄芩清热，用于邪犯少阳之恶寒发热。

丹参与郁金：丹参具有活血止痛、清心除烦之功效；郁金活血止痛、行气解郁，为"血分之气药"。二者相须为用，可用于气滞血瘀之胃脘痛、痛经等。

桑叶与桑枝：桑叶质轻气寒，轻清发散，长于疏表邪，散风热，凉血润燥，清肝明目；桑枝长于通络道，行津液，利关节，祛风除痹止痛。桑叶以散为主，桑枝以通为要。二药伍用，疏散风热，通利关节，相得益彰。临床主要用于：①外感初起，身热不甚，头痛，周身不适、疼痛等症；②风湿痹痛，四肢拘挛，关节疼痛等症；③风热痒疹等症。除此之外，沈教授认为这二药配合还可以用于治疗淋巴管疾病。

病案一：

潘某某，女，35 岁，2014 年 5 月 27 日初诊。

主诉：右肋下痛 1 个月，加重 1 周。

现病史：右肋下痛，纳可，大便正常，腹泻，舌红苔薄，脉细。

既往史：乙肝大三阳。

过敏史：无。

辅助检查：肝功能：TP 80.1g/L，GLB 40.8g/L，ALT 430.6U/L，AST 309.6U/L；AFP 23μg/L；CA-50 47.13U/ml（0～25）。

体格检查：体温 36.7℃，呼吸 20 次/min，脉搏 80 次/min，血压 110/68mmHg；神志清楚，精神差，发育正常，营养正常，检查合作。皮肤巩膜轻度黄染，全身浅表淋巴结无肿大。头颅五官外观无畸形；双侧瞳孔等大等圆，对光反射灵敏。咽无充血，双侧扁桃体不肿大，颈软，无抵抗，气管居中，双侧甲状腺不肿大。胸廓对称，双肺呼吸音清，未闻及干湿啰音，心界无扩大，心率 80 次/min，心律齐，各瓣膜听诊区未闻及病理性杂音。腹平软，无压痛及反跳痛，未触及包块，肝脾未触及，肠鸣音正常，肝区有轻度压痛，肾区无叩痛，墨菲氏征（-）。脊柱四肢无畸形，双下肢无水肿。肛门外生殖器未查。神经系统未见异常体征。

辅助检查：腹部 CT 提示肝、脾、肾未见异常。

西医诊断：乙肝大三阳。

中医诊断：胁痛；证候诊断：肝脾不调证。

治法：健脾调肝，通络止痛。

处方：丹参 15 克，鸡骨草 30 克，溪谷草 30 克，白茅根 30 克，板蓝根 30 克，白术 10 克，大腹皮 15 克，砂仁 10 克（打碎），白党参 30 克，白芍 30 克，红芪 10 克，6 剂水煎服。

2014 年 6 月 4 日二诊：上方去红芪，加北黄芪 10 克，10 剂水煎服。

2014 年 6 月 18 日三诊：6 月 4 日处方加茵陈 30 克，12 剂水煎服。

2014 年 7 月 2 日四诊：复查肝功能：TP 79.9g/L，GLB 41.9g/L，ALT:281.7U/L，AST 220.7U/L。症状减轻，守 6 月 4 日处方，12 剂水煎服。

2014 年 8 月 13 日五诊：无不适，饮食二便常，舌淡苔白，脉细。复查肝功能：TP 82.1g/L，GLB 36.2g/L，ALT 68.3U/L，AST 74U/L。守 7 月 2 日处方，12 剂水煎服。

2014 年 9 月 24 日六诊：脉证同上。再查肝功能：ALT 62U/L，AST 50U/L，GGT 54.1U/L。

心得体会：乙肝肝纤维化通过中医辨证治疗效果显著，经过近 3 个月的治疗，转氨酶趋于正常，临床症状改善明显。清热解毒药物可以抑制乙肝病毒的复制，鸡骨草、溪黄草等都属南方特色中药。

病案二：

梁某某，男，74 岁，2014 年 3 月 12 日初诊。

主诉：咳嗽 10 天，加重 3 天。

现病史：咳嗽 10 天以上，痰白色，腰酸，大小便正常，舌红苔白而干，脉细。反复多关节肿痛 24 年，发现尿检异常、肾功能不全 20 年。

既往史：曾因慢性痛风性关节炎、痛风性肾病、慢性肾功能不全、高血压等在外院住院治疗，具体用药不详。

过敏史：无。

体格检查：体温 38.8℃，脉搏 95 次 /min，呼吸 18 次 /min，血压 135/85 mmHg。神清，抬入病房。贫血貌，双侧眼睑轻度水肿，双耳廓见米粒大小硬结。双下肢轻度浮肿，双手第一掌指关节明显红肿，皮温升高，拒触摸。

辅助检查：血常规：Hb 77 g/L，中性粒细胞 0.846，淋巴细胞 0.109，网织红细胞 1.52%。血沉 127mm/h。尿检示，尿蛋白定量 0.3g。尿蛋白谱：大分子 11%，中分子 33.4%，小分子 55.5%。尿沉渣红细胞 1 万 /ml，尿 N- 乙酰 -β-D 氨基葡萄糖苷酶（NAG）/ 肌酐比值为 45.5 U/g·Cr，尿视黄醇结合蛋白 51.89 mg/L，尿渗量 355 mOsm/kg·H_2O。尿 C3 2.68 mg/L，α2 巨球蛋白 3.61 mg/L，24 小时尿尿酸 4.62 mmol。血生化示，白蛋白 33.8 g/L，肝功能正常。BUN 15 mmol/L，SCr 200 μmol/L，血尿酸 720 μmol/L；血钙 1.98 mmol/L。二氧化碳结合力 16.3 mmol/L，胆固醇 2.42 mmol/L。免疫学检查示，免疫球蛋白（Ig）及补体（C）均正常。类风湿因子阴性。T 淋巴细胞 F 亚群 CD4/CD8 为 256/128 个 /μl。抗核抗体（ANA）、抗中性粒细胞胞浆抗体（ANCA）（-）等均阴性。C 反应蛋白（CRP）165 mg/L。

西医诊断：痛风性肾病。

中医诊断：咳嗽 / 痹证；证候属风热袭肺，肺肾两虚。

治法：清热化痰，利尿通络。

处方：荆芥 10 克，桔梗 5 克，浙贝 10 克，钩藤 10 克（后下），法夏 10 克，陈皮 10 克，桑白皮 15 克，甘草 5 克，牛蒡子 10 克，地骨皮 15 克，黄芩 10 克，4 剂水煎服。

2014 年 3 月 19 日二诊：上述症状减轻。予牛膝 10 克，车前子 15 克，豨莶草 30 克，知母 10 克，茯苓 10 克，淮山药 15 克，泽泻 10 克，丹皮 10 克，桔梗 5 克，浙贝 10 克，7 剂水煎服。

2014 年 3 月 26 日三诊：上症减轻，加丝瓜络 10 克，牛蒡子 10 克，去丹皮，泽泻，7 剂水煎服。

2014 年 4 月 2 日四诊：予 3 月 26 日处方加地骨皮 15 克、木瓜 10 克，7 剂水煎服。

2014 年 4 月 9 日五诊：咳嗽减轻，仍觉有痰，仍有热感，予 4 月 2 日处方加桑白皮 15 克。5 剂水煎服。

心得体会：沈教授临证对高尿酸有自己独特的治疗方法，但此病兼有外感咳嗽，需要兼顾，先表后里，同时泻肺逐水法和特药豨莶草的应用独特，令人深思。

（张军）

◎第五节　临床常用角药

1. **玄参、生地、麦冬**　此组药为"增液汤"，具有养阴生津、增液润燥之功，沈教授常将此三味用于阴虚耗液之证，如口疮、不寐、便秘等因阴阳不调、阴虚有热导致的疾患，也用于肺系疾病、胃肠道疾病、肿瘤等，是沈教授临证养阴思想的重要内容之一。

2. **鳖甲、沙参、麦冬**　此为沈教授治疗癌肿基本方"养胃方"的三味主药，其中鳖甲味咸而能养阴软坚散结，沙参、麦冬养胃阴生津，这是沈教授治疗癌肿养胃阴、扶正气思想的集中表现，因此，这组药物几乎出现在所有的抗癌处方之中。

3. **陈皮、半夏、茯苓**　此为二陈汤的三味主药，半夏燥湿化痰，陈皮理气醒脾除湿，茯苓健脾渗湿，使湿无所聚，三药共奏行气、燥湿、化饮之功，沈教授常以这组药物治疗湿阻中焦之腹胀、嗳气、腹痛等症。

4. **地骨皮、桑白皮、瓜蒌皮**　此组药中，地骨皮、桑白皮为泻肺清热平喘的主药，配合祛痰散结的瓜蒌皮，则有清肺化痰之功，沈教授临证主要用于痰热壅肺之咳嗽、气促、发热等证。

5. 木香、砂仁、黄连　木香、黄连为香连丸，主治湿热积滞之痢疾、腹痛之证，沈教授加上行气化湿的砂仁一味，力度则更为精专，临床常将此组药物用于一切湿热积滞之腹胀、腹痛、腹泻等证。

6. 白花蛇舌草、半枝莲、莪术　此为沈教授治疗癌肿疼痛时必用的一组药物。癌性疼痛，多为热毒未去，瘀毒积聚，治疗上非攻难解，故用善破血消瘀之莪术以破解积聚之瘀毒，活血而定痛；白花蛇舌草、半枝莲解毒而祛邪止痛，而且二者用量均在30克或以上。

7. 玄参、桔梗、浙贝　玄参养肺阴，桔梗宣肺气，浙贝散痰瘀，三药合用有养阴散结、祛痰利咽之功，沈教授常以此组药物治疗肺阴不足之咳嗽、咽炎等。肺为娇脏，肺之阴阳盛衰，临床多以肺阴不足为多见。肺系疾病久病，必伤肺阴。咽为肺系之上位，故常受累，临床常见咽痒、咳嗽等症状。

8. 合欢皮、夜交藤、远志　不寐一证，多为内外各种病邪导致阴阳不调、阳不入阴，因此，临床治疗，应在辨证祛邪的基础上加以调和阴阳、交通心肾。本组药物中，合欢皮宣忧，夜交藤安神，远志交通心肾，常可在辨证的基础上选用。

9. 薏苡仁、冬瓜仁、桃仁　此"三仁"为千金苇茎汤的组成部分，具有化痰、散结、活血之功，沈教授常以此组药物治疗肺癌一证。沈教授认为放疗属毒热之邪，耗气伤阴，故于放疗中及放疗后应在扶正培本养阴的基础上予以清热解毒，以减轻各种毒副作用。尤其是肺癌、食管癌患者，放疗中常出现放射性肺炎，故用薏苡仁、冬瓜仁、瓜蒌仁等止咳、祛痰、平喘之品。

10. 钩藤、薄荷、蝉衣　三味药物均为质轻味薄之品，轻清上扬，尤其是钩藤、薄荷煎煮时后下，更是取其轻薄之性，有利于疏散头面、肺系等部位之分热，沈教授常以此组药物治疗咳嗽、咽炎、头痛等病属风热者。

11. 木棉花、鸡蛋花、扁豆花　此三味为沈教授临床所喜欢使用的一组岭南特色药物，沈教授出生于潮汕地区，幼承家传，故善用岭南药物。此三味均为清热利湿解毒之药物，常用于肠胃湿热所致的腹痛、腹泻，尤其是里急后重之痢疾，更是必用之品。

12. 玄参、生地、骨碎补　此三味治虚火牙痛，为其父亲沈卓然老中医经验方。玄参养阴生津、泻火解毒；生地滋阴清热养血；骨碎补补肾强骨、续伤止痛，用于肾虚腰痛，耳鸣耳聋，牙齿松动等。三药合用治肾阴亏损引起的虚火牙痛、牙周病。

（谭金华）

第四章 沈英森临床常用经验方

◎第一节 玄冬口炎液

【组成】生石膏 15 克，知母 10 克，麦冬 10 克，玄参 10 克，生地 15 克，黄柏 10 克，谷芽 30 克。

【功效】清热解毒，滋阴泻火。

【主治】心脾积热、肺胃热盛、阴虚火旺之口疮。

【方解】后天八卦中，西方阳明兑金为口，色白属酉时，为足少阴肾经流注之时，暗合金生水、水润金之义，故口炎亦多从阳明、少阴二经求之。方中生石膏色白入肺清降肺胃郁热为君，石膏合用知母取根用而色白，具金之色，秉至阴之性，取其直入阳明燥金，清胃火之有余且甘寒而能生津，此金生水之义；生地甘苦而寒，清热养阴，壮水生津，取其滋而不腻，凉而不温，滋肾水之不足且能凉血活血；玄参色黑入肾经，苦咸而凉，滋阴润燥，壮水制火，启肾水以滋肠燥；麦冬甘寒，质柔而韧，色兼黄白，脉络贯心，恰合胃之形象，故可滋养肺胃阴津以润燥；生地、玄参、麦冬合生地清热养阴、凉血滋阴，增液而能行舟；黄柏清热解毒疗疮，又能清泄下焦之热，合知母苦寒而能坚阴；谷芽消食健胃，暗合泻心火补土之义。全方兼清实热与虚热，故无论实火、虚火所致之口疮，均能使用。

【加减】舌红火盛者加栀子 10 克，舌质黯加赤芍 10 克，大便秘结者加火麻仁 15 克。

【分析】口疮在临床上是个常见病、多发病，尤其是女性发病率很高。由于目前口腔溃疡的病因及致病机制仍不明确，因此，尚无明确有效的西药能用于治疗。口疮病机多分虚实，以心、脾、肾三经失调为主。明代薛己《口齿类要·口疮》说："口疮，上焦实热，中焦虚寒，下焦阴火，各经传变所致。"上焦实热多因心脾积热相兼，下焦阴火乃肾亏阴虚火旺，中焦虚寒多脾肾阳亏互见。研究文献，结合临床表现，口疮的临床分型多见于心脾积热、肺胃热盛、脾胃伏火、湿热熏蒸、阴虚火旺、虚寒阳浮等方面，治疗上也多用清胃散、导赤散、泻黄散、知柏地黄丸、大补阴丸、附子理中丸等。

本方以清胃热滋肾阴的玉女煎为主方，对于心脾肺胃有热者适用，对于阴虚火旺者也适用，在此基础上，改熟地为生地，加玄参，从而有了增液汤之意。无论实火、虚火，均有伤阴之虞，尤其口舌居上位，赖五脏承津液而能润，同时口舌血脉丰富，连通诸经脉，各经脉受邪伤阴，口舌先受之。此外，口舌外通自然，津液极易外泄，故，机体伤阴之时，口舌首先感受到"渴"。由此可见，口舌之病，多有阴伤，这就是本方加增液汤的缘由。

岭南气候温热，酿成人体多阳热体质，故口疮以胃火、肝火居多；阳热内盛必然伤津耗液，致阴津亏虚少阴不足，阴虚火旺，合胃热上攻，熏蒸腐蚀肌膜而致口疮反复发作，缠绵难愈，阴伤益盛，正如《景岳全书》指出"口疮，连年不愈者，此虚火也"。因此，口疮之为病，多因于火，继而火伤阴。

沈教授临证时认为，对于初发而少有反复患者，治以清泻实火，单用苦寒清热之品尚可奏效；而对于反复发作，经久不愈的患者，再施苦寒，如不顾阴虚之本直折其火，则更伤其阴，不但无功，反而有过，故治疗反复发作的口疮，清火同时尚需滋其阴液，故无论实火、虚火所致之口疮，本方均能使用。由此可见，以一方治疗口疮，并非不辨证，而是在通晓本病的病机之髓的基础上，执一方而切诸病机，实乃一矢而数的，这是临证的较高境界。

◎第二节　养胃方

【组成】鳖甲15克，北沙参30克，黄芪15克，麦冬15克，茯苓15克，厚朴10克，石斛10克，砂仁10克（后下），怀山药15克，鸡内金10克，谷芽30克。

【功效】软坚散结，益气养阴。

【主治】各种肿瘤，临床多表现为疲乏、气短、咽干口燥、大便干、皮肤干燥或发痒、纳差以及舌黯红、少苔或无苔。脉多弦细，或细而无力或细而略数。

【方解】禀"人以胃气为本","有胃气则生，无胃气则死"，"五脏六腑皆禀气于胃"之意，遵张景岳之说："安五脏即所以调脾胃"，沈教授积数十年的临床经验，反复加减精炼得一处方，冠名"养胃方"。方中鳖甲滋阴潜阳、软坚散结，抑制肿瘤的生长。《神农本草经》载其："主心腹癥瘕坚积、寒热，去痞息肉、阴蚀、痔（核）、恶肉"。北沙参养阴清热，益胃生津，两者共为君药；黄芪补益脾胃之气，使脾胃后天之本得养，气血生化有源。辅以麦冬、石斛养胃阴，清虚热，配合北沙参加强养胃之力；石斛既养胃阴，又养肝肾，且清热生津，低热不退者加至 15~20 克。胃喜柔喜凉润，得阴自安，故又配以鳖甲柔润养阴，平肝，软坚散结，合砂仁醒脾和胃，不忘健运，五药共为臣药。伍以厚朴、茯苓、淮山药理气健脾，和胃宽中，助脾化源，使滋而不腻，补而不滞。鸡内金、生谷芽消食导滞，促进胃纳，又有胃宜降则和之意，与前药共为佐使。如此全方共奏柔润养阴，健脾益气之功。

【加减运用】对于不同部位的肿瘤，有针对性地合用其他方药。

肺癌：合千金苇茎汤。咳嗽明显者，合泻白散，以清利肺气；痰多者，加桔梗 5 克、浙贝母 10 克、瓜蒌皮 15 克、丝瓜络 10 克。

肝癌：可在养胃方的基础上加丹参 10 克、赤芍 15 克、三棱 15 克、莪术 15 克。转氨酶高，面、目、身黄者，加茵陈 30 克、溪黄草 15 克、鸡骨草 15 克；腹水明显者，加白茅根 30 克、大腹皮 10 克、茯苓 15 克、猪苓 10 克，酌情添加桂枝 5~10 克。

前列腺癌：患者多小便失禁，宜行利涩兼施法，可在养胃方的基础上加车前子 10 克、牛膝 10 克、桑螵蛸 10 克、益智仁 10 克、刺蒺藜 10 克、芡实 10 克。

胃癌：患者多纳差甚、易呕，可予养胃方加法夏 10 克、柿蒂 10 克。

乳腺癌：合柴胡疏肝散、郁金等。

宫颈癌：合四物汤以活血补血。

鼻咽癌：加白芷、苍耳子、辛夷等以助通鼻窍。

前列腺癌：患者多小便失禁，宜行利涩兼施法，加车前子 10 克、牛膝 10 克、桑螵蛸 10 克、益智仁 10 克、刺蒺藜 10 克、芡实 10 克。

结直肠癌：加枳壳、厚朴、地榆等行气宽肠。

低热不退者：加茯苓、山药健脾益气而化生气血。

【临床应用】

（1）减轻肿瘤放疗、化疗的毒副反应，提高肿瘤患者生存质量。

养胃方治疗鼻咽癌、肺癌、胃癌、胰腺癌、食管癌、结直肠癌等在实施放疗、化疗的肿瘤患者，提高肿瘤患者的细胞免疫功能和骨髓造血功能，减轻放疗、化疗毒副反应，提高患者的生存质量。对于临床上各种癌症患者，沈教授常分别给予千金苇茎汤、二陈汤、五味消毒饮、香砂养胃丸、四物汤、痛泻要方、香连丸等配合整方治疗。

（2）消化系统疾病：慢性胃炎、肠易激综合征、慢性结肠炎、慢性肝炎、肝硬化等疾病，所出现腹痛，腹胀，口苦口干，纳呆，大便不规则，腹泻，或便秘，甚至大便脓血，舌红苔黄干或少苔等为主症。均因素体脾胃虚弱，中气不足，或久病伤正，损伤脾胃，使脾之清阳不升，胃之浊阴不降，气机升降失常，脏腑功能紊乱而发病。

（3）老年病及亚健康人群的应用——老年人在发病方面有"体质趋衰""百疾易攻"的特点，而体质的虚衰又常表现为气阴两虚的特点。沈教授在长期的医疗实践过程中，运用养胃方治疗各种老年疾病，如高血压、糖尿病、冠心病、肝硬化、慢性支管炎等，益气养阴，也收到极为满意的疗效。

【研究进展】

1. 临床研究　经临床实践证实，养胃方能有效减轻恶性肿瘤放、化疗后出现的疲倦乏力、恶心呕吐、腹胀、纳呆以及患者化疗后出现的贫血、白细胞及血小板减少和免疫功能抑制等毒副作用，使患者的生存质量明显提高，更有利于放化疗的坚持进行。

2. 实验研究

（1）养胃方对环磷酰胺化疗荷瘤小鼠骨髓抑制的影响：沈英森、郭仲之等通过对 C57BL 小鼠给予养胃方灌胃和环磷酰胺腹腔注射，停药 24h 后处死小鼠，取小鼠左侧股骨干，冲洗骨髓，计算骨髓有核细胞，发现化疗加养胃方高、低剂量组的骨髓有棱细胞计数均明显高于单纯化疗组（$P < 0.01$），但低于生理盐水对照组（$P < 0.01$），差异均有显著。且化疗加养胃高剂量组与低剂量组比较无明显差异（$P > 0.05$）。经实验研究证实，养胃方能有效减轻环磷酰胺化疗荷瘤小鼠的骨髓抑制，对抗环磷酰胺的免疫抑制作用，促进环磷酰胺化疗荷瘤小鼠脾淋巴细胞体外增殖反应，改善细胞免疫功能，同时可减轻放射线对小鼠自由基的损伤，起到有效的减毒作用。

实验研究证明，黄芪可促进造血干细胞的增殖和向红系与粒系的分化，提高某些刺激造血活动因子的活性；麦冬可激活小鼠网状内皮系统的吞噬功能；石斛可增强小鼠巨噬细胞功能。胃喜柔喜凉润，得阴自安，故又配以生牡蛎等柔润养阴、软坚散结之品。诸药合用，能通过促进环磷酰胺化疗小鼠的骨髓有核细胞的增殖而减轻环磷酰胺对骨髓的毒性的作用，有效保护骨髓造血功能，极大地减轻放化疗的毒副反应。

（2）养胃合剂对放射线引起的小鼠自由基损伤的影响：刘健、熊君良等通过采用细胞培养及 MTT 法观察养胃方对荷瘤小鼠放疗后脾脏淋巴细胞转化率的影响发现养胃方能减少小鼠肝脏 MDA 含量，增加 GSH 含量，减少自由基的损伤。实验结果显示：养胃方中黄芪可提高 NK 细胞的活性和诱导Ⅲ-2 的产生，且其作用与剂量呈依赖关系；茯苓能明显增强小鼠脾细胞 m-2 的产生。此外，养胃方组小鼠肝肾组织细胞中的 MDA 含量下降而GSH-Px 含量升高。这均表明养胃方能有效地减轻辐射自由基的损伤，增强机体清除自由基的能力，减少放射线所致的毒副作用，对辐射生物体具有防护效力，体现了中医中"脾胃为气血生化之源，后天之本"的理论。

（3）养胃方对环磷酰胺化疗荷瘤小鼠脾淋巴细胞体外增殖反应的影响：朱涛，郭仲之等通过对 C57BL 小鼠给予养胃方灌胃和环磷酰胺腹腔注射，采用 MTT 法测定小鼠脾淋巴细胞转化率，证实单纯化疗组的脾淋巴细胞转化率明显低于生理盐水对照组（$P < 0.01$），而化疗加养胃高、低剂量组的脾淋巴细胞转化率明显高于单纯化疗组（$P < 0.01$），且化疗加养胃高剂量组与低剂量组比较，化疗加养胃高、低剂量组比较差异均无显著性（$P > 0.05$）。临床及实验研究都表明，经化疗后的肿瘤患者免疫系统中 T 细胞、B 细胞、NK 细胞及巨噬细胞的活性及吞噬、杀伤作用均有不同程度降低，而由于针对肿瘤的化疗药物对机体细胞具有无选择性的毒性和抑制作用，故常加重机体细胞免疫活性和功能的损害。长期应用免疫抑制，会使患者出现反复的、难以控制的感染，影响患者的生活质量，加速患者脏器的衰竭和死亡。这不仅增加了化疗期间的合并症，而且对化疗药抑制肿瘤细胞生长也极为不利。

◎第三节　肾炎五方

1. 肾炎一方

【组成】牛膝 10 克，车前子 15～30 克，熟附子 10 克，生地 15 克，白术 10 克，茯苓皮 15 克，淮山药 15 克，泽泻 10 克，丹皮 10 克，山萸肉 10 克，桂枝 6～10 克，黄芪 20 克，蝉衣 6 克，柿蒂 9 克。

【功效】温阳补肾。

【主治】上实（热）下虚（寒）型肾炎，症见咽喉肿痛，扁桃体肿大充血，鼻腔干燥，咳嗽痰黄或鼻塞流涕；头面或（及）四肢浮肿，腰膝酸软，疲倦乏力，或腰以下冷，小便短少或小便量正常。舌质淡红苔薄白（薄黄干），或淡白有齿印，舌质亦可呈淡黯。脉细无力或弦细略数。

【加减】大便结者或尿素氮超过正常范围者，加大黄 6 克、厚朴 9 克，小便不利者加白茅根 30 克。

本方为沈教授治疗上实（热）下虚（寒）型肾炎的经验方之一，其中上实（热）用宣泄肺气之法，方药为银翘解毒丸，下虚（寒）即用本方，此方为传统经方济生肾气丸和金匮肾气丸加减化裁而来，可见沈教授传承经方，又在临床上灵活变通；此上下两法可同时使用，也可交替使用。

2. 肾炎二方

【组成】银花藤 30 克，连翘 15 克，牛蒡子 10 克，桔梗 6 克，荆芥 10 克，防风 10 克，薄荷 3 克，蝉衣 6 克，土牛膝 10 克，板蓝根 30 克，浙贝 10 克，芦根 30 克，大黄 6 克。

【功效】宣肺清热　解毒利咽。

【主治】风热（热毒）壅肺型肾炎，症见：发热恶风恶寒，头痛鼻塞。咳嗽咽痛，痰稠难咯，扁桃体红肿热痛甚至糜烂，胸痛烦闷，小便短赤，头面眼睑浮肿，或初起浮肿不显继则面目双下肢肿甚，但也有无浮肿者。舌红苔薄白干或黄干。脉浮弦数或浮滑数。

【加减】若热毒炽盛，加蒲公英 30 克、紫花地丁 15 克、天葵子 10 克、野菊花 15 克、黄芩 10 克。此方为常用方剂银翘丸合五味消毒饮加减，临证适当变化，与肾炎一方配伍使用，也可交替使用。

3. 肾炎三方

【组成】白术 15 克，熟附子 15 克，干姜 10 克，杜仲 15 克，车前子 30 克，牛膝 10 克，茯苓皮 15 克，淮山药 15 克，大腹皮 15 克，泽泻 10 克，猪苓 10 克，桂枝 10 克，苏叶 10 克，黄芪 15 克，柿蒂 6 克。

【功效】补脾益肾，温阳利水。

【主治】脾肾阳虚型肾炎，症见：面色萎黄或晦暗，形寒肢冷，头面及双下肢浮肿，按之凹陷不起，甚至腹部浮肿。口淡乏味，腹胀肠鸣，大便稀溏，小便短少或清长；自觉困顿，腰膝酸软，倦卧懒行，疲倦乏力。舌淡白胖大边有齿印，苔白滑或滑腻。脉沉细无力。

【加减】若尿中红细胞多，可加栀子 10 克、小蓟 10 克、藕节 15 克、生地 10 克。浮肿较甚加白茅根 30 克；胃纳呆、腹胀甚加鸡内金 10 克、砂仁 6 克。此方为常用方剂五苓散加减，临证适当变化，也可与五皮饮配伍使用也可交替使用。

4. 肾炎四方

【组成】党参 15～30 克，白术 15 克，黄芪 15 克，砂仁 6 克（后下），厚朴 9 克，鸡内金 10 克，扁豆花 10 克，陈皮 6 克，桂枝 10 克，茯苓 15 克，大腹皮 15 克，柿蒂 6 克，佩兰 10 克，白茅根 30 克。

【功效】益气健脾、温阳化湿。

【主治】脾虚夹湿型肾炎，症见：面色㿠白虚胖，气促懒言，动则更甚，面目及双下肢浮肿，按之凹陷，口淡不渴，腹胀纳呆。大便稀溏，神疲，肢倦乏力，甚至自觉重坠。舌淡胖大边有齿印，苔白腻或厚腻，脉细而无力或浮大无力。

【加减】若小便不利，可加苡仁 15 克、芡实 15 克；若尿蛋白多加蝉衣 6 克、苏叶 6 克。此方为常用方剂六君子汤合三物香薷饮加减，临证适当变化，与肾炎三方配伍使用也可交替使用。

5. 肾炎五方

【组成】知母 10 克，黄柏 10 克，银花藤 30 克，生地 15 克，淮山药 15 克，泽泻 10 克，茯苓 10 克，丹皮 10 克，桔梗 6 克，青果 6 克，苡仁 15 克，白蔻仁 10 克，蝉衣 6 克。

【功效】滋阴清热，淡渗化湿。

【主治】阴虚夹湿型肾炎，症见：形体消瘦，烦躁不安，睡眠不宁，五心烦热，口鼻干燥，咽喉常痛，咽峡及咽喉壁呈暗红色，稍一多言语，或食煎炒物品，则咽痛更甚，声音嘶哑，甚至咽喉及舌根胀痛难忍，口干口臭，腰膝酸软，疲倦乏力，甚或出现潮热盗汗。舌质红或红绛，舌体瘦薄，苔薄黄干或黄腻。脉弦细略数或细数无力。

【加减】若小便不利加白茅根 30 克。口干口臭加石斛 10 克、麦冬 10克，大便硬加大黄 10 克、厚朴 6 克。此方为常用方剂知柏地黄丸合三仁汤加减，临证适当变化，用于阴虚内热型的慢性肾炎。

◎第四节　激愈方

【组成】陈皮 10 克，防风 10 克，白术 15 克，白芍 15 克，木香 5 克，川连 3 克，香薷 10 克，厚朴 10 克，扁豆花 10 克，佩兰 10 克，藿香 10 克，鸡内金 15 克。

【功效】疏肝健脾，化湿止痛。

【主治】肝郁乘脾或肝气犯胃之腹胀、腹痛、腹泻。

【方解】本方所治之证由土虚木乘，肝脾不和，脾运失常所致。《医方考》说："泻责之脾，痛责之肝；肝责之实，脾责之虚，脾虚肝实，故令痛泻。"其特点是泻必腹痛。治宜补脾抑肝，祛湿止泻。故以"痛泻要方"为主药，方中白术苦甘而温，补脾燥湿以治土虚，为君药。白芍酸寒，柔肝缓急止痛，与白术相配，于土中泻木，为臣药。陈皮辛苦而温，理气燥湿，醒脾和胃，黄连、木香以清热燥湿，理气止泻，佩兰、藿香、香薷、厚朴、扁豆花健脾利湿止泻，鸡内金健脾消积为佐药。配伍防风，具升散之性，与术、芍相伍，辛能散肝郁，香能舒脾气，且有燥湿以助止泻之功，又为脾经引经之药，故兼具佐使之用。共奏补脾胜湿而止泻，柔肝理气而止痛，使脾健肝柔，泄泻自止。

【加减】若热较重者加连翘 10 克；若湿重者加茯苓 15 克；湿热并重，便下脓血甚者，加白头翁 15～30 克、秦皮 10 克；饮食积滞，嗳腐吞酸，腹部胀满者加莱菔子、山楂、神曲等消食化滞之品。腹胀盛者加槟榔 10 克，法夏 10 克；大便次数多者，加炒鸡蛋壳 1 个；胃脘胀满伴有嗳气者，加柿蒂 10 克。伴有黏液便加木棉花、鸡蛋花各 15 克。

【临床应用经验】本方为沈教授治疗一切胃肠道疾病见肝郁证候者，如痢疾、泄泻、肠易激综合征、溃疡性结肠炎（克罗恩病）等。

1. 肠易激综合征 是胃肠功能紊乱的一种临床表现，由于本证的病理、生理至今未明，故目前尚无确切疗效的西药可以治疗。而这方面恰是中医中药的特色，中医强调一切病证都是身体的脏腑、气血、阴阳失去平衡造成的，所以治疗上特别强调调整脏腑、气血、阴阳，使之达到新的相对平衡，即所谓达到"阴平阳秘"。运用"激愈方"治疗肠易激综合征完全可以避免服用西药所出现的副作用，同时又可以缓解症状。本证的主要特点是：腹痛，腹胀，肠鸣，大便稀烂或秘结，多数患者在排便后仍有腹痛或后重感觉，部分患者大便可有黏液；舌质淡红或红，舌苔白腻。根据中医理论，这是脾虚失运，肝旺犯脾，湿浊阻滞，气机不畅的表现。"激愈方"中白术、白芍、防风、陈皮四味药，原为痛泻要方，有调和肝脾的功效，因此，对脾虚肝旺而出现的肠鸣腹痛、大便泄泻有补脾泻肝的作用，从而达到止痛、止泻的目的；厚朴、香薷、扁豆花三味有祛暑解表，化湿和中的功效；木香行气止痛。临证结合广东气候特点，用香薷饮之厚朴、扁豆花、香薷以及木香、黄连等药，更可以清热祛暑，行气化湿，可使疗效更满意。

2. 溃疡性结肠炎（UC） 是一种慢性非特异性结肠炎症，病位主要在结肠黏膜层，以溃疡病变为主，其主要症状为腹痛、腹泻、里急后重及脓血便，病程长，病情反复发作。本病可归属于中医学"腹痛""腹泻""痢疾"范畴，现代中医谓之"大瘕泄"。《难经·五十七难》曰："大瘕泄者，里急后重，数至圊而不能便，茎中痛。"沈教授认为本病病位在大肠，与肝脾肾均有关联，其中与肝、脾联系更为密切。病机主要是湿热蕴结肠道，以致气血壅滞，气机阻滞则大肠通降不利，故有里急后重；不通则痛，而见腹痛；湿热蕴滞，清浊不分，混杂而下，可见肛门灼热、烂便或泄泻；热郁湿蒸、气血凝滞，腐败肠间以致血络受伤而出血。治疗当以通利肠道，调和气血为主，同时配以疏肝健脾、祛湿清热、化瘀止血等多种方法，方可奏效。方中应用木香、厚朴、陈皮理气，气畅则痛止；白芍柔肝缓急止痛；扁豆花、香薷清热化湿；黄连燥湿泻火解毒，药理证实其具有抗病原微生物、保护胃黏膜损伤与溃疡等作用；白术、防风健脾燥湿。诸药合用共奏理气和中止痛、清热化湿止泻之功。药证相符，则邪去正安。

3. 慢性腹泻 本病病程多在 6～8 周，以脂肪性、水样性及炎症性腹泻为主，病因复杂，大多疾病均可引起慢性腹泻，故在诊断上较困难，继而也制约着临床对症用药。本病可归属于中医学"泄泻""久泻"范畴。沈教授认为本病病机主要是感受外邪、脾胃虚弱、饮食不节、情志失和、命门火衰等引发肠道失调出现泄泻。病位在肠，但病变关键在脾虚肝郁。患者起病缓、病程长，反复泄泻导致脾虚，脾主运化升清，脾气虚弱，清气不升，化生内湿，则生泄泻；脾失健运，水谷难化，精微运化失常，则见纳呆、消瘦；肝气郁结则矢气频作、情绪紧张而发腹泻。本方以健脾化湿止泻为主，兼以疏肝调节气机，恢复脾气的正常升降状态。方中白术、防风、陈皮、香薷、扁豆花舒脾健运，脾健湿化，则泄泻自止；木香、厚朴疏肝调达气机，协助脾之功能恢复；木棉花、鸡内金、薏苡仁、茯苓补脾和中、祛湿止泻。全方辨证准确，故药到病除。

◎第五节　小儿厌食方

【组成与用法】独脚金5克，精猪肉30～50克。

【用法】将上二味入水300～400克，冷水煲至水开后1分钟即可，饮汤吃肉。

【主治】10岁以下儿童，幼儿饮食不当引起的消化不良、厌食、挑食，不思食等。

【方解】独脚金性微凉、味甘、气香，功能解积、去肝火，加入瘦猪肉，成为食疗方，易于为小儿接受。

【效果】每3天1次，4～6次可取得明显效果。

◎第六节　驱蛔方

【组成】使君子5克，槟榔5克，牵牛子5克，川连3克，细辛2克，乌梅3克，花椒5克，大黄5克，枳壳5克。

【主治】小儿蛔虫引起阵发性腹痛。

本方特点：集辛苦酸于一方，酸能抗虫，辛能杀虫，苦能杀虫兼下虫。

沈教授于 20 世纪 60 年代末在广东粤北山区南雄县当医生期间，经常下乡，治过无数小儿蛔虫感染病者，从临床中总结出上方，屡用屡效。

◎第七节 加减金水六君煎

【组成】当归 5 克，熟地 20 克，半夏 10 克，陈皮 5 克，茯苓 15 克，生姜 3 片，甘草 5 克。

【功效】滋养肺肾，祛湿化痰等。

【主治】急慢性支气管炎、肺气肿等，属肺肾不足，或年迈阴虚伴发的湿痰喘证。症见咳嗽呕恶，喘逆多痰等。

【用法】水煎服，每日 1 剂，早晚各服 1 次。

【方解】当归补血理气助肝左升；半夏燥湿祛痰，和胃降逆助肺右降；陈皮醒脾行气和中；茯苓甘淡性平，淡能渗湿，湿无所聚，而具健脾祛湿、化痰和胃之功；生姜降逆化饮；甘草补中扶正，四药斡旋中宫戊己之土。诸药合用，培土生金，杜生痰之源；并先滋肾水，防子盗母气，又可柔木，疏通全身气机，共奏滋养肺肾，祛湿化痰之功。

【加减】胸闷喘促、咳嗽气急、喉间痰声辘辘、舌淡苔滑或腻，加五味子、麻黄、葶苈子、薏苡仁、瓜蒌皮；肾阳衰微，寒水泛滥心悸气促、语声低微，甚则喘息抬肩不能平卧，且有形寒肢冷、双下肢浮肿，脉沉细或浮大无力，应加附子、肉桂等；中气不足，胃纳不佳、腹胀便溏，加党参、黄芪、白术等；喉间常痒、咳嗽痰白清涎，舌红苔白脉弦，加白芥子、苏子、麻黄等。

【点评】运用此方治疗喘证尤其是老年人，肺肾不足，虚实错杂者收到一定疗效。

【验案】邓某，男，66 岁，教授。每于秋天哮喘发作，胸闷气急，喉间痰鸣，睡眠不宁，甚则喘促不得卧。素有高血压，冠心病史。故平时头晕目眩，口干少饮，偶有胸闷心悸，心前区疼痛，双下肢浮肿，舌黯红苔薄脉弦细滑。老人素体阴虚阳亢，津液暗耗，阴血亏损。治疗以金水六君煎加党参、五味子、麦冬、款冬花。服药半月后，病情稳定，喘证已减，尔后偶用上方调服几剂，哮喘至此未发作，血压也下降稳定。

◎第八节　加味异功散

【组成】炒鸡蛋壳 4 只，炒大米一小撮，五谷虫 6 克，焦白术 6 克，茯苓 10 克，炒谷芽 6 克，鸡内金 6 克，党参 6 克，陈皮 3 克，甘草 3 克，灶心土 20 克。

【功效】补脾，暖胃，散寒。

【主治】小儿完谷不化，疳积、消化不良，泄泻，属脾胃虚寒者。

【用法】水煎服，每日 1 剂，早晚各服 1 次。

【方解】方中灶心土、炒鸡蛋壳、大米，加上焦白术，取其入脾、胃经，温中燥湿收敛，且能补脾阳；党参、茯苓、陈皮补气行气以健脾，使脾阳得复，脾气得健；炒谷芽、五谷虫、鸡内金消食去滞；甘草则为调和之品。诸药合用，共奏补脾、暖胃、散寒之功。

【加减】若见眼睑糜烂，眼目乏神，反应迟钝，口渴者，加用连翘、地骨皮、枳壳、知母、乌梅、莱菔子。

【临床应用】

完谷不化，是指大便解出未消化食物的一种症状。在中医辨证中，历来归在泄泻证中论治。内经中并无"完谷不化"的提法，不过有关于飧泄、食不化等症状的论述。历代医家亦没有单独立"完谷不化"这个证，只是在泄泻病这个证候群中列入完谷不化这个症状。笔者在基层工作，接触了这些病例较多，特别是小孩，因为营养失调或治理失调或治理失当，出现消化不良乃至腹泻，常见有完谷不化这个症状，故在临床中将完谷不化作为泄泻的一个主要症状，加以注意，治疗上按"辨证施治"处方用药，仍以脾胃虚寒为立法依据。

盖泄泻病名、病因、证型等虽多，但总不越寒热虚实四者，而泻下完谷不化，每于脾胃虚寒之证为多。如：《素问·太阴阳明论》："食饮不节，起居不进时者，阴受之。……阴受之，则入五藏。……入五藏则满闭塞，下为飧泄，"。《灵枢·百病始生》："虚邪之中人也……留而不去，传舍于肠胃，在肠胃之时，贲响腹胀，多寒则肠鸣鸣飧泄，食不化"。《素问·藏气法时论》："脾病者，身重、善肌、肉痿……；虚则腹满肠鸣，飧泄食不化"。都说明"飧泄食不化"与脾胃虚寒的关系。所谓脾胃虚寒乃由脾气不足，不能温化水谷，输布精微，再加上饮食无节，失于调理，伤害脾之健运，如此反复，致脾阳衰弱，水谷无以化生，故症见完谷不化，腹满肠鸣等；脾主运化，脾主四肢、肌肉，脾的运化功能障碍，水谷精微等营养物质不能输送到全身组织器官，血脉无以充盈，所以出现面色萎黄，肌肉萎而不实，或嗜食泥土、香焦炒货（焦炒入心，属火）等症状，观象取类，此皆为土气不足，土气真色外露，同气相求；或火生土欲补之意。在治疗上，笔者从异功散治疗呕吐泻下及民间用炒大米治疗腹泻得到启发，用温补脾阳为主，兼以行气补气、健脾消滞的治疗原则，自拟异功散加味一方，在临床中用于脾胃虚寒而引起的以完谷不化为主症的泄泻，收到一定疗效。

沈教授于1975年、1976年曾先后治疗数例久积成疳的患儿，因疳积伤脾作泻，完谷不化，俱用此方十余剂获愈。考其病皆始于不欲食或食无定时，或嗜食泥砂之类异物数月至半年以上，初时家长大意，失于调治或治之不当，致病情变化。来诊时患儿均已出现腹泻、完谷不化，或泻下清稀，日数次至十数次不等，且见腹胀大如臌，腹部青筋怒张，躯干四肢消瘦，两眼乏神，甚则眼睑糜烂，反应迟钝。从症状看，与上述病例不尽相同，腹胀大如臌，似是实证，其实主症仍为腹泻完谷不化或泻下清稀，本质仍是脾气素虚，饮食失调致运化失职，渐积渐聚，久而造成腹胀大如臌，青筋暴露以及躯干四肢消瘦，皮毛憔悴，面色青黄，眼目乏神，反应迟钝，呈土滞木郁之象。其脾虚之象明显可见，故投本方适宜。当然，疳积病因、病情不尽相同，治疗上亦应加减变化，如见眼睑糜烂，眼目赤涩，口渴者，是脾疳木滞郁而化火，热结于中，则上方去炒鸡蛋壳、灶心土、炒大米等温运脾阳之品，代之以连翘、地骨皮、枳壳、知母、乌梅、莱菔子等药，清金疏通木气并降中焦郁热，随证加减，使上方不致过燥，而又加强了清虚热、生胃津以及行气化滞的功效，因为久积化火，虽有热象，仍属虚热之象，必须通常达变而用药。

附：沈氏养生操

沈教授根据自己经验，结合古代经典操行特点，编制了一套养生操，具体如下：

（一）操作方法与步骤

（1）按摩腰部：清晨醒来，坐在床沿上，将双手掌放于腰俞穴（尾骨之上，骶管裂孔处），然后从下向上，又从上向下按摩腰部120次。此时腰部有温暖微热的感觉。

（2）按摩足部：用左手掌按摩右足至涌泉穴（在足底的前1/3和后2/3交界，屈趾时呈凹陷处），然后用右手掌按摩左足心至涌泉穴，每侧均按摩120次。按摩之后足底有温热感觉。按摩足部有利关节的作用。

（3）甩手：下地后，双腿自然分开与肩平齐，双手向前平伸、向下甩动，反复甩30次。

（4）旋臂：双手向前平伸，自内向外旋转30次，然后，自外向内旋转30次。甩手、旋臂这两个动作可以锻炼肩、臂部位，尤其是对肩周炎患者更加适合。

（5）摆手：双手伸与肩平，然后向下摆动至腹部交叉，反复摆手30次。

（6）扩胸：双手平伸后，由外向内屈曲，由内向外伸展，做扩胸运动30次。

（7）摇头摆脑：头部取正位，双眼望前方，然后由左向右，再由右向左各摇动30次。这个动作对颈椎病，特别是有头晕等症状者有一定的辅助作用，但初练者不宜动作过大、用力过猛，以免出现不适和危险。

（8）屈伸腰部：双手尽量上举，身体尽量后仰，然后弯腰，双手自然下垂，如此反复30次。

（9）按摩鼻侧：双手以中指按住鼻旁之迎香（鼻翼旁0.5寸，鼻唇沟中），自下向上至睛明穴（目内眦角稍内上方凹陷处），往返120次。这个动作可以宣通鼻窍，也可以明目。

（10）按摩颈部：双手以大拇指及食指分开呈八字形，然后以喉结为中心，在双侧甲状腺旁部位上下往返按摩120次。这个动作对口腔、咽喉慢性炎症患者有辅助治疗作用。

（二）时间

每天晨起锻炼一次，约30分钟。

（三）适应对象

气阴两虚体质。

（四）效果

完成后，春夏天气可令身体出汗，秋冬季节也觉微有汗出，且全身有暖和的感觉。长期的锻炼对身体十分有益，沈教授一直坚持二十年至今，至今仍眼睛视物明亮，听觉、嗅觉、味觉都十分灵敏，手足及躯体关节还比较敏捷，睡眠也很好。其中（3）（4）（5）（6）四个动作，主要是对肩关节、手臂及胸部肌肉有明显的保健作用。

（五）特点

这套养生操不受时间、场地、环境、气候的影响，就是外出开会也可以坚持锻炼。

（谭金华）

第五章　沈英森临证经验选辑

◎第一节　沈英森对肿瘤的认识与临床诊疗、调摄经验

由于癌症病因复杂，发病隐匿，故临床早期不易发现。一旦发现多数已属中晚期，治疗棘手，究其原因无论是手术、放疗、化疗或免疫疗法（如干扰素、转移因子、拉克细胞、嵌合抗原受体、白介素等），都不外是"消灭肿瘤"。由于各有局限性，前者在杀伤癌细胞的同时，也殃及正常组织细胞，使全身抗病能力低下；后者则作用缓慢，有时未等病人免疫力提高到清除肿瘤的时候，肿瘤已夺去了病人的生命。可见，如何提高癌症病人的生存率，挽救更多晚期癌症病人的生命，已成为医学临床研究的当务之急。

一、中医对肿瘤的认识

中医认为，肿瘤是全身性疾病的局部表现，不同部位肿瘤的诱发与生成，均与相应脏腑的功能失调与损伤有关。表现于外者类似中医外科的气、血、风、痰凝滞阻塞经络，发为恶核、恶疮、失荣、阴疽之类；五脏六腑及颅脑病变则见诸于中医内科中的癥瘕、积聚、噎膈、反胃、虚劳、咳喘、痞块、黄疸、臌胀、水肿、咳血、呕血、便尿血、带下病、中风、抽搐等各类证候之中，是一类侵犯肌肉组织、骨骼、血管、神经、内脏、皮肤等多种组织器官，并使免疫功能异常的全身性疾病。主要是由于正气亏损，外感六淫，内伤七情，导致阴阳失衡，气血不调而发病。所以，癌症不是一种单纯的病，而是一类由多种基因参与形成的一系列综合征，阴阳失衡，局部或全身病理产物肆虐的各种状态。

（一）对肿瘤的认识

"肿瘤"一词，在古代中医文献中已有记载，殷墟甲骨文就记有"瘤"

的病名。公元前 12 世纪的《周礼》一书首次对"肿"作了记述："疡医下士八人掌管肿疡、溃疡……等病。"指出了肿疡、溃疡不同，肿疡包括了肿瘤一类疾病。2000 多年前的《黄帝内经·灵枢·刺节真邪第七十五》已开始对肿瘤作了分类，把发生在人体不同部位的肿瘤称为筋瘤、肠瘤、背瘤、骨疽、肉疽等，并认为肿瘤的病因是由于"邪气居其间"所致。至于肿瘤的病机，《灵枢·刺节真邪》说："筋屈不得伸，邪气居其间而不返，发为筋瘤。"还说："有所结气归之，卫气留之不得返，津液久留合而为肠瘤，久者数岁乃成……凝结日以易甚，连以聚居为昔瘤。"隋代成书的《诸病源候论》所载的"癥瘕"，还包括了肝、胆、胰、胃肠等瘤形成的包块在内。

关于瘤的描述，宋代重校的《圣济总录》认为："瘤之为义，留滞而不去也。气血流行不失其常，则形体和平，无或余赘，及郁结壅塞，则乘虚投隙，瘤所以生。初为小核，渐以长大，若杯盂然。不痒不痛，亦不结强，方剂所治，与治瘿法同。但瘿有可针割，而瘤慎不可破尔。"进一步比较具体地对肿瘤的发病原因、生长情况、治疗方法和注意事项作了阐明。宋·陈言著《三因方论》中说："瘤则有六：骨瘤、脂瘤、肉瘤、气瘤、血瘤、脓瘤……不可决溃……惟脂瘤破而去其脂粉则愈。"强调了对肿瘤鉴别诊断与预后的关系。

关于"癌"这个词，首次见于 1171 年宋代东轩居士的外科专著《卫济宝书》中，在《痈疽五发篇》中说："癌疾初发，却无头绪，只是肉热病，过一七或二七，忽然紫赤微肿，渐不疼痛，迤逦软熟紫赤色，只是不破"。这个描述虽然与通常所见癌瘤临床表现不完全一样，但与某些体表癌瘤发展阶段临溃烂前状态则非常相似。继后宋代《仁斋直指方论》也提到了癌的病名。宋代赛汉卿的《疮疡经验全书》，元代朱丹溪的《丹溪心法》中在提到乳腺癌时，均称为"乳岩"。而在 1613 年的朝鲜医书《东医宝鉴》直接把乳岩称为"乳癌"。其实"癌"字是从岩字衍变而来，古人用此来描述生长在体表的恶性肿瘤的性质，非一般痈疽疮疡或痰核可比。以后历代医家更清楚认识到"岩"无定处，脏腑皮肉筋骨处处皆生。明代申斗垣在《外科启玄·论癌发》中指出："乳癌初起时不寒热，疼痛，紫黑色不破，里面先自黑烂，二十岁以后不慎房事积热所生；四十岁以上，血亏气衰，厚味过多所生，皮黑者治必死。"《医宗金鉴》也说："初如枣粟，渐如棋子，无红无热，有时隐痛……若年深日久，始觉大痛，牵引胸腑……腐烂深如岩壑，翻花突如泛莲。"以上不仅描述了乳腺癌的促发原因、发展过程、临床表现、病位体征，并强调了早发现早治疗者可望痊愈，同时也指出了其预后不良。至于晚期肿瘤的治疗，申斗垣提出了"内服补养之剂，外以太乙贴"法。对气血亏损晚期癌瘤的治疗，只有以"内补外消"，整体与局部相结合进行治疗，才能祛邪而不伤正，减轻病人痛苦，延长患者生命。这些都是中医学中的重要治则，值得我们深入研究，反复验证，进而推陈出新。

（二）肿瘤形成的病因病机

中医认为癌症的发生、发展与虚、滞、瘀、毒四大因素有关。

1. 体质虚衰、正气不足、免疫功能低下易发生癌症。

2. 肝气不舒、七情郁结、气滞不畅、阴阳失调、气虚、气滞日久渐及成癌。

3. 气是血液的动力，气行血行，气虚、气滞日久必有血瘀，血瘀凝结日久成块、成癌。

4. 癌症造成的危害症状，中医称之为"毒"。

癌症一旦发现多属中晚期，邪盛正衰、病机复杂，治疗时要标本兼顾，辨证施治。不仅要治病而且要治人，才能使癌症患者延长存活期，提高生存质量。

肿瘤患者临床上从病位看，可在气、在血、在脏或在腑。

（三）肿瘤的临床表现

肿瘤的临床表现大致有几个阶段：第一个阶段为肿瘤的初期，表现为从轻微的正虚到邪盛为主；第二阶段为肿瘤的中期，其特点是正虚邪实；第三阶段为肿瘤的晚期，表现为正气极度的虚弱，而邪气仍然不衰。

临床具体的表现可分为阴虚、阳虚、气虚、血虚、气阴两虚、气滞、血瘀、湿聚、痰凝、热毒等。

1. 阴虚常见的证候如舌质红、绛、干，无苔或剥苔，脉细或细数，口干咽燥，有时感内热或手足心热等。

2. 阳虚常见恶寒，舌质淡，脉沉迟。胃癌有时见脾阳虚，除上述症状外，另有大便溏薄或大便次数多、水泻、小便清长等；有时可见肾阳虚的表现如腰酸、乏力、恶寒甚或小腹冷等。

3. 气虚常见乏力、面色㿠白、舌有齿痕。

4. 血虚常见贫血、舌淡、脉细弱等。

5. 气阴两虚表现为气虚和阴虚的症状同时出现。

6. 气滞可见胸闷，腹部胀满，腹痛，但痛无固定处，或得排气而痛解。

7. 血瘀可见疼痛，痛处固定不移，按压后痛加剧，舌质紫黯或舌有瘀斑等。

8. 湿聚可见舌苔白腻、胸闷不适、消化不好、脉滑等。

9. 痰凝除舌苔白腻外，可有痰多的表现，痰呈白色或泡沫状。

10. 热毒表现为舌质红绛，舌苔黄或黄腻，脉滑数等。

（四）肿瘤的治疗

治疗目的：改善症状，延长生存期，改善生存质量，在一定程度上稳定或缩小肿瘤。

治疗原则：《内经》"坚者削之""实者除之""结者散之""留者攻之""虚者补之"。

中医治疗三大治法：扶正固本，活血化瘀，清热解毒。

扶正固本——包括益气补血、滋阴润燥、益气养阴、温阳散寒等；

活血化瘀——包括活血祛瘀、行气破气、软坚消积、化瘀散结等；

清热解毒——清热利湿、清热解毒等。

二、治疗肿瘤临证思维及用药经验

（一）益气养阴，中医治疗癌症术后放、化疗后的基本大法

癌症患者体虚，尤其在放、化疗期间及术后易出现乏力、气短、懒言、面色㿠白或萎黄、纳呆呕恶等症状；化验常见白细胞下降或血小板减少，甚者全细胞下降等，表现为一派气虚、阴虚、气阴两虚症状。沈教授经常引用《内经》中的一句话："人年四十而阴气自半"，正常人体在中年之后即有一个阴精逐步衰退的生理过程，而癌症患者大多为中老年人，加之西医治疗措施，更加损伤气血阴精，气血易复，而阴精难养，且癌毒属阳，易损阴液，故气阴两虚者为多。基于此，沈教授常以益气养阴为基本疗法，再随具体情况随症加减。

（二）沈教授肿瘤治疗的中医基本原则

沈教授认为放疗在有效杀伤局部癌细胞同时，也同样损伤了周边正常的人体组织，就像所谓"热毒"一样损伤机体引起气阴两伤的证候，中医药益气养阴法则结合治疗，确能起到减少放疗毒副反应的作用，有研究报告指出

放射治疗的同时，伍用益气养阴中药可以提高癌患者放疗后的三年、五年生存率及改善生存质量。

1. 标本兼顾，辨病兼顾辨证，坚持长期治疗　中医肿瘤的诊断亦属于中医诊断的范畴，从整体观念出发，在中医基础理论的指导下，四诊合参，采取辨证的方法，对肿瘤患者望其病证，辨别证候，与西医学结合治疗改善患者病情及预后。肿瘤的发生、发展是多因素作用下的漫长过程。肿瘤极易产生气滞、血瘀、痰凝、毒聚等病理产物。并且与这些病理产物相互胶着、相互影响、导致顽固难治，所以肿瘤作为一种独立的特异性疾病，有其隐蔽性、广泛的侵袭性和转移性以及黏滞和缠绵难愈的临床特点。因此，沈教授常言肿瘤的治疗时间一般较长，且难以速效，要有长期用药的思想准备。且不可急功近利，追求速效，正所谓"其来也渐，其去也缓"。沈教授认为，临床上对肿瘤的治疗应遵循辨证施治原则，顺其自然，因势利导，以求达到患者与癌瘤长期和平共处、带病延年的一种药物、康复的治疗方法。中医药治疗肿瘤的优势在于对机体整体调节，使紊乱的机体内环境达到新的平衡状态，最终经过中医药治疗后能够改善症状，使患者瘤体缩小，生活自理，能够长期带瘤生存。

2. 扶正培本，兼顾祛邪　中医认为，肿瘤的发生发展是一个正虚邪实的过程，正气内虚是肿瘤发生发展的根本原因。《内经》认为"正气存内、邪不可干、邪之所凑、其气必虚"；《医宗必读》认为"积聚之成也，正气不足，而后邪气距之"；张景岳云"凡脾肾不足及虚弱失调之人，多有积聚之病"。张子和认为："病之所生，乃邪气所至，并非人体固有，邪去则元气自复"。《外证医案》指出："正气虚则成岩，养正积自消。"《医宗必读》曰："积之成者，正气不足而后邪气踞之。"故癌症患者实为本虚标实，因虚而病，因虚至实，是一种全身属虚，局部属实的疾病，中晚期患者素体多虚，加之病变耗伤人体气血津液，故多表现血亏，阴阳两虚等病理转变，邪愈盛则本愈虚，本愈虚则标愈实。沈教授认为，放射线性火热，如数倍酷暑之火最伤气阴，化疗药又多为燥热伤阴之品。此类患者病情复杂，体质以虚弱、失调为主，尤其中晚期患者以及经过手术、放化疗之后的病人，消耗增加，摄入不足，常常呈现出恶液质倾向，所以，必须对其体质进行全面的调整。其次，肿瘤的中医治疗，一定是个漫长的过程，当以几年计。在肿瘤患者的长期治疗过程中，不管是治疗期、巩固期或康复期，都采用温和的调整原则，才能收取持久之效。

（三）诊疗思路

1. 一看正气分盛衰

（1）正气尚可者宜中西医结合治疗：对于肿瘤的治疗，沈教授强调中西医疗法相结合。尤其是青中年患者，一般正气尚盛，宜先进行靶点明确的手术、放疗或化疗。此时中医治疗措施如大黄、芒硝施用于邪盛而正气不虚之患者，亦所谓"菀陈者除之"。在西医治疗的同时，亦需配合中药，以减轻放、化疗的毒副反应，提高患者的生活质量。

（2）正气大虚者宜中药治疗：沈教授认为，对于正气大虚的患者，手术、放疗、化疗需慎重，因其均属祛邪之法，强行手术，则犯"虚虚"之忌。对于此类患者单纯采用中药保守治疗，虽彻底抑制或杀灭肿瘤细胞的概率较小，但有助于延长患者的生存期，提高患者的生活质量。

2. 二护胃气调后天

脾胃为后天之本，气血生化之源，无论是饮食物还是药物都要经过胃的受纳腐熟和脾的运化吸收发挥功效。肿瘤的发生与脾胃虚弱有着密切的关系，临床上多种肿瘤，如胃癌、肝癌、肺癌等在其发展过程中均可出现脾虚的证候。在肿瘤治疗过程中，手术、放疗、化疗会对机体产生很大影响，常有腹胀、纳呆、恶心、呕吐、便溏等脾胃虚弱之象。

《类证治裁》云："脾运则分输五脏，荣润四肢……脾气以健运为能"。《金匮要略》说："凡饮食滋味以养于身，食之有妨反能为害……所食之味有与病相宜，有与身相害"。朱丹溪说："翻胃大约有四：血虚，气虚，有热，有痰兼病，强调痰在病机中的危害"，并说"凡积病不可用下药，徒伤正气，病亦不去，当用消积药使之融化，则根亦除矣"。《中藏经》云："胃气壮，五脏六腑皆壮。"李东垣指出："治脾胃即所以安五脏"，"有胃气则生，无胃气则死。"

沈教授认为，无论患者属何病何证，当使之可纳食，脾贵在运不在补，益气应以健运脾胃为先，脾胃运化正常，气血方能生化无穷，脾胃健则气血旺。在辨证施治中，补益脾胃之法应贯穿始终。沈教授用药自有特点：

第一，健脾益气，润燥相宜。在用药上强调补而不腻，攻图以缓，常用党参、茯苓、薏苡仁、山药、白术、太子参、黄芪、白扁豆等甘平微温之品，佐以知母、石斛、玉竹、麦冬等凉润之品，时时注意保护脏腑的阴阳平衡。沈教授对白术、薏苡仁推崇有加，认为白术味甘而温，可促脾胃生化之源，充分符合"脾旺而不受邪"之说，《本草汇言》"白术乃扶植脾胃，散湿除痹，消食除痞之要药也，脾虚不健，术能补之，胃虚不纳，术能助之"。薏苡仁甘淡性平，《本草纲目》云"薏苡仁阳明药也，能健脾，益胃"，《本草述》言其"除湿而不如二术助燥，益气而不如参、术辈犹滋湿热，诚为益中气要药"。

第二，取开胃消导之品，促胃腑受纳水谷药物，如山楂、生谷芽、麦芽、砂仁、陈皮、半夏等；沈教授强调，无论患者属何病何证，当使之可纳食为先。胃为水谷之海，后天之本。《内经》云："五藏六府皆禀气于胃。"《中藏经》云："胃气壮，五脏六腑皆壮也。"人以胃气为本，胃气壮，气血升，正气复，才能促进病情的痊愈。所谓"有胃气则生，无胃气则死"。因此，临证时，沈教授往往在辨证论治的基础上重视脾胃的调理，如对于临床症见纳差的肿瘤患者，一般多用鸡内金 10 克、谷芽 30 克；胃脘胀甚者，加砂仁 10 克（后下）、厚朴 10 克，以行气和胃；兼舌苔黄厚者，施辛开苦降之法，加黄连 5 克、半夏 10 克；嘈杂、泛酸者，加乌贼骨 10 克（先煎）、牡蛎 30 克（先煎）；伴有恶心、呕吐者，加柿蒂 10 克；兼便秘者，乃腑气不通而胃气难降，加枳实 10 克、玄参 10 克；大便 3 日以上未解者，加大黄 5 克（后下）。

第三，注重调理气机，常用木香、枳实、枳壳、厚朴、柿蒂等，使气机调达通畅。

第四，脾喜燥恶湿，为防滞避腻，常用芳香化湿醒脾之品，如佩兰、砂仁、白豆蔻、香薷、扁豆花等。

沈教授亦指出，保护胃气不等于一味蛮补，在益气养阴、扶正抗癌的基础上仍当辨证治疗，如患者出现苔腻、纳呆，加佩兰、苍术及谷、麦芽，脘腹饱胀加佛手、鸡内金、九香虫，胸胁疼痛不适加延胡索、郁金，大便溏薄加诃子、凤尾草、佩兰。

3. 三辨证型定主方　手术、放化疗后的肿瘤患者中，绝大多数表现为气阴两虚证。盖因手术大伤气血，放射线性火热，如数倍酷暑之火最伤气阴，化疗药又多为燥热伤阴之品。此类患者临床多表现为疲乏、气短、咽干口燥、大便干、皮肤干燥或发痒、纳差，以及舌黯红、少苔或无苔。养胃方是沈教授总结的用于治疗肿瘤气阴两虚证经验方，主要由鳖甲 15 克、北沙参 30 克、麦冬 15 克、茯苓 15 克、厚朴 10 克、石斛 10 克、砂仁 10 克（后下）、怀山药 15 克、鸡内金 10 克、谷芽 30 克组成，具有软坚散结、益气养阴之功效。方中鳖甲滋阴潜阳、软坚散结，《神农本草经》载其"主心腹癥瘕坚积、寒热，去痞息肉、阴蚀、痔（核）、恶肉"。现代药理学研究表明，鳖甲多糖能通过增强小鼠的特异性免疫功能和非特异性免疫功能，从而明显抑制小鼠肿瘤的生长。北沙参、麦冬、石斛皆养阴之品，北沙参、麦冬擅长养肺胃之阴，石斛既养胃阴，又养肝肾，且清热生津，低热不退者加至 15～20 克。茯苓、怀山药健脾益气，促气血化生；砂仁、厚朴使补而不滞，纳食尚可者，可二者选其一；鸡内金、谷芽助胃消食。肿瘤患者脉象较复杂，其中以沉细无力者较多，常可见短脉，若短甚，寸、尺难及者则难治。如戴同父云："短脉只见尺寸，若关中见短，上不通寸，下不通尺，是阴阳绝脉，必死矣。"脉上鱼际者，预后较差。如《难经》云："覆溢，是其真脏之脉，人不病而死也。"经实验研究，养胃合剂（即养胃方）能减轻环磷酰胺化疗荷瘤小鼠的骨髓抑制，对抗环磷酰胺的免疫抑制作用，促进环磷酰胺化疗荷瘤小鼠脾淋巴细胞体外增殖反应，改善细胞免疫功能，同时可减轻放射线对小鼠自由基损伤，起到减毒作用。临床观察显示，养胃合剂可以明显提高癌症患者的细胞免疫功能，减轻放、化疗的毒副反应，提高患者的生存质量。

4. 四分虚实　肿瘤的治疗以祛邪扶正并举为总的治疗原则。邪实甚者，祛邪为先。如肝癌腹水者，祛腹水为先；肺癌痰多者，化痰止咳为先。对于未进行过手术或放、化疗的患者，其邪实相对较重，沈教授主张在辨证论治的基础上加用经现代药理学研究证明具有抗肿瘤作用的药物，如白花蛇舌草、半枝莲、七叶一枝花、三棱、莪术等。邪实缓解，见舌苔薄者，当及时扶正，加黄芪、白术。其中的黄芪用量从 10 克开始，逐步加大，最大可至 60 克，待正气有所回复后再减量。

5. 五分病种　对于不同部位的肿瘤，沈教授在养胃方的基础上，常有针对性地合用其他方药。如肺癌者，合千金苇茎汤。千金苇茎汤原治肺痈。《成方便读》载："肺痈之证，皆由痰血火邪互结胸中，久而成脓所致。"肺癌与肺痈有异，但痰血火互结于胸中乃其病机相似之处。咳嗽明显者，再合泻白散，以清利肺气；痰多者，加桔梗 5 克、浙贝母 10 克、瓜蒌皮 15 克、丝瓜络 10 克。对于肝癌，可在养胃方的基础上加丹参 10 克、赤芍 15 克、三棱 15 克、莪术 15 克。转氨酶高，面目、身黄者，加茵陈蒿 30 克、溪黄草 30 克、鸡骨草 30 克；腹水明显者，加白茅根 30 克、大腹皮 15 克、茯苓 15 克、猪苓 10 克，可酌情添加桂枝 5～10 克。前列腺癌患者多小便失禁，宜行利涩兼施法，可在养胃方的基础上加车前子 10 克、牛膝 10 克、桑螵蛸 10 克、益智仁 10 克、刺蒺藜 10 克、芡实 10 克。胃癌患者多纳差、易呕，可予养胃方加法半夏 10 克、柿蒂 10 克。

6. 分期审证，灵活用药　沈教授认为，作为中医诊疗特色之一的辨证论治，在癌症的治疗中应更好地应用，按照肿瘤患者所表现出的不同症状、舌象、脉象和其他体征，进行辨证归纳分析，寻求病因，加以综合辨治，是中医诊疗体系的优势。

沈教授在临床实践中多针对不同恶性肿瘤以及肿瘤所处时期和患者体质的不同进行不同的辨证。肿瘤初期，正气不足但邪气笃重，治疗偏于祛邪；手术恢复期，气血不足，仍有余邪未清，治疗上重于补气血，兼清余毒；放、化疗后易为药毒伤正，气血阴精不足，肾阳亏虚，治疗上以益气养阴为主，兼以温补肾阳。如在肝癌患者的术后调理中，沈教授分为多型施治，有乏力、面色萎黄、便溏、舌淡脉濡等脾虚表现者，治疗方予香砂六君子汤；有腹胀、纳呆等气滞表现者，可用枳实消痞丸；有尿黄赤，舌红苔黄腻脉滑数等湿热之证者，多用茵陈汤；表现为肝区疼痛，舌黯有瘀斑等血瘀证者，多予以失笑散、七叶一枝花等；有舌绛而干、苔剥脉细数等阴虚表现者，则给予一贯煎等。对不同的肿瘤出现同一病机，也可"异病同治"，如胃癌、肝癌、乳腺癌等都可见气滞，通常予柴胡疏肝散皆见效。

7. 整体治疗，综合调理　肿瘤的治疗时间一般较长，难以速效，但通过辨证施治，全面调理，中医药治疗肿瘤已经得到大多数患者的肯定和接受。在治疗过程中，需要病人和医师的密切配合。沈教授不但善用药物治疗，而且擅长饮食疗法。他常讲食物都有可食性和营养性，一般健康人应尽可能杂食。然病人则有所不同，因为食物本身也有性味、功效的不同，"若得宜则益体，害则成疾"。临床上常指导患者注意饮食宜忌与人体的寒热虚实、病情、四季变化、烹调等的关系。嘱病人不可滥行进补。注重患者的心理调节，使病人心情舒畅，给病人成功的案例介绍，树立病人战胜癌瘤的信心和带瘤生存的勇气，坚持长期服药治疗。另外嘱患者养成良好的生活起居习惯，适四时之变，配合疾病治疗。在此方面沈教授临证的耐心、真诚的心理督导，使许多病患从身心两个方面改变生活方式，积极配合治疗，行综合调理，有利于身体的康复，充分体现了整体治疗的中医特色。

8. 祛邪解毒，治疗兼证　沈教授重视扶正，但并不轻视祛邪。由于现代的癌症治疗，以手术及放、化疗为主，尤其放、化疗过程，被认为是祛邪的重剂峻法。

沈教授指出，放疗属毒热之邪，耗气伤阴，故于放疗中及放疗后应予扶正培本，养阴清热之品，既能减轻各种毒副作用，又能提高治疗效果。头颈部肿瘤放疗常出现口腔炎、咽炎等兼证，中医治疗以养阴生津清热为主，常用生地、麦冬、天花粉、石斛、桑叶、金银花、山豆根，咽喉部水肿用蝉蜕、胖大海、桔梗、甘草。肺癌、食管癌患者，放疗中常出现放射性肺炎，药用紫菀、冬花、玉竹、玄参、苦杏仁、冬瓜仁、瓜蒌仁等止咳、祛痰、平喘之品。放疗的全身反应，常见有头晕、乏力、白细胞减少，治疗多用补益气血，滋肝补肾的中药，如黄芪、党参、生地、熟地、当归、女贞子、菟丝子、补骨脂等。对于放射性肝炎出现转氨酶升高，可治以健脾利湿，清热解毒，药用半枝莲、白花蛇舌草、鸡骨草、溪黄草、白术、茯苓、薏苡仁等。

化疗后全身反应表现为头昏、乏力、汗多、食欲减退、精神差、多梦、不寐等，治当补气养血、补肝肾，方选四君子汤、补中益气汤、八珍汤、十全大补汤、六味地黄汤加减。

三、中医药防治肿瘤放、化疗毒副反应的特色及其在综合治疗中的地位

（一）中医三大治则结合西医三大疗法治疗肿瘤

西医三大疗法，即手术、放疗、化疗对早期肿瘤进行综合治疗，疗效快捷，有根治效果，为其长处。但多数肿瘤一旦被发现已处于中晚期。尽管三大疗法也可使中晚期肿瘤的体积缩小甚至消失，却很难延长生存期，因为三大疗法对免疫、造血、消化系统及肝、肾、心、肺等器官具有严重毒副作用。肿瘤不属于局部外科病，而为整体性内科病，虽然三大疗法消除了局灶癌块（标），但对易发肿瘤的整体条件（本）不仅没有改善，还可能会造成一定的伤害，因此肿瘤复发率很高，这是三大疗法的严重缺陷。

中医三大治则，即扶正固本、活血化瘀、清热解毒等，对局灶癌块（标）的缩小或消除效果缓慢。但能改善气虚、血瘀、免疫及 cAMP 水平低下等癌基因突变和抑癌基因被抑制的整体条件（本），另外对西医三大疗法有减毒、增效、增敏作用，对免疫系统、造血系统、消化系统以及肝、肾、

心、肺等器官有保护或促进作用，故对肿瘤治疗、预防复发、延长生存期、改善生活质量等均有良好效果。

如果采用中医三大治则结合西医三大疗法治疗肿瘤，可取长补短，获得相得益彰的结果，应为肿瘤临床治疗的发展方向。

（二）中西医结合综合治疗方案

1. 手术与中医药相结合

（1）术前中医药调理：术前予扶正中药，以增加手术切除率，改善患者营养状况，有利于手术的进行，这种术前给药大多应用补气养血药物、滋补肝肾药物，如四君子汤、保元汤、八珍汤、十全大补汤、六味地黄汤等。

（2）术后中医药调理：根据不同情况，对肿瘤患者手术后的中医药治疗大致有以下几种：

调理脾胃：对脾胃不和及脾虚患者，用六君子汤；术后腹胀明显者予理气化滞、通腑泻热之剂，如枳壳、川朴、川军、木香等；术后体虚明显者，予补气养血、开胃醒脾之药物，如人参、黄芪、党参、甘草、当归、丹参、杭芍、焦三仙、山楂、鸡内金、陈皮、茯苓等。

术后营卫不调虚汗较多者可用玉屏风散加太子参、五味子、杭芍、浮小麦、白术以及煅龙牡等。

术后胃阴大伤、津液亏乏者可用沙参、麦冬、石斛、花粉、生地、玄参、玉竹等中药。

术后长期中医药调理：对于早期癌症术后病人，一般不做放、化疗，仅以中医药长期治疗观察，按辨病与辨证相结合的原则，在扶正培本的基础上加用抗癌解毒之中药，长期应用有助于患者正气的恢复，保持一个稳定的内环境，从而防止肿瘤的复发和转移。

2. 化疗与中医药相结合　由于化学药物缺乏选择性杀伤作用，导致该药物对机体造血系统、免疫系统、消化系统等正常组织器官的损伤而引起毒副作用，中医药与化疗相结合的目的便是减毒增效。

（1）化疗局部反应的中医药治疗：某些化学药物如氮芥、阿霉素、丝裂霉素等，若漏于皮下，可引起局部疼痛、肿胀甚至局部组织坏死等后果。一旦药物漏出血管，除立即用生理盐水皮下注射加以稀释外，可外敷如意金黄散、化毒散膏，内服凉血解毒药物；局部组织坏死时，可用紫色疽疮膏外敷。化学药物长期刺激导致的静脉炎或栓塞，可在局部热敷的基础上外敷化毒散膏、铁箍散膏及龙珠膏等。

（2）化疗全身反应的中医药治疗：消化道反应：化疗期患者常有食欲减退、恶心呕吐、腹痛、腹胀及腹泻等消化道症状，属脾胃失和、升降失司的证候表现，中医治疗主要以健脾和胃、降逆止呕为主，药用党参、白术、陈皮、半夏、旋覆花、代赭石、太子参、焦三仙、鸡内金、砂仁、藿香、佩兰、竹茹等；腹痛加用元胡、杭白芍、甘草；腹胀加白蔻仁、厚朴、莱菔子等；腹泻加用山药、儿茶。

（3）骨髓抑制：若患者红细胞减少，可选用黄芪、党参、当归、棉花根、龙眼肉、大枣、生地、熟地、阿胶、鹿角胶、紫河车、枸杞子、人参等药物；若患者白细胞减少，可以补气法为主，药选黄芪、沙参、黄精、女贞子、枸杞子、菟丝子、鸡血藤、当归、山萸肉、补骨脂、仙灵脾等。若患者血小板减少，治疗重在益气养阴补血，药物选用女贞子、山萸肉、生地、大枣、花生衣、龟板胶、鸡血藤、石韦、升麻、茜草根。

3. 放疗与中医药相结合　中医认为，放射线造成的反应是由于放射线作为一种热毒之邪可以伤阴耗气，损阴灼津，损伤脾胃运化功能，影响气血生化之源，同时气虚可导致血瘀。我们看到许多患者经放疗后，不但出现上述一系列见症，而且可见舌质瘀黯、肌肤干枯、色素沉着、舌紫有瘀等血瘀证候，放疗后患者正气不足，常易受六淫之邪侵犯而出现发热，这是瘀毒化热之象，所以防治这些毒副反应要根据中医理论辨证用药。常用益气养阴，生津润燥、调理脾胃、滋肝益肾、清热解毒、活血化瘀等法则。

（三）中医药治疗的特点和优势

1. 中医药能明显地减轻癌症病人在放、化疗中的毒副反应（减毒），并增强肿瘤对放、化疗的敏感性（增效）。

2. 中医药在手术前后的应用能加快术后康复。

3. 中西医结合治疗可使肿瘤病人减轻痛苦，提高生存质量，降低复发和转移，从而提高远期治疗效果。特别是在治疗中、晚期癌症患者更显示了中西医结合的优越性。

（四）中医药为什么能减毒增效

1. 中医药与放射治疗、化学药物治疗相结合可以起到减毒增效作用　放射线在有效杀伤癌细胞同时，也像所谓"热毒"一样损伤机体引起气阴两伤的证候，中医药益气养阴法则结合治疗，确能起到减少放疗毒副反应的作用；同时，活血化瘀中药能改善微循环，促进血液流通，增加病变部位癌细胞的含氧量，使含氧的癌细胞对放射线更为敏感，从而使放疗增加效果。有研究报告指出放射治疗的同时，伍用益气养阴、活血化瘀中药可以提高鼻咽癌、食管癌患者放疗后的三年、五年生存率。

化学药物治疗近年发展很快，新药不断涌现，一些敏感性肿瘤如小细胞未分化肺癌、恶性淋巴瘤，急性白血病和某些胚胎性肿瘤的化疗已取得很大进展，但是由于化疗药物引起的一系列严重的毒副反应和损伤也是众所周知的，针对这些毒副反应和其引起的病人症状，根据中医的辨证，应用益气健脾、滋补肝肾等中药配合能明显减轻化疗的毒性反应和副作用，使化疗疗程顺利完成率明显提高。中药可调整病人整体内环境的平衡和稳定，使病人一般状况、消化系统、血液系统、免疫系统的功能得到一定程度的保护，也使心脏、肝脏、肾脏功能损伤减轻，起到明显的减毒效应。

利用放疗、化疗对敏感肿瘤细胞的杀伤作用，同时又用中药扶正的整体调整作用，既达到最大限度地杀伤癌细胞又充分保护机体内环境免受或减少放、化疗的损伤和破坏，两者取长补短，相得益彰。

2. 中医药在恶性肿瘤手术治疗前后的应用　目前，凡能施行手术切除的肿瘤均应首选手术切除治疗，手术能将肉眼所见的癌灶清除，极大限度地减少病人体内的癌细胞数量，使宿主（病人）与癌细胞的比势改变有利于宿主，也有利于打破癌细胞的免疫封闭。但手术治疗在清除癌灶的同时，对宿主造成了损伤和破坏，这也是一些癌症病人不能耐受手术以及手术后恢复不好的原因之一。如果能在手术前后用中药辨证施治可以促使术后脾胃功能调整、气血得以恢复，减少因手术对宿主造成的损伤和破坏，对术后的康复和免疫功能的提高有一定作用。术后恢复好，对进一步接受放疗、化疗也打下基础，创造了条件。

3. 中医药与免疫治疗相结合可相得益彰　西医学免疫治疗的发展也很快，如白细胞介素–2、干扰素、胸腺肽；免疫核糖核酸、肿瘤坏死因子等的应用，使现代免疫治疗进入一个新的阶段。但是，这些单一的过继性免疫治疗并未能解决晚期肿瘤病人的问题。研究表明许多中药和方剂具有良好的免疫促进和免疫调节作用，一些已被认为是有效的生物反应调节剂，对细胞免疫功能的提高和促进诱导内生性的干扰素、白细胞介素等免疫因子有一定作用、对增强机体内在的抗癌防御能力有帮助。中医药复方在整体免疫调节作用的同时，调节了神经－内分泌－脏腑功能，对改善肿瘤病人的全身状况和提高患者的生存质量方面更有独到作用，所以，中医药与现代免疫治疗相结合更能提高效果。

（五）中医药在综合治疗中的地位

1. 抗癌中药的应用研究从中药中提取的抗癌有效成分或其衍生物，已不是传统所使用的中药。从其药理作用、不良反应等方面来看是属于抗癌化学药，目前报道抗癌的单味中草药有 200 余种。

2. 辨证论治的实验研究按辨证论治所用的处方，往往是多味药物组成的复方，而这些药物在动物实验中，不一定具有抗癌作用。但作为多种药物组成的复方，治疗癌肿患者又可见到显著疗效。

3. 中医治疗的临床应用方面，我国早已有大量的报道，可改善症状，延长生存期。在一定程度上稳定或缩小肿瘤，甚至完全康复。有计划地与手术治疗、放疗、化疗相结合，除可使不良反应明显减少外，还可使远期疗效提高。

四、肿瘤病人的饮食调摄

沈教授认为，肿瘤细胞具有代谢旺盛、侵袭转移等特点，丰富的营养可能会促使癌细胞生长繁殖。因此，饮食调摄应与人体的寒热虚实、病情、四季变化、烹调等相适宜，嘱患者不可滥行进补。临床上沈教授鼓励患者多食新鲜水果，尤以猕猴桃、山竹、杨桃、雪梨等最佳。岭南之地自古就有中药煲汤煲粥的习惯，推荐患者以冬瓜、瘦肉煮粥，另可酌加薏苡仁、沙参、南瓜等防癌之品，坚持长期服食，对晚期肿瘤有较好的辅助治疗作用。

肿瘤病人与一般人群（包括健康和亚健康）一样，可以进补，且应该在医生的指导下循序渐进地进补，忌暴饮暴食式进补。在进补之前，先弄清楚"补"的含义。

（一）什么是补

补，是通过服食具有补益或调节体内阴阳平衡作用的食物或药物，以达到强壮体质、预防疾病、延长寿命的一种方法。补，亦有修补、补充、补益、滋补的含义。

中医学认为，人体与宇宙中的万物一样，始终处于一个相对的动态平衡状态。一旦这种平衡被破坏，出现阴阳的偏盛或偏衰，人体就会产生疾病。

这时需要通过各种适当的手段，包括服食某些药物、食物以及其他一些办法来恢复阴阳之间动态的平衡。

《黄帝内经》有云"凡欲诊病者，必问饮食起居"，"治病必求其本"，"药以祛之，食以随之"，"天食人以五气，地食人以五味"，"五味入口，藏于胃"，"毒药攻邪，五谷为养，五果为助，五畜为益，五菜为充，气味合而服之，以补益精气"。上述引文明确指出，食物（包括谷、蔬、果、肉）在预防、治疗疾病，保持人体阴阳动态平衡方面有着不可忽视的作用。

那么，怎样才能正确地运用药物、食物增强体质，预防、治疗疾病，延长寿命呢，也就是如何进行调补呢？

人体健康与多方面因素有关，因此调补时要具体情况具体分析。既要详细地分析病情，又要考虑到人体的整体情况以及个体差异，还要看到人与自然界的密切关系，做到因时、因地、因人而宜。

根据个人年龄、性别、体质等具体情况的不同，调补方法亦要有所区别。如有的人平素身体偏于阴虚，应服食滋阴柔润、清热降火的食物和药物，如熟地黄、怀山药、北沙参、玉竹、百合、梨等，过于温燥或寒凉之品要慎重服食；有的人体质阳气偏盛，则温燥之品应慎用；婴幼儿为"稚阳之体"，阳热过盛，要慎用温补之品；妇女产后多气血亏损，要注意及时补气养血；年高者多有肾气亏虚，要随时补肾固摄。

此外，四时气候的变化以及生活环境的改变和生活习惯的不同，使得人体的生理活动和病理变化也不尽相同。如炎热的夏季，由冬瓜、薏苡仁、夏枯草、绿豆等煲的汤粥就是最好的饮料；冬季天气寒冷，炖煲狗肉就是最好的食疗了。由此可知，即使是同一人或同一病证，也会因春暖、夏热、秋燥、冬寒，北方、南方、西方、东方等季节、气候的不同和地域的差异而选用不同的食物、药物。

（二）肿瘤病人与补益

能不能补或者大补，首先要认识一个问题，调补不一定只有进食营养补品、膏粱厚味才能达到目的，人体的健康是靠多种营养成分来维持的。在日常生活中，人们吃的各种食物，不论是主粮、杂粮，还是肉类、蔬菜、水果等，都含有人体所需的多种营养素。

上文已经说了，肿瘤病人应该进补，但进补时一定要辨证地、整体地考虑问题。根据季节的特点，结合病人的体质和食物、药物的性味等，辨证论治以达到调整人体阴阳，使之恢复动态平衡的根本目的。若违反了这个原则，不但达不到调补的目的，还会损害人体的健康。

《金匮要略》说："所食之味，有与病相宜，有与身为害，若得宜补体，害则成疾。"可见，滥施滥用补品会像滥用药物一样，对病人造成极大的危害。

调补一定要根据病人的个体情况采用循序渐进的方式进行，不能急功近利。即使是适合个体情况的药物、食物，也要适可而止，不然就会犯太过的错误。

（三）癌症与饮食的关系

1. 易引发癌症的食物 只有极少数食物其本身就含有致癌物质。一般情况下，食物是因加工、运输、储藏不当，或在体内代谢过程中才产生某些致癌物质的。平时应尽量少食这类食物，癌症患者则应忌食。现已证实下列食物与致癌有关：腌制品、熏制品、烤制品、用反复使用过多次的油煎炸出的食物、霉变的食物。

2. 癌症患者康复期的基本饮食 癌症患者在康复期需要摄取一定的蛋白质、脂肪、碳水化合物、维生素及矿物质。

蛋白质是机体组织生长和修复所必需的物质，它主要来源于鱼类、肉类、蛋类、豆类以及乳类等。脂肪主要来源于动物和植物。由于某些癌症的病因与高脂肪有关，因此在患病期间，若人体所需要的脂肪已补充足够，即无需再另外补充。碳水化合物是机体能量的重要来源，主要指米面类食物。维生素及矿物质主要参与机体的新陈代谢，大都存在于蔬菜、水果当中。在豆类、肉类及蘑菇、黄花菜、木耳等食物中矿物质的含量较高。一般情况下，人体所需的维生素及矿物质在正常饮食中都能得到满足。但在患病期间，由于消耗增加，进食量减少，可造成维生素及矿物质的相对不足。所以，可选择性地补充一些。

3. 癌症患者的饮食宜忌 食物有可食性与营养性两个特点。一个健康人，应尽可能地杂食，勿太过偏食某些食物，病人则不同。食物本身有性味、功效的不同，"若得宜则益体，害则成疾"。所以，癌症患者的饮食要注意如下几个问题。

（1）食物有寒性、热性之分，人体有寒热、虚实的不同。寒证者、阳虚者要选择温性的食物，如羊肉、狗肉、红参、桂圆肉、大蒜、生姜、洋葱等，忌食寒性食物，如西瓜、马蹄等。热证者、阴虚者则相反。

（2）饮食宜忌与病情的关系：在某些情况下，要注意避免进食某些食物。如腹胀者，要少吃甜食，油腻、煎炸的食物，易产气的食物如红薯、土豆、汽水、牛奶。腹泻者，少食含大量纤维的食物，如坚果、冬菇、黄花菜等，而便秘者则要多食之。

（3）饮食宜忌与四季变化的关系：一年四季气候交替，人体要顺应这种变化，不同的季节食用不同的食物。春季万物生发，忌食发物，宜食化湿之品；夏季气候炎热，忌食辛辣，宜食寒凉之品；秋季气候干燥，忌食燥热之品，宜食质润多汁之品；冬季气候寒冷，忌食寒凉，宜食温热之品。

（4）饮食宜忌与烹调的关系：食物有其本身固有的寒热属性，但随烹调方法的不同，食物的这种属性可被改变。如蔬菜、水果大多性寒，生食、榨汁饮，多取其寒性而治热病；若用炖法，则减少了其寒凉之性；烹调时，若加入生姜、茴香、胡椒、花椒等佐料，其性可变为热性，用于治疗寒证。在使用过程中，我们还可以利用食物的功效去改变性味。如生姜止呕的功效非常好，其性辛热，可直接用于治疗寒性呕吐；用于治疗热性呕吐时，则与马蹄同煮，这就是用马蹄的寒凉制约了生姜的辛热，仅保留了生姜降逆止呕的功效。

（5）忌口与发物：忌口是指在患病期间，某些食物不宜吃，进食这些食物可加重病情。发物一般是指辛辣燥热，有刺激性的食物，进食这些食物后易化火生痰。要因人而异、因病而异、因治疗方法不同而异地去选择合适的食物，不能一概而论地去忌口，不能仅食用几种公认对癌症有较好疗效的食物，拒绝食用其他食物，这样反而会影响营养的摄取，对身体康复不利。在所有的肿瘤患者中，沈教授均告诫他们勿进食狗肉、鹅肉、生鱼、乳鸽、榴莲、芒果等。

五、肿瘤防治的注意事项

许多人听到"肿瘤"二字时，总会产生一种说不出的恐惧心理。一旦某人被发现患了肿瘤，患者本人害怕，家属害怕，甚至同事朋友都害怕，大有谈"癌"色变之势，无形之中给患者戴上了一个解不开的精神枷锁。虽然肿瘤的发病原因至今没有全部解释出来，但早在 20 世纪 60 年代，周恩来总理就指出肿瘤是一种常见病、多发病，并号召医务工作者刻苦攻坚，攻克这个严重影响、损害人类健康的疾病。

目前对肿瘤的防治，不能片面强调用某一种方法治疗。在临床实践中，我们常常见到肿瘤患者及其家属，甚至同事好友等多方打听消息，千方百计寻求治疗肿瘤的药物和食物，一旦得到某种传说中的药物和食物，就迫不及待地应用，这种"饥不择食"的防治方法是不可取的。事实上，有一部分肿瘤患者是"治疗过度"而死的，有一部分患者是惊恐过度而死的。

沈教授认为，防治肿瘤的最好方法就是群策群力、中西结合、综合治疗。具体来说有以下 8 点：

1. 应广泛开展医疗卫生知识的宣传，特别是有关于肿瘤的宣传，使人们重视自己的身体情况，能及时发现病理变化，及早诊治。

2. 一旦发现肿瘤，应及早治疗，争取根治，不要轻言放弃。

3. 肿瘤属中医学正虚邪实范畴，手术、放化疗均对身体有一定的损伤，因此要积极进行中医药的协同治疗。中医一般采取扶正治本之法，即通过扶助正气来达到调节身体阴阳平衡的目的。这就是《内经》所说的"阴平阳秘，精神乃治"。

4. 必须补充身体所需的营养。

5. 注意改善周围居住环境，改掉不良嗜好和习惯，如戒烟、少饮酒、不食腌制品。应多食新鲜水果、蔬菜、鱼肉等。

6. 重视患者的精神状态是最重要的一点。精神的好坏是起着决定性作用的。在临床中，许多病人是被肿瘤吓死的。因此医生要做好病人的心理卫生工作，而患者要采取"既来之，则安之"的态度，从容应对，积极配合医生的工作。

7. 舒畅情志，树立抗癌信心和决心。对肿瘤患者进行心理治疗，可解除患者的消极情绪，提高免疫功能。中医学也认识到情志因素是肿瘤病因的一个重要方面，心理因素在肿瘤的发生、发展及转归中起着重要作用。通过"告之以其败，语之以其善，导之以其所便，开之以其所苦"等心理疗法可改变其精神状况，充分调动患者内在的抗病积极因素，对促使患者康复、预防肿瘤复发、控制肿瘤转移具有重要意义。沈教授常常告诫，对于肿瘤患者要"攻心为上，攻病次之"，与患者建立良好的医患关系，增强患者对医生的信任感，让患者对治疗产生希望，并针对患者不同性格、家庭环境等情况，采取适当的心理疏导、安慰、暗示、移情等方法。鼓励患者勇敢面对现实，自觉接受各种治疗，并用成功的例子增强患者的信心。

8. 坚持守方，重视长期用药原则。肿瘤的发生、发展是多因素作用下的漫长过程，癌邪又极易产生气滞、血瘀、痰凝、毒聚等病理产物，并且与这些病理产物相互胶着，相互影响，导致顽固难治。所以癌邪作为一种独立的特异性病邪，有其隐蔽性、广泛的侵袭性和转移性以及黏滞和缠绵难愈的临床特点。因此，沈教授常言肿瘤的治疗时间一般较长，且难以速效，要有长期用药的思想准备，且不可急功近利，追求速效，正所谓"其来也渐，其去也缓"。中医药治疗肿瘤的优势在于对机体整体调节，使紊乱的机体内环境达到平衡状态。最终经过中医药治疗后能够改善症状，使患者瘤体缩小，生活自理，能够长期荷瘤生存，带病延年。

六、病案举例

病案一：肝癌

吴某，女，75岁。

因进行性消瘦3个月，右上腹持续性胀痛1周，于2002年12月就诊。CT示：肝右叶实质性占位性病变，约呈8.8cm×6.0cm，考虑为肝癌（巨块型）。临床诊断为：肝癌晚期（巨块型）。经西医诊治认为已无手术、介入等治疗指征，并告知患者本人及家属该病恶性程度高，病属晚期，生存期一般不超过3个月。患者放弃西医治疗，前来寻求中医治疗。诊见：神疲，消瘦，自觉右上腹持续性胀痛，夜间尤甚，纳差，口干，大便质硬难解。

体格检查：肝脏右肋下5cm可扪及，质硬，边缘钝，双下肢轻度浮肿，舌红苔少，脉弦。证属热毒伤阴气滞。治疗宜养阴清热解毒，疏肝理气。

处方：生牡蛎30克（先煎），鳖甲15克（先煎），北沙参、白芍、板蓝根、白花蛇舌草、半枝莲各30克，淮山药15克，茯苓、麦冬、枳实、鸡内金、厚朴、石斛各10克。

服7剂后，患者自觉症状好转，上腹部疼痛减轻，纳食尚可，二便调。守原方随症加减，患者至目前已存活7个月，一般情况可，生活起居正常，在保证生存质量的基础上，患者带瘤生存，延长了生命。

病案二：肺癌

余某，女，72岁。初诊日期：2006年6月20日。

患者于2006年5月15日因"发热5天，咳嗽1天"入住当地医院。

2005 年 9 月 29 日曾因发热、咳嗽住院治疗。胸部 CT 显示左上肺舌叶病灶，诊断为左上肺肺炎，予抗炎、化痰治疗后出院。2006 年 3 月 20 日复查胸部 CT，病灶未消退。2006 年 5 月 19 日，左上肺组织病理检查发现直径 1.5cm 结节，灰红，界清，符合肺低分化腺癌诊断；CEA 5.59ng/L。遂诊断为左上肺低分化腺癌。2006 年 5 月 19 日在胸腔镜辅助下行左上肺叶切除及纵隔淋巴结清除术（肺门、肺叶间及纵隔淋巴结未见癌转移），经抗炎、补液、化痰治疗后，胸部 B 超检查示左侧胸腔积液约 750ml；予抽液治疗，未诉不适；2006 年 6 月 15 日出院，之后在沈教授门诊治疗，未服用其他药物。刻诊：咳嗽，痰多，色偏黄；纳呆，二便正常；舌红，苔腻，脉弦细。

患者多脏腑功能失调，邪实正虚，其中邪实主要在于痰热犯肺，正虚主要为术后气血阴液耗伤严重，方以养胃方合千金苇茎汤加减。

处方：鳖甲 15 克，北沙参 30 克，麦冬 10 克，茯苓 15 克，鸡内金 10 克，谷芽 30 克，苇茎 30 克，薏苡仁 30 克，冬瓜仁 30 克，桃仁 10 克，法半夏 10 克，陈皮 10 克，桔梗 5 克，浙贝母 10 克，白花蛇舌草 30 克，7 剂，每日 1 剂，水煎，早晚分服。

2006 年 6 月 27 日二诊：咳嗽有所缓解，痰量减少；纳食改善；舌红，苔少，脉弦细。舌红、苔少、脉细，皆术后阴伤使然，上方加石斛 10 克。

之后在上方基础上加减用药。2008 年 4 月，患者邪实明显缓解，治疗重点转向扶正，加黄芪、白术之类；2009 年 5 月起，患者服药频率改为两日一剂；2009 年 9 月起停服中药；2010 年 5 月 14 日，患者一般情况良好，未发现异常指标；2010 年 10 月 23 日随访，患者自述无明显不适。

按：本例患者因胃脘胀不明显，且为防止药多性杂，故去养胃方中的厚朴、砂仁；手术刚过，癌毒余留，故加白花蛇舌草。

病案三：鼻咽癌

区某，女，53 岁。

2003 年 6 月因患鼻咽癌（低分化鳞癌）在外院接受钴 -60 放射治疗，共 18 次。放疗期间出现口干、咽痛、低热、乏力、纳差，逐渐消瘦，间歇性腹泻，每日 2～8 次，查白细胞总数降至 $2.3 \times 10^9/L$，因无法进行第二次放疗，于 2003 年 9 月初入住本院，并请中医科会诊，除上述症状外，尚见舌红，苔灰黑厚腻，脉弦细。

沈教授以经验方"养胃方"加减：鳖甲 15 克（先煎），北沙参 30 克，麦冬15克，茯苓15克，厚朴10克，石斛10克，砂仁10克（后下），山药15克，黄芪30克，扁豆花10克，鸡内金10克，谷芽30克，生姜3片（后下）。

上方加减治疗20余日后，白细胞升至 8.1×10^9/L，并进行第二次放疗。在整个放疗过程中患者一直服用养胃方，适当加减，白细胞总数稳定在正常范围，同年10月中旬检查鼻咽部表面光滑，放疗结束出院。因患者仍见上述一些症状，故坚持每日服用上方，半年后口干无津症状缓解，舌淡红，苔薄白，其余症状逐渐消失。6年多来，坚持服上述中药，未再进行放疗，每3个月定期复查，未见异常。

病案四：乳腺癌

患者，女，54岁，2009年3月12日就诊。

9年前发现右乳房有肿块，于外院行右乳腺癌根治术，术后未行放、化疗，1年后发现右颈部淋巴结肿块，手术切除，2007年左颈、右腋下淋巴结肿大，手术切除，病理为转移腺癌，继行放疗。就诊时，患者左颈部，双上肢肿胀、麻木、硬痛，左侧乳房亦肿胀作痛，上肢活动后肿胀更甚，心烦易怒，夜寐不安，口苦口干，乏力，纳呆，舌红苔薄黄，脉细弱数。

沈教授方以柴胡10克，郁金10克，白花蛇舌草30克，半枝莲20克，鳖甲10克，党参20克，白术10克，茯苓10克，薏苡仁20克，白芍20克，炒酸枣仁20克，甘草5克，蜈蚣2条（研冲），水煎服，每日1剂。服药15剂后复诊，颈肩部，上肢肿胀疼痛减轻，于原方加丹参10克继服，效好，后一直随症加减服用，疗效明显。

病案五：肝癌

患者，女，41岁，2005年5月17日就诊。

主诉：口干，偶有口苦半年。

现病史：2005年1月患者因肝左外叶肝癌行消融术后复查：①肝S2、S3段病变，未见明显血供；②肝S8两病灶，考虑肝癌子灶；③肝S5、S6段交界处，S7血管瘤与前片所见相仿；④脾脏增大；⑤左肾两个小囊肿。血象：肝功能（生化）九项，基本正常。AFP ＜ 20μg/L。睡眠差，很难入睡。胃纳可，二便调。舌红苔薄，脉细。

既往史：乙肝20年。

过敏史：无。

体格检查：腹软平坦，无青筋暴露，可见蜘蛛痣，肝区压痛，剑突下两横指，脾大质软。

辅助检查：肝左外叶肝癌行消融术后复查：①肝 S2、S3 段病变，未见明显血供；②肝 S8 两病灶，考虑肝癌子灶；③肝 S5、S6 段交界处，S7 血管瘤与前片所见相仿；④脾脏增大；⑤左肾两个小囊肿。

西医诊断：肝癌消融术后；肾囊肿；肝血管瘤。

中医诊断：积聚（气虚血瘀证）。

治法：益气养阴，化瘀通络。

处方：鳖甲 15 克（先煎），生牡蛎 30 克，北沙参 30 克，麦冬 15 克，茯苓 10 克，淮山药 15 克，厚朴 10 克，砂仁 10 克（后下），石斛 10 克，夜交藤 30 克，制首乌 10 克，知母 10 克，鸡内金 10 克，生谷芽 30 克，10 剂，水煎服，每剂早晚分两次温服。

2005 年 6 月 9 日二诊：一般情况尚好，B 超所示无异常变化。近日有头痛，鼻塞，咳嗽，微恶寒，疲乏无力。舌红苔薄，脉弦细。

西医诊断：肝癌消融术后；肾囊肿；肝血管瘤；上呼吸道感染。

中医诊断：积聚（气虚血瘀证）伴外感。

治疗原则：疏风解表，益气养阴，化瘀通络。

处方：

①柴胡 10 克，黄芩 10 克，钩藤 15 克，薄荷 5 克（后下），桔梗 5 克，浙贝母 10 克，牛蒡子 10 克，荆芥 10 克，防风 10 克，甘草 5 克，2 剂，水煎服，早晚分两次温服。

②鳖甲 15 克（先煎），北沙参 30 克，麦冬 15 克，茯苓 10 克，淮山药 15 克，厚朴 10 克，砂仁 10 克（后下），丹参 15 克，白芍 30 克，赤芍 15 克，夜交藤 30 克，鸡内金 10 克，生谷芽 30 克，10 剂，水煎服，每剂早晚分两次温服。以后陆续往返门诊随诊，坚持中医药调理。

三诊至二十二诊：治疗基本不变。

2008 年 11 月 18 日二十三诊：病情稳定，睡眠不宁，舌红苔薄，脉细。诊断治则同前。处方：鳖甲 15 克（先煎），北沙参 30 克，麦冬 15 克，厚朴 10 克，茯苓 15 克，三棱 10 克，莪术 10 克，白花蛇舌草 30 克，半枝莲 30 克，砂仁 10 克（后下），丹参 15 克，半枝莲 30 克，赤芍 15 克，桑椹子 15 克，夜交藤 30 克，远志 5 克，知母 10 克，7 剂，水煎服，每剂早晚分两次温服。医嘱：如果胃口差，加鸡内金 10 克、谷芽 30 克。

2009 年 2 月 13 日二十四诊：无特殊变化。右下腹胀，多梦，舌红苔薄有瘀斑，脉弦细。AFP：877.80μg/L（0.00～10.9）。诊断治则同前，守上方加槟榔 10 克、白茅根 20 克，7 剂，水煎服，每剂早晚分两次温服。

2011 年 2 月 22 日二十五诊：一般情况正常，常咬牙。舌红苔薄，脉细。AFP 正常范围。诊断治则同前，处方：石斛 10 克，鳖甲 15 克（先煎），北沙参 30 克，麦冬 15 克，茯苓 15 克，桔梗 5 克，浙贝 10 克，旱莲草 30 克，赤芍 15 克，莪术 15 克，白花蛇舌草 30 克，半枝莲 30 克，丹参 15 克，白芍 30 克，7 剂水煎服，每剂早晚分两次温服。

2014 年 3 月 21 日二十六诊：2013 年 9 月出现月经时断时续，伴睡眠差，右乳腺肿物诊断为纤维囊性乳腺病；舌红苔薄，脉沉细。中医诊断：月经不调（肝郁脾虚型），治以疏肝健脾兼清热。处方：丹皮 10 克，栀子 10 克，柴胡 10 克，生地 15 克，赤芍 15 克，丹参 15 克，茯苓 10 克，白术 10 克，夜交藤 30 克，石斛 10 克；7 剂水煎服，每剂早晚分两次温服。

2015 年 6 月 2 日二十七诊：腹胀，矢气多，睡差，停经 3 个月。外院检查 AFP：15μg/L（0.00～20.0）；6 月 2 日复查 AFP：10.41μg/L（0.00～20.0）；舌红苔白，脉弦细。诊断治则：同前。处方：石斛 10 克，鳖甲 15 克（先煎），北沙参 30 克，麦冬 15 克，茯神 15 克，三棱 10 克，莪术 15 克，白花蛇舌草 30 克，半枝莲 30 克，白芍 30 克，知母 10 克，雪莲 1 包，7 剂，水煎服，每剂早晚分两次温服。

按：沈教授临证常用上方加减治疗肝癌，经过近 3 年的间断性服药，于 2008 年病情相对稳定，2011 年 2 月 AFP 降至正常范围内，到 2015 年 6 月门诊检查基本治愈。体会到中西医结合治疗肝癌的疗效令人振奋，沈教授益气养阴抗病毒为原则，随症运用活血化瘀和健脾养胃的药物，收到神效，实为难得的临证验案。

病案六：鼻咽癌

石某，男，51 岁，2013 年 4 月 17 日初诊。

主诉：放化疗后头痛头晕 9 年，加重 1 年。

现病史：患者 9 年前因鼻咽癌，放化疗后头痛头晕，血压 112/73mmHg，现口服思考林（每天 3 次，每次 0.2g），口干口渴，脉滑数，舌淡红少无苔，余正常。

既往史：鼻咽癌（2004 年）9 年。

过敏史：无。

体格检查：慢病面容，面色苍白，神清，语言不利，形体消瘦，全身皮肤巩膜无黄染，心肺未见异常，腹平软，全腹未扪及包块，右上腹轻压痛，无反跳痛，肝、脾肋下未及，墨菲氏征阴性，肝肾区无叩击痛，移动性浊音阴性，肠鸣音正常。辅助检查：2013 年 3 月 29 日，中山大学肿瘤医院鼻咽部，颈部 MR 平扫＋增强提示：鼻咽左侧壁，左侧咽旁及左侧鼻腔、蝶窦软组织，较前范围缩小，颅底骨质破坏，大致同前。右侧上颌窦前外缘癌性病灶，大致同前，考虑良性病变可能大。双侧咽后小淋巴结，大致同前，鼻窦炎及乳突炎，左侧颞叶放射性脑损伤，大致同前。

西医诊断：鼻咽癌放化疗术后。

中医诊断：头痛（气阴两虚证）。

治法：益气养阴止痛。

处方：玄参 20 克，生地、麦冬、桔梗、浙贝、法半夏、陈皮、茯苓、川芎、蔓荆子、藁本、沙参各 15 克，白芷 10 克，元胡 15 克，甘草 5 克，辛夷（包煎）、苍耳子各 10 克，5 剂，水煎服。

2013 年 4 月 24 日复诊：头痛减轻，无口干口渴，大便软不成形，饮食一般，舌淡苔薄白，脉沉。上方去元胡，加西洋参 10 克，7 剂，水煎服。

心得体会：鼻咽癌放化疗后，针对局部和全身的毒副作用，沈教授进行了中医辨证辨病治疗，总体为养阴益气为主导，增液汤加减，同时用二陈汤加减化痰健脾防止肿瘤复发，收到满意的疗效。

（谭金华）

◎第二节　沈英森治疗肺系疾病的经验

肺居胸中，上通喉咙，开窍于鼻，主要生理功能为肺主气，主宣发、肃降，司呼吸，通调水道，朝百脉，主治节。肺之本脏病多因外感六淫、饮食不当、情志所伤、久病体虚所致，实者为邪阻于肺，肺失宣肃，升降不利；虚者由于肺脏气阴不足，肺不主气而升降无权。又因肺有通调水道、助心治节，脾为肺之母，肝肺升降相因，肺肾金水相生，因此临床上常相兼为病，如水气凌心、肺脾气虚、肝火犯肺、肺肾阴虚等。因此《内经》云："五藏六府皆令人咳，非独肺也。"并记载有心咳、肝咳、肾咳、膀胱咳等之说。

一、原则

（一）整体观念，注重脏腑间的联系

沈教授在诊治肺系疾病过程中强调中医整体观念，他认为：脏腑是构成人体的一个有密切联系的整体，五脏之间有生克乘侮的关系，脏腑之间有互为表里的联系，因此肺病可以影响他脏，他脏有病也可影响到肺，所以肺系的病变，不仅要考虑肺脏的病理变化，还要注意脏与脏、脏与腑间的联系和影响，以及有无其他脏腑兼证，所以在进行肺系疾病的诊治过程要从整体观念出发，只有这样才能把握肺系病的本证，掌握病变的全局以及肺系疾病变化规律，提高疗效。

1. 肺脏独病　此类疾病多见于平素体健无基础疾病者，常为感受外感六淫病邪，属邪气客肺，肺气不通，宣降失调所致，发为咳喘。肺主皮毛，开窍于鼻，通于天气。外邪从口鼻、皮毛入侵，束缚卫表，则肺气宣发功能受阻。肺主气，司呼吸，主宣发和肃降。宣发则呼出浊气，上布津气，肃降则吸入清气，清洁气道，通调水道，无宣则无降。所以肺的病理表现主要是外邪袭肺、肺失宣降之证。卫气内郁则恶寒发热；肺气不通，宣降不利，肺气上逆常表现为鼻塞、咽痛、咳嗽甚则喘息等；津液不布，则无汗、流涕、咳痰。

治疗过程应注重肺气之宣降，使邪有出路，又不致损伤肺气。

沈教授善用止嗽散加减化裁治疗此类疾病，并勤求古训，善用对药，宣散与肃降同用，一升一降，以不变应万变。若疏风散寒多用荆芥与防风；恶寒发热，加柴胡与黄芩；辛凉解表多用薄荷与钩藤、桑叶与菊花；身热偏重，加银花与连翘；疏风润燥多用桑叶与杏仁、北沙参与麦冬、石斛与玉竹；盛夏感暑多用藿香与佩兰、厚朴与扁豆；哮喘发作多用射干与麻黄解除支气管平滑肌痉挛、地龙与蝉衣抗敏解痉；风热乳蛾、外感喉痹、咽红声嘶多入蝉衣和牛蒡子、芦根与板蓝根；鼻塞不利多用辛夷与苍耳子；肠胃不适，夹食夹滞者则加鸡内金与生谷芽；脏腑同病而大便秘结者用厚朴与杏仁通下釜底抽薪；清肺肃降多用前胡与枳壳。

2. 心肺同病　肺主气，司呼吸，朝百脉，主治节，肺将全身血液汇聚于肺，然后敷布全身。宗气积于胸中，上走息道以助呼吸，贯通心脉以助血行。由此可见，肺助心行血的作用是通过宗气来实现的，肺气有贯通心脉的作用，百脉又朝会于肺。肺主气，心主血，肺与心在生理或病理上的密切关系，主要反映在气和血的关系上，肺气壅塞可导致心的血脉运行不利，甚至血脉瘀滞，出现心悸，胸闷，唇青舌紫等症状；心气虚，心阳不振，心的血脉运行不畅，也能影响肺气的宣通，而出现咳嗽，气喘等症状。临证常见疾病如肺气肿、肺心病、支气管扩张、肺癌等，可见胸膈闷痛、面色晦暗、唇舌紫黯、或痰中夹有暗色血块、口干不欲饮水、舌质黯红、脉细涩或弦滑、舌下瘀筋增粗等。痰瘀胶结，脏腑虚损，本虚标实互为因果，形成恶性循环，则病程缠绵难愈。

　　沈教授指出：此类疾病的治疗关键在于益气温阳、化痰消瘀。病者见咳喘、胸闷气短，又伴有心慌、自汗、少气懒言等肺心气虚明显时常在宣肺平喘化痰基础上加用黄芪、党参等补肺心之气以益气行血。《血证论》曰："须知痰水之壅，由瘀血使然，但去瘀血，则痰水自消。"沈教授认为治痰要活血。血活则痰化，在久病缠绵之痰瘀互阻疾病治疗中，除用祛痰之品外，再配以活血化瘀、软坚散结之药，如丹参与郁金、川芎与桃仁、当归与赤芍、鳖甲与生牡蛎等，起到疏通肺络、血和气顺、痰化瘀消之效。现代药理研究亦证实，活血化瘀类药物可降低肺动脉压，减少心肌耗氧量，改善肺的血运状态，降低肺血管阻力，能改善微循环，降低毛细血管通透性，对促进炎症吸收起到重要作用。从而达到改善心肺功能的作用。

　　3. 肺脾同病　脾为气血生化之源，肺所需之津气，要靠脾运化水谷精微来供应，故脾能助肺益气。脾主运化水谷，肺主通调水道。人体的津液由脾上输于肺，再通过肺的宣发和肃降而布散至周身及下输膀胱。脾之运化水谷，赖肺气宣降的协助，而肺的宣降又靠脾之运化以滋助，若脾失健运，则水液停聚，酿湿生痰，犯肺上逆而为咳痰喘等症，所以有"肺为贮痰之器，脾为生痰之源"的说法，若肺气久虚，精气不布，必致脾气虚弱，故临床上肺脾俱病者常出现咳嗽、痰多稀白、食少、便溏、消瘦、懒言等证候。

　　对于此类病患，沈教授明确提出治疗要注重培土生金，常用六君子汤加味治疗，若脾虚便溏明显者则予参苓白术散加减，痰多脾虚不明显者则予二陈汤合三子养亲汤加减。此即是《慎斋遗书》所说"扶脾即所以保肺，土能生金也"。

4. 肝肺同病 肝主升发，肺主肃降，肝升肺降则气机调畅，气血上下贯通，所以二者的关系，主要表现在人体气血的升降运行上。肝与肺以经络相连，肝经循行，"其支者，复从肝别贯膈，上注肺"（《灵枢·经脉》）。肺居膈上，其位最高，为五脏六腑之华盖，其气以清肃下降为顺；肝位居下，主疏泄，调畅气机，其经脉由下而上，贯膈注于肺，其气升发而上。因此肝主疏泄联系着全身的气机变化，在维持肺气的宣发肃降、情绪调节等方面起着重要的作用。肝胆同属木，互为表里，肺属金，金克木，胆与肺以经络相连，因此胆与肺也有着密切的关系。若肝胆之气郁结，气郁化火，循经上行，灼肺伤津，影响肺之宣肃，形成肝火犯肺之证而出现咳嗽咽干，咳引胁痛，甚或咯血等。反之，肺失清肃，燥热下行，灼伤肝肾之阴，使肝失调达，疏泄不利，则在咳嗽同时，还可以出现胸胁引痛，胀满，头晕，头痛，面红目赤等症。

治疗此类疾病，沈教授常予泻白散加山栀、丹皮、黄芩、青蒿、钩藤入肝胆、清热泻火，或者合用黛蛤散等。当今社会由于经济快速发展，人们的工作节奏加快，伴随而来生活压力逐渐增大，日久则精神情志抑郁，郁而化热，容易诱发本病。故沈教授临证常加以精神疏导及劝告患者适当进行户外运动。

5. 肺肾同病 肺居上焦，为五脏之华盖，主通调水道，为水之上源。肾居下焦，属阴，主水，司膀胱之开阖，为一身阳气之根本。肺肾相互合作，共同完成正常的水液代谢。肺肾两脏在调节水液代谢中，肾主水液的功能居于重要地位，所以有"其本在肾，其标在肺"之说。同时肺为气之主，肾为气之根，因此只有肾的精气充沛，吸入之气，经过肺的肃降，才能使之下归于肾，肺肾互相配合共同完成呼吸的生理活动。肾为五脏之本，内寓元阴元阳，藏先天之精，为生命活动的物质基础。肾属水，肺属金，金水有相生之理。肾之阳气充足，则气化功能正常，通过三焦将肾中精气输送至全身，濡养和温煦各个脏腑组织。若先天禀赋不足，或肺病久治不愈，肾阳亏虚，阳不化水，水液内停而水肿；水泛为痰，水饮犯肺则咳喘；若肾阴亏虚，虚火上炎，亦可导致肺阴不足而见咯血、干咳少痰；若肾气不足，摄纳无权，气浮于上而致肾失摄纳，均会出现气短喘促，呼多吸少，动则尤甚等症。

沈教授在论治慢性肺系疾病辨证分析和处方用药时，注重肺肾的关系。

他认为肾为先天之本，内存真阴真阳，是各脏阴阳之根本，肺肾母子关系，两者相生相用，慢性肺系疾病患者肺之气阴耗损，久则肾亦受损，肾阴亏虚，肺失濡养则临床常出现干咳、痰少难咯或痰中带血、气喘气急、胸闷气短、腰酸膝软、神疲乏力、五心烦热等症。

治疗上通过金水相生法治疗，常用《景岳全书》金水六君煎加减治疗，对肺肾气阴两虚、痰湿内阻的咳嗽、气喘疗效显著。若表现为咳喘、张口抬肩、鼻翼煽动，不能平卧，夜间喘促尤甚，下肢凹陷性水肿，痰多白稀，小便不利，脉沉等肾阳虚衰，肺失宣降者则常以真武汤为主方，温阳利水、降逆平喘，或用金水六君煎加桂、附温肾壮阳、驱散阴霾寒水，或加麻黄、苏子、白芥子、细辛等宣肺降气散寒。

（二）三因制宜

此外，沈教授在诊治肺系疾病过程中还重视因时、因地、因人制宜。

比如春季阳气渐开，厥阴行令，风夹温也，人体易感受风温之邪而发病。据《温病条辨》卷一："凡病温者，始于上焦，在手太阴。""手太阴风温，但咳，身不甚热，微渴者，辛凉轻剂桑菊饮主之。"因此沈教授对此类疾病常予桑菊饮投之。同时，沈教授认为，在五行之中，肝与春气相通应，春季之为病，易动肝火而耗伤阴液，因此，治疗常在桑菊饮的基础上常加黄芩、青蒿、钩藤入肝胆、清热泻火，并重用芦根生津止渴，防止热病伤津，随证酌加贝母、瓜蒌皮清热化痰。

又如岭南地区地势低卑，濒海傍水，气候炎热，雨量充沛，长夏无冬，潮湿之气常盛，故常见湿浊、湿热、火热之邪为患。沈教授多年临证发现，岭南人长期处在炎热、潮湿的气候环境中，热盛伤津，腠理疏松，汗出过多，气随汗脱，阴液亏损，气阴两伤，故岭南人常见气阴不足的体质；气虚阴津失于固摄，阴津亏耗日久累及于肾，又易导致肾阴亏虚的体质。肾阴亏虚，阴虚火旺，虚火上扰的体质患者易患慢性咽炎。《灵枢·经脉》云："肾足少阴之脉，是主肾所生病者，咽肿上气，嗌干而痛。"且"肾足少阴之脉……循喉咙，挟舌本。"《疡医大全》云："肾水不能上润咽喉，故其病也。"肾不足，不能濡养咽喉，虚火循经上炎，久则导致本病的发生。沈教授认为，由于慢性咽炎反复发作，日久不愈，进而耗伤人体阴液，阴虚阳亢，虚火上炎，形成恶性循环，导致本病迁延难愈。因此肾阴亏虚、虚火上扰为本病基本病机，故临证当滋阴与清热并举。本病的治疗原则为急则治标，缓则图本。急性发作期应以疏风清热、解毒利咽为治法，多采用银翘散为基本方；慢性缓解期以滋阴降火，兼以利咽为治法，沈教授自创滋阴降火利咽方，施治患者，每获佳效。滋阴降火利咽方以知柏地黄丸为基础进行加减，取其滋阴降火之意，以知母、黄柏、生地黄为君药，滋阴降火；臣以麦冬、沙参助君药养阴生津；佐以玄参、青果利咽解毒，兼以清热生津，并以桔梗、浙贝母清热化痰。全方共奏滋阴降火、利咽解毒之功效。

再如治疗子嗽，沈教授认为妊娠时阴血下聚养胎，肾水不足，肾之阴阳平衡失调，则肾火妄动，火炎而胎必动，同时随着胎体渐长，将导致气机之升降失调，则肺失其宣发肃降，上逆而咳。正如《校注妇人良方》所言："嗽久不愈者，多因脾土虚而不能生肺气，而腠理不密，以致外邪复感，或因肺气虚不能生水，以致阴火上炎所致，治法当壮土金，活肾水为善。"因此沈教授在临床治疗妊娠咳嗽时特别强调应注意兼顾健脾益肾以固护胎元。尤其是在妊娠的前三个月更应格外重视，沈教授临证善用的药物为茯苓、白术、黄芩、杜仲、砂仁、麦芽、谷芽等。

综上所述，由于肺脏具有通调水道、助心治节，脾为肺母，肝肺升降相因，金水相生等生理特性，因此临床上除肺脏独病之外，常可见各脏腑相兼为病，沈教授在诊治肺系疾病过程中充分把握中医整体观念，注重脏腑辨证和三因制宜，在考虑肺脏病理变化的同时关注脏与脏、脏与腑间的联系和影响，明辨有无他脏兼证，掌握病变的全局，并根据岭南气候特点、岭南人体质特点灵活施治，疗效显著。

二、治疗特色

（一）解表与宣肃并举

肺系疾病的病因外有感受六淫病邪，内有其他脏腑邪气相干。但不论外感内伤，总属邪气客肺，肺气不通，宣降失调所致。肺主皮毛，开窍于鼻，通于天气。外邪从口鼻、皮毛入侵，束缚卫表，则肺气宣发功能受阻。肺主气，司呼吸，主宣发和肃降。宣发则呼出浊气，上布津气，肃降则吸入清气，清洁气道，通调水道，无宣则无降。所以肺的病理表现主要是外邪袭肺、肺失宣降之证。卫气内郁则恶寒发热；肺气不通，宣降不利，肺气上逆常表现为鼻塞、咽痛、咳嗽甚则喘息等；津液不布，则无汗、流涕、咳痰。肺气宜宣宜降，所以解表能开泄肌腠、逐邪外出，宣肃同用止咳平喘，相得益彰，使邪有出路，又不致损伤肺气。

沈教授认为因外邪寒热性质不同，此证分为风寒型、风热型、风燥型、暑湿型。治外因咳嗽，如上呼吸道感染、支气管炎、肺炎、流感等所致，基本方用止嗽散加减。止嗽散出自《医学心悟》，药用荆芥、桔梗、陈皮、紫菀、百部、白前、甘草。功能止嗽化痰、宣肺解表。药理测试谓止嗽散有镇咳、祛痰、抗病原微生物、抗炎、解热等作用。

沈教授十分重视肺系疾病的用药，药性气味必求轻薄、灵动之品以达疏解宣畅之功。正如吴鞠通曰："治上焦如羽，非轻不举。"使用时以遍身漐漐微似有汗为佳，无发热者不必求汗。切忌在邪气未清时投以大剂养阴润肺或收敛之品，《医宗必读》亦告诫："大抵治表者，药不宜静，静则留连不解，变生他病，故忌寒凉收涩。治内者，药不宜动。"所谓"静"，一般指药物质重、味厚、滋腻、收涩者而言。

（二）化痰消瘀，巧在变通

六淫外邪，易侵袭肺卫，日久肺气受损，子盗母气，致脾失健运，脾胃升降失常，水谷不能化为精微上输于肺，谷反为滞，津反为湿，水湿内停，痰浊内生，深伏于肺，阻遏肺气，故"脾为生痰之源，肺为贮痰之器"；又肺朝百脉，主生成宗气，宗气贯心脉而行气血，若痰浊蕴肺，肺气郁滞，血行不利，积而为瘀，而致痰瘀互结。临证常见疾病如肺气肿、肺心病、支气管扩张、肺癌等，可见胸膈闷痛、面色晦暗、唇舌紫黯、或痰中夹有暗色血块、口干不欲饮水、舌质黯红、脉细涩或弦滑、舌下络脉增粗等。痰瘀胶结，脏腑虚损，本虚标实互为因果，形成恶性循环，则病程缠绵难愈。故化痰消瘀是治疗肺系疾病的关键，巧在变通。

沈教授认为，若因痰而致的肺系疾病，抓住了祛痰这一中心环节，实质上也就是抓住了疾病的本质。沈教授注重把痰的色、质、量以及咯出的难易作为辨证的客观依据。化痰方药自有特色：第一，咳喘痰量多，色白或带灰色，咯吐爽利，痰出喘减，治宜燥湿化痰，用二陈汤、三子养亲汤加减。其中二陈汤君药为半夏，取其辛温性燥，善能燥湿化痰，且可降逆和胃；三子养亲汤用苏子、白芥子、莱菔子降气化痰止咳。第二，咳喘胸闷，咳声重浊，咯白黏腻或淡黄色痰，晨起为甚，口干而黏，不欲饮水，治宜宣化湿痰、淡渗泻热，用三仁汤加减。方中杏仁宣利上焦肺气，盖肺主一生之气，气化湿亦化；白蔻仁芳香化湿、行气宽中；苡仁甘淡性寒，渗湿而健脾。诸药相合，宣上、畅中、渗下，使湿浊上通下泻，三焦分清，痰湿得以宣化通利而解；若兼有湿着腰痛者则合四妙汤加减疗效更佳。第三，咳喘痰色黄量多，质黏稠难咯，甚则咯吐大量腥臭脓痰，治宜清热化痰，用泻白散或千金苇茎汤化裁加减。药用桑白皮与地骨皮、黄芩与瓜蒌皮清泄肺热，浙贝与桔梗祛痰止咳，或加苡仁、冬瓜仁、桃仁兼加鱼腥草、银花、蒲公英、猫爪草等加强清化痰热之力。第四、咳喘痰质清稀，色白量多呈泡沫，夜间为甚，治宜温肺化痰，则遵从《金匮要略》"病痰饮者，当以温药和之"之法，方为小青龙汤加减。药用干姜与细辛、麻黄与桂枝等，伍以紫菀与款冬、百部与甘草等温润止咳药，辛温以行痰，润肺以肃肺。

《血证论》曰："须知痰水之壅，由瘀血使然，但去瘀血，则痰水自消。"沈教授认为治痰要活血。血活则痰化，在久病缠绵之痰瘀互阻疾病治疗中，除用祛痰之品外，再配以活血化瘀、软坚散结之药，如丹参与郁金、川芎与桃仁、当归与赤芍、鳖甲与生牡蛎等，起到疏通肺络、血和气顺、痰化瘀消之效。现代药理研究亦证实，活血化瘀类药物可降低肺动脉压，减少心肌耗氧量，改善肺的血运状态，降低肺血管阻力，能改善微循环，降低毛细血管通透性，对促进炎症吸收起到重要作用。从而达到改善心肺功能的作用。

（三）补肺善用益气滋阴

沈教授在长期的临床实践中形成了自己的学术风格，在论治肺系疾病辨证分析和处方用药时，处处留意脾胃。"内伤脾胃，百病由生"，脾为后天之本，气血生化之源。脾为肺之母，子病及母，遂致肺脾同病，脾失散精则肺气乃绝。脾胃虚弱，水谷不能化生精微，肾精不得充养，后天不养先天，先天则涸。肾为先天之本，内存真阴真阳，是各脏阴阳之根本，肺肾母子关系，两者相生相用，肺之气阴耗损，久则肾亦受损，肾阴可滋肺阴。脾胃不足，肾阴亏虚，肺失濡养则临床常出现干咳、痰少难咯或痰中带血、气喘气急、胸闷气短、腰酸膝软、神疲乏力、五心烦热等症。因此沈教授在论治肺系疾病时特别注意肺脾肾三脏，通过培土生金法、金水相生法治疗，常用《景岳全书》金水六君煎和自创养胃合剂加减治疗，以补之、滋之、利之、敛之立法，对气阴两虚的咳嗽、气喘疗效显著。药取党参、白术、茯苓、淮山药、扁豆、砂仁、炙甘草健脾益肺，北沙参、麦冬、知母、石斛、熟地、当归滋阴养血，桑白皮、杏仁肃利肺气，鸡内金、生谷芽消食导滞，乌梅收敛肺气。若低热不退多加青蒿与地骨皮；若痰中带血加白茅根与藕节；咳喘痰多用法夏与陈皮、浙贝与桔梗。诸药配合使用共奏培土生金、金水相生功效。

三、治疗咳、喘、喉痹的独特经验

（一）治疗咳嗽经验

咳嗽既是肺系病变中的一个症状，又是独立的一种疾患，在临床上极为常见，其病因复杂多样，病机千变万化，临床表现千差万别，病情易迁延反复。沈教授在多年临证中，讲求崇尚经典，辨证论治，三因制宜，抓主要矛盾，对常见病、多发病辨证精确，药到病除。

1. 治疗特色

（1）"辨证求本，三因制宜"的原则

1）因地制宜：桑杏汤是《温病条辨》治疗秋感温燥而咳嗽的代表方剂，方中以辛凉芳香之桑叶，辛苦而润之杏仁共为君药，具有宣利肺气、透邪外出之功。本病患者发病虽在冬季，但结合岭南地区冬季降雨量少、气温偏高的气候特点，燥邪致病仍以温燥为主，患者发热过后出现口干咽燥，乃温热之邪耗伤体内阴津所致，属中医外感温燥范畴，故沈教授取桑叶、杏仁清宣燥热、润燥止咳。《灵枢·脉度》云："肺气通于鼻，肺和则鼻能知臭香矣"。反之，鼻的通气功能失调也必然影响到肺的生理功能，因此，沈教授强调，在治疗该类病人时当标本兼顾，选药不仅要养阴润肺，还要注意与通鼻窍药联合应用，从而达到表里同治、治病求本的目的。

2）治病求本，肺肾同治：沈教授认为，慢性咳嗽患者多为老年人，具有慢性病程、急性发作、长期耳鸣等特征，与《景岳全书》金水六君煎治疗"肺肾虚寒，水泛为痰，或年迈阴虚，血气不足，外受风寒，咳嗽呕恶，多痰喘急等证，神效"的后一证候相符，因而选用该方为基础方。在祛痰治标的同时，配伍补肾养阴血之熟地、当归以肺肾同治。

（2）首分外感、内伤，分别施治：《内经·咳论》说："皮毛者肺之合也。皮毛先受邪气，邪气以从其合也。其寒饮食入胃，从肺脉上至于肺，则肺寒，肺寒则内外合邪因而客之，则为肺咳"。可见内伤、外感均可伤肺而引起咳嗽。清代名医程钟龄说，肺"譬若钟然，钟非叩不鸣。风寒暑湿燥火六淫之邪，自外击之则鸣。劳欲情志饮食炙煿之火，自内攻之则亦鸣。医者不去其鸣钟之具，而日磨锉其钟……钟其能保乎"。

1）外感咳嗽：肺主气，为五脏之华盖，上连喉咙，开窍于鼻。一旦遭受外邪侵袭，或从口鼻而入，或从皮毛而受，肺卫受感，于是肺气壅遏不宣，清肃之令失司，因而引起咳嗽。外感六淫中多指风、寒、热、燥之邪，由于四时气候的变化的不同，人体所感受的致病外邪亦有区别，因而临床上也就出现风寒、风热及燥热等不同咳嗽。又肺为娇脏、风为百病之长，所以在外感咳嗽诸证中，不论由于风寒、风热及燥热，多以风为先导，夹寒、热、燥等外邪侵袭肺表，发为咳嗽。

对于外感风寒咳嗽迁延日久或咳嗽寒热之象不明显者，便可用止嗽散以止嗽化痰，兼解表邪，以达到止咳不留邪的目的。止嗽散由荆芥、桔梗、百部、白前、陈皮、紫菀、甘草等组成，是清代名医程钟龄所创。程氏说："本方温润和平，不寒不热，既无攻击过当之虞，大有启门驱贼之势，是以客邪易散，肺气安宁，宜其投之有效欤！"沈教授在辨证应用止嗽散的基础上常常加上浙贝母、防风、牛蒡子以加强解表化痰之效。对于外感风热咳嗽则用桑杏汤加减治疗。

2）内伤久咳：《内经》提出"肺为咳"，如"是主肺所生病者，咳上气喘"，"肺……在变动为咳"。在咳嗽的脏腑关系中，同时又有"五脏六腑皆能令人咳，非独肺也"的论述，认为咳嗽看似病位在肺，其发病却受其他脏腑功能的影响，是脏腑功能失调的结果，脏腑功能紊乱，内生邪气犯肺，是引起咳嗽的内在原因，充分体现了中医学的整体诊病观。宋·杨士瀛《仁斋直指方》："肺出气也，肾纳气也，肾为气之本"，强调咳嗽与肾脏的关系。赵献可《医贯》说：咳嗽"治之之法，不在于肺而在于脾，不在于脾而反归于肾"。《景岳全书》云："肺为气之主，肾为气之根"，"肺主皮毛而居上焦，故邪气犯上则上焦气壅而为喘者，宜清宜破也，肾主精髓而在下焦，若真阴亏损，精不化气，则下不上交而为促，宜填之精也。"

沈教授在治疗内伤久咳伴无痰或少痰时，重视从肾论治，肺肾相关。用金水六君煎加减，临床疗效显著。金水六君煎由当归、熟地、法夏、茯苓、陈皮、炙甘草等组成。是明代名医张景岳所创。本方通过双理金水，攻补兼施达到宣肺纳肾，祛痰培本的效果。动物实验也证明，本方有良好的祛痰、改善免疫功能及肺通气功能的作用。

（3）调摄护理，未病先防：肺为人体之藩篱、肺主皮毛，肺气虚卫外不固，六淫之邪方能趁虚而入，侵犯肺卫，发为咳嗽，所谓"邪气所凑，其气必虚"。沈教授常嘱患者锻炼身体，增强体质，维护体内正气。积极消除烟尘和有害废气的危害，减少对呼吸道黏膜的刺激。在秋冬及冬春交替之时应做好预防工作，注意气候变化，预防感冒，免于受到外邪侵袭。咳嗽患者，饮食宜以清淡为主，宜多食汁多味甘类水果如苹果、桃子等，但榴莲、芒果应注意少食或不食。忌食冷、酸、辛辣香燥、炙煿肥腻，忌食鱼、虾、蟹、花生、瓜子、巧克力等食物，也不要在咳嗽期间食用补品。另外，夏季三伏贴，冬季三九贴，一阴一阳，相互配合，可疏通经脉，调节脏腑功能，达到治其本的效果，也是治疗咳嗽患者较好的选择。

病案：

谭某，男，64岁。就诊时间 2009 年 6 月 4 日。

两年来天气寒冷时反复咳嗽 2～3 个月，痰少，咽痒，气促，外院 X 线片示支气管炎，舌红有齿印，苔薄微黄，脉弦细。

方用金水六君煎加减，药用：熟地 20 克，茯苓 15 克，法夏 10 克，陈皮 10 克，炙甘草 5 克，桔梗 5 克，浙贝 10 克，钩藤 15 克（后下），黄芩 10 克，桑白皮 15 克，地骨皮 15 克。共 5 剂。

二诊同上，守上方加莱菔子 10 克，谷芽 30 克，共 7 剂。

三诊上症减，舌红苔薄，脉弦细。守 6 月 4 日方 7 剂。

按：患者年老体弱，久病咳喘，肺病及肾，致肾气虚衰，肾不纳气，金水相互影响，则咳嗽迁延日久。此为肺有伏痰，肾不纳气。治取双理金水法。拟金水六君煎加味。方中半夏配陈皮、桔梗配浙贝以加强健脾化痰之效，由于患者舌红苔薄黄，故加用黄芩、桑白皮、地骨皮以清热滋阴润肺，嘱忌食冷、酸、辛辣香燥、炙煿肥腻，忌食鱼、虾、蟹、花生、瓜子、巧克力等食物。沈教授常于患者复诊时在此方的基础上加牛蒡子、紫菀和岗梅根，临床治病每获良效。

2. 各种咳嗽的临床治疗经验

（1）肿瘤术后咳嗽：脾属土，为"后天之本"，气血生化之源，脾气健旺，运化正常，水谷精微充足，气血运化有源，则五脏六腑、四肢百骸、皮毛筋骨皆可得其滋养，肝主疏泄，调畅气机，疏利胆汁，促进脾胃对饮食的纳运功能，并有助于中焦脾胃气机升降协调。《医碥·五脏生克》说："木能疏土而脾滞以行"，"人以胃气为本"，"有胃气则生，无胃气则死"，沈教授遵张景岳"安五脏即所以调脾胃"之说，以柔肝养阴，健脾益气为法，组成经验方养胃方。因手术大伤气血，放射线性火热易耗伤气阴，化疗药又多为燥热伤阴之品，故手术、放化疗后患者咳嗽常伴有疲乏、气短、咽干口燥、大便干结、舌质黯红、苔少或无苔等气阴两虚的症状。气虚无力推动津血运行，则痰饮水湿内停、气滞血瘀，从而形成本虚标实、痰瘀互结之咳嗽。本方既清肺部热痰，又健运脾胃，同时佐以润肺止咳之药，可谓标本兼顾。沈教授自拟千金苇茎汤合养胃方加润肺止咳之药治疗癌症术后咳嗽，取得了很好的临床疗效。

病案：

张某，男56岁，右下肺癌术后放、化疗后。首诊时间2008年5月17日。

刻下症见咳嗽，咽喉有痰，痰色白，夜尿频，舌红苔黄，脉弦细。

方用养胃方合千金苇茎汤加减，药用：鳖甲15克，北沙参30克，麦冬15克，茯苓15克，桔梗5克，浙贝10克，苇茎30克，冬瓜仁30克，薏苡仁30克，石斛10克，百部10克，白前10克，法夏10克，熟地20克，紫苏子10克。共4剂。

二诊微咳，舌红苔微黄，脉弦细。守上方加牛蒡子10克，共7剂。

三诊上症减，舌苔黄腻，脉弦细。鳖甲15克，北沙参30克，麦冬15克，茯苓15克，法夏10克，陈皮10克，牛蒡子10克，桔梗5克，浙贝10克，百部10克，白前10克，紫苏子10克。共4剂。

按：本方以治瘤经验方养胃方柔肝健脾，维护人体正气，以千金苇茎汤清肺化痰、逐瘀排脓，清除体内病理产物，再加上桔梗、浙贝等润肺化痰药，对症治疗患者的伴随症状，可谓组方严谨，标本兼顾。临床用之屡屡取效。

（2）治疗秋咳经验

1）以燥立论，分内、外燥：沈教授在长期的临床实践中，结合岭南的地理环境，认为秋咳多是由燥邪所致，他认为岭南有明显的地域性特点，在他主编的《岭南中医》里引用《岭南卫生方》之说："岭南既号炎方，而又濒海，地卑而土薄。炎方土薄，故阳燠之气常泄；濒海地卑，故阴湿之气常盛。"因此，认为岭南多病温湿。燥为秋之主气，因为天气不断地敛收，空中的水分减少，对万物的濡润不及，因而出现秋凉劲急干燥的气候。燥邪感人，多从口鼻而入，先犯肺卫。燥邪为病又有凉燥和温燥之分，如果初秋有夏之余热，燥与温热结合而犯人体，则多为温燥；如果临冬寒之气，燥与寒邪合而犯人，则多病凉燥。内燥之生多由热盛伤津，或过用温燥之药攻伐，或因失血过多，或是由于久病、重病脏腑功能失调，精血内夺等原因所致。《素问·阴阳应象大论》谓"燥胜则干"。刘完素《素问玄机原病式》谓"诸涩枯涸，干劲皴揭，皆属于燥"。故燥邪易伤人的津液，出现阴津亏损的病变，表现出干咳少痰或痰液胶黏难咳，或痰中带血、口鼻干燥、咽干口渴、皮肤干涩皲裂、毛发不荣、小便短少、大便干结等症状。

沈教授主要是根据患者的症状和舌象来辨别内、外燥的。在临床上秋咳患者一般无明显的寒热症状，因此沈教授注重观察病人的其他症状表现，如果病人有鼻塞流涕、咳嗽咽痒、头痛且有干燥等症可辨为外燥。外燥患者又可根据舌象来辨凉燥和温燥，若舌质淡红、苔薄白、舌边尖红可辨为外感温燥；若舌质淡白、苔薄白则可辨为凉燥；如果病人干咳少痰、痰黏难咯、纳呆、少气懒言、气促而喘、腰膝酸痛且有干燥症状可辨为内燥。因此，认为外燥多为燥邪干肺，导致肺失宣降，津液不布所致；内燥多由脏腑功能失调，津液生成不足，或久病耗津太多，或误治伤津太过，导致肺失濡润而咳。故治温燥多用轻宣凉润，治凉燥宜轻宣甘润，治内燥宜调理脏腑、养阴生津润燥。

病案：

患者，男，30岁。

患者声嘶数年，咽喉不适，咳嗽痰多，口干咽痒，唇舌干燥，纳谷不香，大便稀，小便少，舌红苔黄，脉细。

诊断为燥咳，辨证为肺肾阴虚、脾失健运。

治宜滋阴润肺止咳、开音健脾祛痰。

拟方：生地黄15克，知母10克，北沙参30克，麦冬10克，桔梗5克，甘草5克，蝉蜕10克，浙贝母10克，百部10克，白前10克，鸡内金15克，生谷芽30克，日1剂，分2次服，共7剂。

二诊时，咳嗽大减，声嘶改善，口舌唇咽干燥症状减轻，纳可，舌淡红，苔薄黄。因为阴虚难补、脾虚难调，故治疗宜继续补阴健脾润肺。土为金之母，水为金之子，所以补土可以生金，滋肾可以润肺。上方去浙贝母、百部、白前，加黄芪15克、茯苓15克、淮山药15克、白术10克，继用7

剂，用法如上。

三诊时，声如常人，不咳，口中和，二便正常，舌淡红，苔薄白。随访至今未发。

2）培土生金，金水相生：沈教授在长期的临床实践中形成了自己的学术风格，在论治秋咳时很注重岭南的地理环境对疾病的影响。在辨证分析和处方用药的时候，又处处留意脾胃，认为脾胃为后天之本，它在发病的过程中具有非常重要的作用。脾胃为气血生化之源，脾胃虚弱，水谷不能化生精微，肾精不得充养，后天不养先天，先天则涸。肾中之阴精乃全身之阴，肾阴可滋肺阴脾阴不足。气血生化乏源，肾精不充，肺失濡养则肺阴亏虚，以致出现干咳、痰少难咯、咯血、五心烦热等症。脾虚不能运化水湿，则易酿生痰浊，痰浊上贮于肺，肺气壅塞上逆为咳，故有"脾为生痰之源，肺为贮痰之器"之说。由此可见，脾虚对本病的邪实和正虚两个方面均有影响：脾虚水谷不化精微，精血津液生成不足，可致全身的水液不足，肺肾阴虚发为内燥，肾气不足，则气促喘咳。因此，可以认为脾虚则百病由生。脾之与肺、肺之与肾，母子相依，母虚则不能养子，脾失散精则肺气乃绝，肺阴亏虚则肾水干涸。故沈教授在论治秋咳时特别注意肺脾肾三脏，通过培土生金法、金水相生法治疗秋咳，常用金水六君煎合香砂六君子汤加减治疗，疗效较著。

病案：

患者，男，70岁。

咳嗽、气促1周，咳痰色黄，口干皮燥，毛发枯槁，纳食差，夜服多，舌红苔薄，脉弦细。

既往有慢性支气管炎病史10余年。

辨证为肺肾气阴不足、脾气亏虚。

治以补益肺肾之阴、健脾益气为主。

方用金水六君煎合香砂六君子汤加减。药用：生地黄15克，北沙参30克，麦冬10克，当归5克，陈皮10克，法半夏10克，茯苓15克，苏子10克，党参15克，木香5克，砂仁10克，生谷芽30克，桑螵蛸10克，白蒺藜10克，共7剂。

二诊时患者咳减，纳食增，夜尿次数减少，仍有气促，舌质红，苔薄白，脉弦细。上方去木香、当归继进7剂。

三诊时患者自述症状大为减轻，咳停纳佳，稍有气促，舌质淡红，苔薄白，脉弦。药用：生地黄 15 克，北沙参 30 克，麦冬 10 克，陈皮 10 克，厚朴 10 克，砂仁 10 克，茯苓 15 克，党参 15 克，白术 10 克，淮山药 15 克，白蒺藜 10 克，莱菔子 10 克，生谷芽 30 克。7 剂善后，随访至今未复发。

3）喜用古方，多用对药：沈教授认为秋咳的发生由燥邪所致，故处方用药始终不忘养阴，同时又兼顾脾胃。沈教授在临床中常通过化裁古方，随证加减对药治疗秋咳，这一点对我们很有启发，如外感凉燥常用射干麻黄汤、杏苏散等加减，外感温燥常用银翘散、桑菊饮等加减，咳嗽日久且寒热不明显者用止嗽散加减，咳嗽兼有湿着腰痛者多用二陈汤合四妙汤加减。一般痰湿咳嗽则多用二陈汤加减，痰热咳嗽兼见胸痞者则用小陷胸汤加减，肺肾阴虚所致的咳嗽用金水六君煎加减等。加减的药物多为对药，两药相配，相得益彰。如温燥咳嗽多入桑白皮与竹茹、钩藤与薄荷、浙贝母与枇杷叶，凉燥咳嗽多入荆芥与防风、射干与麻黄、白芥子与苏子、法半夏与杏仁、白前与紫菀，燥邪伤阴多加北沙参与麦冬、石斛与玉竹，阴虚发热多加生牡蛎与鳖甲、青蒿与地骨皮、黄柏与知母，咽喉红肿不利多入牛蒡子与蝉蜕、桔梗与甘草，鼻塞不利多用辛夷与苍耳子，脾气亏虚多入党参与白术、茯苓与淮山药、厚朴与炒扁豆，脘腹痞胀多加陈皮与厚朴、木香与砂仁，脾虚湿盛多用茯苓与香薷，肺肾虚寒者入熟地黄与当归、法半夏与陈皮，肺气虚多入党参与北黄芪，肺阴虚多入百合与玄参、北沙参与麦冬、石斛与玉竹等。

（3）治疗妊娠咳嗽经验：妇女怀孕期间容易罹患感冒、咳嗽等病证，若病情进展迅速易伤精耗气甚则伤胎漏产。

《诸病源候论》第四十二卷中记载："妊娠期久嗽不已，或伴五心烦热者，称为'妊娠咳嗽'，亦名'子嗽'、'子呛'等。"《女科经纶》曰："久嗽不已，则伤胎。"由此可见孕妇久咳伤气、伤胎而致堕胎或小产，特别是在妊娠的前 3 个月最易发生。加上西药治疗妊娠咳嗽副反应多易致畸胎，而中药治疗妊娠感冒、咳嗽方面有着独特的优势，因此被越来越多的孕妇所青睐。

1）清肺宣肺润肺并举：肺的主要生理功能为主气、司呼吸，主行水，朝百脉、主治节，并具有宣发、肃降的生理特性，实现"吸之则满，呼之则虚，一呼一吸，消息自然，司清浊之运化"的功能。因肺叶娇嫩，不耐寒热，若机体正气不足，卫外不固易受外邪侵袭而致病。正如《河间六书·咳嗽论》所说："寒、温、燥、湿、风、火六气，皆令人咳嗽。"外感六淫袭人，皮毛先受，皮毛应肺，邪入肺金，则肺失宣肃，壅遏不畅，上逆而咳，故谓："一物不容，毫毛必咳"。清·沈金鳌在《妇科玉尺·卷二》更明确提出"妊娠咳嗽，名曰子咳，此胎气为病，产后自愈，不必服药。然或因外感风寒，或因火盛乘金，是又不可不治者。"以上可见妊娠咳嗽的发生发展与六淫致病息息相关。然广州地处岭南之地，有明显的地域性特点。在沈教授主编的《岭南中医》里引用《岭南卫生方》中的观点指出："岭南既号炎方，而又濒海，地卑而土薄。炎方土薄，故阳燠之气常泄；濒海地卑，故阴湿之气常盛。"故可认为岭南之地多病温湿。沈教授根据前贤"温邪上受，首先犯肺"及"凡病温者，始于上焦，在手太阴"等观点，认为妊娠咳嗽与温热之邪尤其相关。因此沈教授认为妊娠外感咳嗽以温邪为主。而在治疗妊娠咳嗽时应当顺其肺性之势，因势利导的选用清热宣肺之法。其可谓"在上者引而越之"。然而清热宣肺方药一定要质轻量小，应符合"治上焦如羽，非轻不举"的原则，如过早使用收敛止咳药物，将妨碍肺气宣发，致邪气恋卫入肺，久稽不去引起内伤久咳，恐有闭门留寇之嫌。正如《医宗必读》所言："大抵治表者药不宜静，静则留连不解，变生他病，故忌寒凉收敛。"肺为娇脏，喜润恶燥，盖金燥太过，温热之邪灼伤肺液致肺失濡润，肌肤干枯不泽，甚则肺叶萎弱不举。可谓"肺热叶焦，则皮毛虚弱气薄"。故应采用润肺之法，则炽火清，肌肤濡润有弹性。因此，沈教授根据"治肺八法"对妊娠咳嗽治疗选用清肺宣肺润肺三法。此三法治疗妊娠咳嗽使肺气宣发蒸腾凝聚之痰而消散则热退咳嗽顿已。沈教授常用药为桑叶、菊花、金银花、黄芩、连翘、芦根、薄荷、桔梗、前胡、生姜、沙参、麦冬、知母等，用以清、宣、润并重。

2）健脾益肾安胎并重：《素问·咳论》曰"五藏六府皆令人咳，非独肺也。"由此可见，咳嗽的发生不单与肺有关。若久咳不解，病程长，病情重，皆由肺病涉及脾肾引起肺脾肾三脏俱病。因肺与肾的关系为：肺为气之主，肾为气之根。肺主呼气，肾主纳气，肺的呼吸功能需要肾的纳气作用来协助。盖脾肾为先后天之本，脾为生痰之源，肺为贮痰之器。脾传输精液上输于肺，若肺的宣发肃降功能失常则易致脾运化水湿的功能异常，湿聚内生。加之肺脾肾三脏互为母子之脏，由此可见，肺与脾肾的关系密切。根据母子相生相克的关系（即"母病及子，子病犯母"），妊娠咳嗽患者肺气不足易致脾虚，若脾失健运，津液代谢障碍，水液停滞，则聚而生痰成饮，多影响肺的宣发肃降可出现喘咳痰多等临床表现。然久病皆可累及肾，妊娠咳嗽患者肺气久虚可导致肾不纳气出现动则气喘等症。若肾的精气不足，摄纳无权，气浮于上而致咳喘。根据孕妇特有的生理特点，妊娠时阴血下聚养胎，肾水不足，肾之阴阳平衡失调，则肾火妄动，火炎而胎必动，同时随着胎体渐长，将导致气机之升降失调，则肺失其宣发肃降，上逆而咳。正如《校注妇人良方》所言："嗽久不愈者，多因脾土虚而不能生肺气，而腠理不密，以致外邪复感，或因肺气虚不能生水，以致阴火上炎所致，治法当壮土金，活肾水为善。"因此沈教授在临床治疗妊娠咳嗽时特别强调应注意兼顾健脾益肾以固护胎元。尤其是在妊娠的前三个月更应格外重视。沈教授临证善用的药物为茯苓、白术、黄芩、杜仲、砂仁、麦芽、谷芽等。

3）调情志，洁饮食，节居处：人有七情之喜、怒、忧、思、悲、恐、惊。妇女怀孕期间因不适应其身体的变化和社会角色的改变。心情易波动起伏不定，遂使人体气机紊乱，脏腑气血阴阳失调致病。其中"悲则心系急，肺布叶举，而上焦不通，营卫不散……"。沈教授根据现代医疗治疗模式——社会-生理-心理模式认为，在治疗妊娠咳嗽时还应考虑孕妇的心情及情志的变化。临床诊治的过程中沈教授更是热心，耐心地与患者沟通，开导孕妇保持良好的心理状态。也正如《素问·上古天真论》所说"恬淡虚无，真气从之，精神内守，病安从来"。在饮食上沈教授常叮嘱孕妇饮食宜清淡，忌煎炸油腻、辛辣之品，以防助热生痰，忌暴饮暴食以损伤脾胃，还应注意少食过于寒凉之品，以免耗气伤津致胎动不安。妊娠期间还应当节情欲以防房劳过度而致胎漏。

病案：

林某，女，27岁，停经35周。

因咳嗽、咳痰半月余就诊。诊见：咳嗽、咳痰，痰质稠色黄，不易咳出，伴胸部疼痛，头痛，发热面红，心烦，腰酸不适，无恶心、呕吐，纳差，便秘，舌红苔薄黄，脉滑数。查体：咽红，无扁桃体肿大。

辨证属痰热犯肺。

治以清热宣肺，化痰止咳，兼顾健脾安胎。

自拟子咳方加减。处方：白术15克，黄芩10克，茯苓15克，陈皮10克，桔梗5克，浙贝母10克，钩藤6克，地骨皮15克，桑白皮15克，紫菀 10 克，甘草 5 克。服用 3 剂后，症状减轻，现咳嗽减轻，痰量减少。

沈教授常嘱临证"用药如用兵"，效不更方，更服 2 剂后诸症消失。方中黄芩、桑白皮、地骨皮、浙贝清肺宣肺降火，止咳平喘；茯苓、陈皮、甘草健脾理气和中；紫菀润肺化痰止咳平喘；钩藤本为祛风解痉，清热平肝之药，而沈教授根据《本草汇言》曰："钩藤，祛风化痰，定惊痫，安客忤"。善用钩藤治妊娠咳嗽，疗效卓然。其中白术、黄芩为安胎要药（陈修园），和以甘草兼顾清热缓急安胎。若痰火盛则加枇杷叶，法半夏、瓜蒌皮等。若腰酸不适或者久咳伤胎则加杜仲、川断、桑寄生等。此方由 11 味药组成，药性平和，寒热燥腻恰当，轻清灵动，开达上焦，直达病所，顾护胎元。以上诸药配伍深刻的体现了沈教授在治疗妊娠咳嗽上独到的见解。沈教授认为妊娠咳嗽应清肺宣肺润肺并举，兼顾健脾益肾安胎，不应忽视情志、饮食、情欲对孕妇的重要性。而且应将顾护胎元贯穿治疗妊娠咳嗽的始终，尤其是妊娠的前三月更应护胎、安胎。沈教授还强调妇女在生理上有经、带、胎、产之事，临证时应谨慎。尤其认为，上述中药对孕妇及胎儿影响的研究目前还没有循证医学的依据，因此在临床诊治过程中不能忽视中药可能潜在的影响。但如果孕妇咳嗽日久未见好转，咳嗽胸痛甚则咳而呕吐，以致影响到日常的工作或生活，临床用药也不能拘泥于此而畏惧投药。应当根据患者的临床症状，辨证施治。只要病机相符，脉证相应，随证加减自能药到病除，即所谓"观其脉证，知犯何逆，随证治之"。

（二）治疗喘证经验

喘病是一种常见病证，古代文献也称"鼻息""肩息""上气""逆气""喘促"等，是指由于外感或内伤，导致肺失宣降，肺气上逆或气无所主，肾失摄纳，以致呼吸困难，甚则张口抬肩，鼻翼煽动，不能平卧等为主要临床特征的一种病证。沈教授治疗喘证积累了丰富经验，特别是在整体观念指导下，结合脏腑辨证论治，有显著的治疗效果。

1. 新久、急缓、动静辨虚实　喘病的病因很复杂，外邪侵袭、饮食不当、情志失调、劳欲久病等均可成为喘病的病因，引起肺失宣降，肺气上逆或气无所主，肾失摄纳便成为喘病。喘病的病理性质有虚实两类。实喘在肺，为外邪、痰浊、肝郁气逆，肺壅邪气而宣降不利；虚喘当责之肺、脾、肾，因精气不足，气阴亏耗而致肺不主气，肾不纳气。沈教授指出：治喘之要，全在明辨虚实。在诊治喘证时指出其辨证要点为"新久、急缓、动静"。沈教授认为临床上发病骤急，病程短者为新病，新病者常伴有表证，多为外邪侵袭、饮食不当、情志失调所致，故为实证；病程久，反复发作者为久病，久病者多外无表证，病情往往错综复杂，常为下虚上实，虚实夹杂并见，但在病情发展的不同阶段，虚实之间有所侧重，或互相转化。若肺病及脾，子盗母气，则脾气亦虚，脾虚失运，聚湿生痰，上渍于肺，肺气壅塞，气津失布，血行不利，可形成痰浊血瘀，此时病机以邪实正虚互见。若迁延不愈，累及于肾，其病机则呈现肾失摄纳，痰瘀伏肺之肾虚肺实之候。若阳气虚衰，水无所主，水邪泛溢，又可上凌心肺，病机则为因虚致实，虚实互见。急发者多表现呼吸深长费力，以呼出为快，胸满闷塞，甚则胸盈仰息，声高气涌，气喘与劳动及体位无关，此为实证。缓发者多表现呼吸微弱而浅表无力，以深吸为快，声低息短，动则加重，气喘与劳动及体位明显相关，此为虚证。动亦喘，静亦喘，此为实证，因外邪壅肺，肺气失宣，所以其喘不因动静增减；虚喘之源在脾肾，静则阴凝，气尚可纳，动则阳化，阴弱失纳，故证见动辄喘促是下元虚衰，肾气不纳的依据。

2. 实喘从肺论治　实喘治肺，如《景岳全书·喘促》："实喘之证，以邪实在肺也，肺之实邪，非风寒则火邪耳。"属风寒型者胸满喘咳，头痛恶寒，咳痰稀薄，色白易于咳出，口不渴，舌苔白腻，脉浮滑；属热邪者，喘而烦热，咽痛口渴，咳嗽胸痛，咯黄稠痰或咳痰色白质黏难咳，舌苔黄、脉浮滑数。治风寒之实喘，宜以温肺散寒；治火热之实喘，治以清化肃肺。风寒者临床上多用小青龙汤、射干麻黄汤等经方加减；痰热喘咳者多用清化肃肺之法，常用自拟方"清肺定喘饮"，组方：银花30克，蒲公英30克，鱼腥草30克，大青叶30克，败酱草30克，芦根30克，法半夏10克，陈皮10克，黄芩10克，葶苈子10克，山栀子10克，桑白皮15克，地骨皮15克，橘络6克，甘草6克，川贝母3克。方中桑白皮、地骨皮、黄芩善清泻肺火；栀子"轻飘而象肺，色赤而象火，故能泻肺中之火"；银花、蒲公英、鱼腥草、大青叶、败酱草清热解毒，贝母清化痰热；葶苈子、法半夏、陈皮、橘络则可降气化痰、止咳平喘。共奏清泄肺热，化痰平喘之效，使肺热得清，郁痰得化，肺气得肃，则喘促皆除。

此外沈教授强调痰邪是人体受某种致病因素作用后在疾病过程中所形成的病理产物，在喘证的发生发展中起着重要的作用，因此降气化痰法也是喘证常用的治疗方法。痰盛作喘者，治当以燥湿化痰，降气平喘，沈教授常用二陈、葶苈、桑白皮等。张景岳曾说"然痰之为病，亦惟为病之标耳，犹必有生痰之本"。因此沈教授处方用药时坚持辨证以求其本，标本同治的策略，在治痰之余，必疗生痰之源。

病案：

朱某，男，68 岁，退休干部。

患者因胸闷气急，动则气喘 10 余年，加重半个月，于 1982 年 12 月 21日入院。入院时症见形体消瘦，面色稍红，语声低顿短促，胸闷气急，呼吸气促，动则气喘，口干口臭不多饮，夜间尤甚，喉间有痰，黏稠难咯，晨起则咯出白色黏稠痰液数口。间有腰酸腿软，每遇寒冷天气易受风寒而上症益甚。曾先后多次治疗未见效果。X 线透视：①肺源性心脏病；②肺气肿；③慢性支气管炎。舌黯红，苔黄腻而干，脉弦细结代。老年体衰，痰热内蕴，迁延难愈，风寒乘虚而入，证属喘证（虚实交错，本虚标实）。

治以清肺平喘，理气化痰，补虚纳气。外感实邪，喘证发作，以表实为主时，用清肺定喘饮加减，重用清热化痰，宣肺平喘。

处方：银花、蒲公英、鱼腥草、大青叶、败酱草、芦根各 30 克，法半夏、陈皮、黄芩、葶苈子、山栀子各 10 克，桑白皮、地骨皮各 15 克，橘络、甘草各 6 克，川贝母 3 克。

共服 8 剂后，喘证稍减，痰易咯出，能起床步行如厕解二便，亦不须停顿休息。此时痰热阻塞肺络的症状缓解，而上气不接下气等肾不纳气的症状突出。即转用金水六君煎加减以治本。处方：当归、熟地、茯苓、法半夏、橘红、杏仁、五味子、款冬花、紫菀各 10 克，甘草 5 克。病情好转出院。

3. 虚喘从肺脾肾论治　沈教授认为久喘多虚，因其反复发作，缠绵难愈，更兼本病多为老年患者，素体本虚，即使有壮实者，亦遵久病必虚之理。虚喘久则及肾，病人多表现为气短喘促，呼多吸少，动则尤甚，与肾气虚而不能摄纳肺气有关。《类证治裁》："肺为气之主，肾为气之根，肺主出气，肾主纳气，阴阳相交，呼吸乃和。"肺为气之主，肾为气之根，因此只有肾的精气充沛，吸入之气经过肺的肃降，才能使之下归于肾，肺肾互相配合共同完成呼吸的生理活动。故肾元不固，摄纳失常则气不归原，阴阳不相接续，气逆于肺而为喘；若肾气不足，摄纳无权，气浮于上，则致呼吸表浅；肺气久虚，伤及肾气，而致肾失摄纳，均会出现气短喘促，呼多吸少，动则尤甚等症。且肺属金，肾属水，肺金与肾水为母子关系，因此沈教授在治疗虚喘时非常注重肺肾同治，尤其注重补益肾气。然虚喘并不仅局限于肺肾二脏，而且临床上不少患者，久病喘证，元气已损，兼有病邪（痰浊、水饮、气壅），属于虚实夹杂之证者更为多见。脾属土，肺属金，脾为肺之母，脾主运化，水谷为气血生化之源；主升清，脾胃运化水谷是肺之清气化生的主要来源。脾气散精，上归于肺，通调水道，下输膀胱。然子病及母，肺脏久病，必伤及脾母，若脾失健运，则水液停聚，酿湿生痰，犯肺上逆而为咳痰喘等症；温运无权，精微难于及时输布，也可影响肾气之充盛。所以沈教授还特别注重脾脏在虚喘诊治中的作用，在治疗喘证时强调应不忘健脾，尤其出现脾阳不运之症状时，或健脾益气或健脾化湿。临床上采用金水相生法合培土生金法治疗，疗效显著。观其常用自拟方中，很多均以金水六君煎为基本方，多辅以健脾益气、降气化痰之药，如补肾消痰饮（熟地 15 克，瓜蒌皮 15 克，当归 10 克，杏仁 10 克，茯苓 10 克，法半夏 10 克，橘红 10 克，五味子 10 克，葶苈子 10 克，苡仁 24 克，白蔻仁 6 克，生谷芽 30 克）、金水生脉饮（熟地 10 克，法夏 10 克，麦冬 10 克，冬花 10 克，五味子 10 克，当归 6 克，陈皮 6 克，炙甘草 6 克，茯苓 10 克，党参 10 克）、补肺定喘汤（生麻黄 5 克，射干 10 克，熟地 25 克，茯苓 15 克，陈皮 5 克，炙甘草 3 克，苏子 10 克，莱菔子 10 克，法夏 10 克，党参 30 克，麦冬 15 克，五味子 5 克，白芥子 10 克）。诸方中均包含了熟地、当归补气血，党参、茯苓益脾气，半夏、陈皮燥痰湿。但如病情严重、气衰阳微，阴寒太盛，阴水泛滥，若投归地，恐有寒湿凝聚，水气益甚，助纣为虐之嫌，故临床上若见形寒肢冷、痰多色白，眼睑及下肢浮肿、腹胀纳呆，舌淡苔白滑或腻，不宜用归、地，需分别用桂、附温肾壮阳、驱散阴霾寒水，始能达到治喘之目的。

病案：

黄某，男，66 岁。

患者因反复心前区绞痛 8 年，持续性心前区绞痛 8 小时于 1990 年 8 月 20 日入院。

体格检查：体温 37.8 ℃，脉搏 72 次 /min，呼吸 20 次 /min，血压 130/85mmHg。发育正常，慢性痛苦病容，头颅正常、五官无畸形，颈软，颈静脉无怒张，气管居中，甲状腺不肿大，胸廓对称，双侧呼吸动度一致，叩诊呈清音，左下肺闻及湿啰音，心界向左下扩大，心率 72 次 /min，律齐，心音弱，杂音不明显，腹平软，无压痛，肝脾未触及。ECG示：①窦性心律；②房内传导阻滞；③亚急性下壁心肌梗死；④冠状动脉供血不足。X线片示：两肺下野纹理增粗、紊乱，左侧肋膈角模糊，右肋膈角变钝；心影横径增大、呈普大型烧瓶状、左缘心腰较平直。意见：心肌疾患、心衰、肺瘀血、胸腔积液。

西医诊断：冠心病、心绞痛、急性心肌梗死、陈旧性高侧壁心肌梗死。

入院后西医用强心、利尿、扩血管、抗感染等方法，药用地高辛、长效硝酸异山梨酯、螺内酯、头孢拉定、肌苷、地西泮等治疗4个月，症状改善不明显，尤其是咳嗽痰多，气急气促不能仰卧，腹胀纳呆、欲呕，痛苦异常，要求中医会诊，遂于1990年12月21日请中医会诊。

中医四诊所见：患者面容憔悴，形体消瘦，精神疲乏，夜伏而坐，不得仰卧，睡眠不宁，咳嗽痰多，气急气促，恶心欲呕，腹胀纳呆，四肢乏力，言语低微、胸闷，心前区疼痛，双下肢足踝部至小腿水肿，按之凹陷。舌淡苔白，脉弦细。

中医诊断：咳嗽（痰浊瘀阻，气阴两虚）。

治则：益气健脾，化浊除痰，兼顾养阴。

处方：金水生脉饮加减。熟地15克，当归10克，茯苓15克，法夏10克，橘红10克，炙甘草6克，党参30克，麦冬10克，五味子6克，川贝末3克（冲），鸡内金10克，砂仁6克（后下）。

患者服上药4剂后，症状减轻，病情稳定，痰易咯出，双下肢水肿稍有消减，见效不更方，嘱服上方21剂，病情明显好转，胃纳佳，咳嗽亦减，可以平卧，而且能下地行走，此后续用上方调治直至出院。

沈教授强调喘证的论治首分虚实，以"新久、急缓、动静"六字作为辨证要点。实喘治肺，重视痰邪在喘证的致病特点，做到治病顾本；虚喘治在肺脾肾，采用金水相生法合培土生金法治疗；虚实夹杂、下虚上实者临床更为多见，当分清主次，权衡标本，治宜兼用扶正与祛邪二法，通常在发病时，当以祛邪为先，邪去大半，则以扶正为主。

（三）治疗喉痹的经验

沈英森临证诊治疾病持"辨证求本，三因制宜"的原则，治疗疾病根据岭南气候特点、岭南人体质特点灵活施治，疗效显著。

1. 肾阴亏虚、虚热上扰为本病基本病机　岭南地区（主要包括广东、广西及海南等地）地势低卑，濒海傍水，气候炎热，雨量充沛，长夏无冬，潮湿之气常盛，故常见湿浊、湿热、火热之邪为患。沈教授多年临证发现，岭南人长期处在炎热、潮湿的气候环境中，热盛伤津，腠理疏松，汗出过多，气随汗脱，阴液亏损，气阴两伤，故岭南人常见气阴不足的体质；气虚阴津失于固摄，阴津亏耗日久累及于肾，又易导致肾阴亏虚的体质。肾阴亏虚，阴虚火旺，虚火上扰的体质患者易患慢性咽炎。肾者，"五脏阴阳之本"。肾不足，则五脏六腑、形体官窍皆受其影响。《灵枢·经脉》云："肾足少阴之脉，是主肾所生病者，咽肿上气，嗌干而痛。"且"肾足少阴之脉……循喉咙，挟舌本。"《疡医大全》云："肾水不能上润咽喉，故其病也。"《景岳全书》认为"五脏之伤，穷必及肾"。肾不足，不能濡养咽喉，虚火循经上炎，久则导致本病的发生。沈教授认为，由于慢性咽炎反复发作，日久不愈，进而耗伤人体阴液，阴虚阳亢，虚火上炎，形成恶性循环，导致本病迁延难愈。总之，肾阴亏虚、虚火上扰为本病基本病机，故临证当滋阴与清热并举。

2. "热邪"为本病急性发病的重要因素 沈教授认为，慢性咽炎急性发作多由热邪所致。此"热邪"之产生或因于外，或因于内。因于外者，或外感风、寒、湿、热邪，由于素体阴虚火旺，外邪易于化热，再者同气相求，"火性炎上"，火热之邪直犯咽喉，导致本病急性发作；因于内者，一方面由于饮食不节，摄入辛辣、燥热之品，如辣椒、煎炸食品、饮酒、吸烟等。咽通于胃腑，是饮食之道，为胃所系。《太平圣惠方》曰："咽者咽也，空可咽物，又谓之嗌，主通利水谷，胃气之通路。"《灵枢·忧恚无言》曰："咽喉者，水谷之道也"表明胃与咽喉关系密切，辛辣燥热之品入于胃，灼伤咽喉之阴津，更加重慢性咽炎患者之阴虚内热，使慢性咽炎急性发作；另一方面，情志抑郁，郁而化热，灼伤阴津，虚火上炎为导致慢性咽炎急性发作的又一内伤因素。《素问·血气形志》曰："形苦志苦，病生于咽嗌。"《素问·诊要经终论》云："厥阴终者，中热嗌干。"当今社会由于经济快速发展，人们的工作节奏加快，伴随而来生活压力逐渐增大，日久则精神情志抑郁，郁而化热，容易诱发本病。故沈教授临证常加以精神疏导及劝告患者尽可能多地进行户外运动。另外，多言、熬夜等伤及咽喉之阴液，更加重素体之阴虚火旺，因此也是慢性咽炎急性发作的因素。

3. 急则治标，缓则图本 沈教授认为，本病的治疗原则为急则治标，缓则图本。急性发作期应以疏风清热、解毒利咽为治法，多采用银翘散为基本方；慢性缓解期以滋阴降火，兼以利咽为治法，沈教授自创滋阴降火利咽方，施治患者，每获佳效。滋阴降火利咽方以知柏地黄丸为基础进行加减，取其滋阴降火之意，以知母、黄柏、生地黄为君药，滋阴降火；臣以麦冬、沙参助君药养阴生津；佐以玄参、青果利咽解毒，兼以清热生津，并以桔梗、浙贝母清热化痰。全方共奏滋阴降火、利咽解毒之功效。另外，本病除了药物治疗，患者亦需注意饮食方面的情况。饮食宜以清淡为主，多食汁多味甘类水果，如雪梨、苹果、桃等，但榴莲、芒果应少食或不食；忌辛辣刺激食物，如榨菜、辣酱等；忌油煎、炙烤食物，如油煎大排、烤羊肉、炸糖糕、油饼等，这些食物不利于本病的恢复，甚或诱发本病。

此外，沈教授认为慢性咽炎病情发展缓慢，临证切不可操之过急而骤用重剂伤阴损阳，也不可依其病浅证轻而掉以轻心。因久病多虚，虚时兼顾正气，故宜益气养血、平调阴阳，以收全功。而病久每易致郁，患者多疑多虑，尚需耐心开导，增强患者对治疗的信心。

病案：

患者，女，31 岁，2009 年 11 月 20 日就诊。

自诉慢性咽炎病史 2 年余，反复发作，曾服碘含片、度米芬含片等，疗效不佳。刻下：咽干刺痒微痛，灼热不适，夜间尤甚，咽腔微红肿胀，乏津干燥，干咳少痰，手足心热，舌红，少苔，脉细数。

中医诊断：喉痹，证属肾阴不足，虚火上炎。

治以养阴生津、清热祛火，兼以利咽。

处方：知母、生地黄、黄柏各 15 克，麦冬、北沙参、玄参、浙贝母、牛蒡子各 10 克，板蓝根 15 克，桔梗 5 克。每日 1 剂，水煎服；并嘱其禁食辛辣油腻、熬夜；宜清淡饮食，多食水果。

服药 4 剂后复诊：咽部不适较前明显减轻，手足心热较前明显改善。守上方去板蓝根，加山药 15 克、茯苓 10 克，继服 7 剂。后续诊 3 次，症状告愈。

（彭景钦）

◎第三节　沈英森治疗肝病的临床经验

一、沈英森治疗慢性肝炎辨证用药经验

沈教授认为慢性肝炎症状反复，体征不定，病势缠绵，易于复发。除劳累、饮食、情志、感邪等多种因素可致其反复发作外，日久易成肝硬化、肝癌等严重变证、顽症。故临床辨证用药须思虑周全，谨慎处之。

1. 顺肝之性，合体制用　肝主藏血，主疏泄，位居水火之间，具动静结合之性，为阴阳统一之体。若外邪郁滞于肝，致使肝阴阳失调，气血不利，动静失宜，诸症乃生。沈教授认为肝病论治，叶天士的论述甚为精辟，概括即："内经肝病不越三法，辛散以理肝；酸泄以体肝；甘缓以益肝"。"肝为刚脏，非柔润不能调和，养肝之体，即可柔肝之用"，故主张疏肝柔肝并用，即体用同调，阴平阳秘。若症见头晕耳鸣，目涩口干，胁肋隐痛，夜寐不安，溲黄便干，舌红苔薄，脉细或数者，宜以轻灵酸甘柔润之品，加之辛凉疏肝药物。甘以补、缓，酸甘化阴、敛阴，甘润以生津。常用药物：白芍、当归、山萸肉、五味子养肝柔肝之品；枳壳、柴胡、川楝子、郁金等舒畅肝气之品；还可考虑应用生地、枸杞子、沙参养肾阴滋阴之品以滋水涵木。如见肝旺之症，需在上述柔肝养阴之剂基础上加减选用龙胆草、黄芩、钩藤、生牡蛎等品清肝平肝。值得一提的是，沈教授善用平淡之药起重疴之疾。他强调药物虽平凡，然"天下无神奇之法，只有平淡之法，平淡之极，乃为神奇"。沈教授在肝炎的辨证论治中善用瓜蒌以清热润燥，舒肝缓急。瓜蒌"润燥开结，荡热涤痰，夫人知之，而不知其舒肝郁、润肝燥、平肝逆、缓肝急之功有独擅也"。强调药味非用滋腻、破气及香燥舒肝理气之品，既恐碍脾胃运化，又虑过伤肝气、劫津伤阴，功宜柔肝滋阴而不呆脾助湿，疏肝理气而不伤本劫阴。

2. 肝病不治，取之脾胃　本病与脾胃关系密切，历代医家对肝病的辨证论治多不离脾胃。沈教授认为肝病及脾，脾胃受损，则药食不行。且强调脾胃需分而治之，应仔细辨明其证在脾、在胃之不同。叶天士在《临证指南医案》中言："木能疏土而脾滞以行"，《血证论》亦云"木之性主于疏泄，食气入胃，全赖肝木之气以疏泄之，而水谷乃化"。肝脏制约脾运，而脾之健运又为肝阴之化源，肝脾两脏，刚柔相济，协调平衡。若肝失条达，则脾

运不畅，运化之功不利，"肝病既久，脾胃必虚"，脾既虚则运化失司，水湿痰饮内生，"脾为生痰之源"。水湿不运，精微不化则体质渐弱，抗病能力降低。正虚邪盛，变证遂生。正如前人指出本病"其脏在肝胆，其伤在脾胃"，"凡属肝病，势必乘土"。沈教授认为"肝病乘土"所致的脾虚证亦有气虚及阳虚之别，气虚者多用四君子汤及参苓白术散等剂以益气健脾；阳虚者多用理中丸及附子理中汤加减以温运脾阳。如临床症见：肝区疼痛，肝脏肿大，质软或韧，倦怠乏力，厌食油腻，食后腹胀甚，舌质淡胖有齿痕，苔薄白，脉弦细者，应用疏肝解郁之品复其疏泄之功，同时注意配伍炒白术、山药、陈皮、砂仁、山楂、麦芽等健脾之品以复运化之力。又肝病日久伤胃，胃不和而见胃纳呆滞，故曰"厥阴不治，取之阳明"。胃为水谷之海，主受纳。临床上肝病及胃多以胃阴不足为主，每见不饥不纳，舌红而干，少苔，脉细数等症，故在疏肝健脾之品基础上，灵活应用麦冬、石斛、白扁豆等甘凉濡润之品以养胃阴。常用的成方主要是《温病条辨》中的益胃汤。若胃火炽盛则多选用玉女煎以清胃热，养胃阴。胃以通为顺，故治胃亦不忘通腑，多配伍消食和胃之剂。沈教授喜用生山楂、麦芽等品，取其酸而不敛，无碍邪之弊，且可消食和胃，其效可彰。常用的方剂：保和丸及枳术导滞丸，消食和胃。惟中州得健，食谷日增，正气方可化，驱邪方可行。然而需要注意的是：即使在患者体质尚盛，热毒湿之相明显时，应用清热利湿解毒之法，亦不可大剂久用苦寒之品，防苦寒败胃。

3. 阴虚湿困，权衡轻重　肝炎无论急性期或是慢性期，致病因素主要是湿热疫毒。湿困脾，脾虚失运，水湿蕴结；热伤阴，肝阴不足，肝肾同源，日久及肾。症见：神疲乏力，困倦不适，腹胀矢气，舌淡胖，苔腻等症，同时又兼见腰膝酸软，五心烦热，口干心烦，舌色红等肾阴虚的表现。湿困本宜温化，而阴伤宜滋补，两者并存则见温化伤阴，滋腻碍邪之矛盾。故临床上须辨其轻重偏侧，权衡应用。本病早期感受湿热之邪，邪气虽胜而正气不虚，一般宜清热祛湿为主，兼健脾和胃；邪留日久，或祛邪不力，邪热内蕴，伤及肝肾，出现湿困与阴虚并行，此时病情一般复杂难愈，治疗上应养阴为主，祛湿为辅。然临床上以何症为主须仔细分辨，沈教授认为此时须仔细询问症状，四诊合参，认为尤以舌诊为重，且易于把握。舌腻而不厚多为湿困尚未严重，虽困阻脾胃但阳虚水泛之症不甚，可清热利湿的同时加养阴之品；若见舌腻苔厚或黄厚，则以清热利湿为先，后复养阴。先解脾胃之困治其标，再寻肝肾之变复其本。以辛甘温凉法为宜，辛以散邪，甘以濡润，温以化湿，凉能清热。常用的利湿兼养阴之药主要是：党参、茯苓、扁豆、薏苡仁、淮山药、白茅根等。补益之举尤需谨慎为之，详辨细审，四诊合参，权衡虚实之重。如不可见神疲乏力等症便使用补益之品，需知湿热为患时，气机失调，运化失常亦有此见症。假若过早补之，则有助毒邪复炽之弊，更使湿热之邪胶结难解。

4. 痰瘀互结，治气治血 痰瘀互结是慢性肝病的重要病机所在。肝病及脾，运化失常，水湿聚而为痰，日久化热，湿热内盛，痰阻脉络。"久病入络""久病成瘀"，或若疫毒内伏日久，着于肝体，郁滞肝气，劫伤肝阴，下耗肾水，精血亏虚，久则瘀血内生，而见痰瘀互结。故沈教授认为化痰活血祛瘀尤为重要，且痰瘀同治，需辨明祛邪、扶正何治为主。认为临床上多见血瘀与气虚之症并见，故在消痰化瘀的过程中侧重补气与调气。"气行则血行"，"气为血之主"，补气、调气则血脉畅。沈教授认为此时血中气药及气中血药的辨证应用甚为精妙。另外，水湿痰瘀，郁久可化热，加之湿热疫毒久之不去，则易胶结生变，而此时可辨证选用鳖甲、生牡蛎等化瘀散结、分消之虫甲类药以助化顽结之痰。"虫蚁迅速飞走诸灵，飞者升，走者降"，"攻积除坚，徒入脏腑者有间"以达到"血无凝着，气可宣通"，诸如夏枯草、鳖甲、生牡蛎等清热散结，又可化瘀祛痰。常用药对如丹参与郁金、川芎与桃仁、当归与赤芍、鳖甲与生牡蛎等，用量一般在10克左右。注意不可过于消散，使正气更伤，而需结合患者体质灵活应用。

5. 注重细节，调摄情志 肝炎症状易反复多发，患者所受到社会压力较大，且肝炎本身多引起情志失常，精神的抑郁对本病的影响颇大。往往表现为急躁易怒，"肝主怒"，"怒则伤肝"，长此以往则恶性循环，而见胸痞胁痛，口苦口干，胃纳不佳等症，故沈教授重视在精神上给患者以安慰与鼓励，主张调摄情志，避免过度紧张、焦虑，怡情易性，节饮食，慎起居，并注意膳食调养。

二、治疗急性黄疸型肝炎

中医学中没有急性黄疸型肝炎的病名，但根据其临床上以面、目、身体肌肤熏黄、胁痛、小便黄赤、大便灰或白的特点，该病属黄疸范畴。该病初起常伴有发热畏寒，纳呆恶心等症，其病因多与时气疫毒、湿热、寒湿之邪侵袭，或素体虚弱，或酒食不节等有关。黄疸的区分，传统上分为阳黄、阴黄和急黄。

1. 治疗思路

（1）体质壮实者，其临床表现多属于热重于湿；身体虚弱或脾胃功能较差的，多属湿重于热。治疗过程中，热重于湿型患者容易控制病情，疗程短，恢复快；而湿重于热型患者，由于素体虚，加上湿邪缠绵，难于速除，多用芳香化湿或淡渗利湿之法，所以病程缠绵较久，恢复亦较前型慢，而且容易反复。

（2）关于双仙金茵汤与砂蔻茵仙汤，二方虽然一清热重于湿，一治湿重于热，但应该指出，黄疸中的阳黄，其病因病机无非热、湿二字，不是热盛，就是湿重，所以，临床上治则以清热利湿为主，药物以仙人草、茵陈为主，使之达到热清湿去而黄自退。如果是热盛于湿，病者表现壮热烦渴，内腑不通，腹胀难受，舌红苔黄厚，实为阳明腑实证的表现，显系肠胃积热，内有臭屎，必须急用生大黄、川厚朴之类，速下臭屎。如果患者脾胃虚弱，运化功能较差，水湿不能正常运化，加上外邪侵袭，湿邪阻遏中焦，则出现湿重于热的症状，可见头重身困、倦怠疲乏、腹胀便溏等症，治疗上应在清热利湿的基础上，加重芳香化湿或淡渗利湿的药物，如砂仁、白蔻仁、藿香等。其他各药，主要是辅助主药，加强清热利湿退黄之功，如溪黄草、鸡骨草、金钱草、板蓝根、车前草等，山楂、陈皮等消食积，兼有理气行气之效，可助脾胃气化之功。

（3）脾胃是气血生化之源："故曰后天之本在脾"，而仲景先师的"见肝之病，当先实脾"则重点说明了肝病的传变规律，这说明在肝病的治疗中，健脾法的重要作用是不容忽视的，特别在黄疸消退后应注意养肝健脾，这样，一方面可使肝功能恢复得快；一方面患者在治愈后不易复发。

2. 中医辨证分型及治则方药

（1）热重于湿型

主症：初起发热，头痛身疼，恶心呕吐，继则巩膜、头面、全身皮肤出现黄疸，色泽鲜明如橙，口干渴，心烦胸闷，脘腹胀满，纳呆，右胁及右肋下疼痛，大便秘结或稀烂浊臭，小便短赤，部分病人可有鼻衄，舌红苔黄腻或黄厚粗糙，脉弦数或弦滑。

治则：清热解毒，除湿退黄。

基本方：自拟双仙金茵汤：药用仙人草 30 克，山楂 10 克，金钱草 30 克，茵陈 30 克，板蓝根 15 克，川厚朴 10 克，车前草 15 克，溪黄草 30 克，鸡骨草 30 克，生大黄 10 克，陈皮 10 克。

（2）温重于热型

主症：面目身黄，黄而无光泽，身热不扬，头重身困，脘腹痞满或腹胀肠鸣，纳呆，便溏不爽，或大便灰白，恶肥腻，欲呕，渴而不饮，小便短赤，舌红苔黄腻，脉弦滑或濡缓。

治则：利湿化浊，清热退黄。

基本方：自拟砂蔻茵仙汤：砂仁 10 克，白豆蔻 10 克，仙人草 30 克，茵陈 30 克，山楂 10 克，陈皮 10 克。

3. 病案举例

病案一：

谢某，女，18 岁。

1991 年 4 月底发热头痛，身体肢节酸楚疼痛，恶心呕吐，食欲不振，在某医院诊为外感痛，约 1 周后发现巩膜及头身皮肤发黄，到市医院检查，发现肝功能异常，诊为急性黄疸型肝炎，前来门诊。中医四诊所见：患者巩膜、头面及全身皮肤发黄如橙色，发热口渴，心烦欲呕，食欲不振。脘腹胀满，大便秘结，小便色深如浓茶。舌红，苔黄腻，脉弦滑数。

中医诊断：黄疸（热重于湿型）。

治则：清热解毒，除湿退黄。

方用自拟双仙金茵汤治疗（药方见上）。

患者连服 3 剂后再诊，黄疸已大部分消退，食欲明显好转，余症均减，效不更方，再服 3 剂。

5 月 10 日三诊时，诸症均消失，患者自觉无不适。根据仲景"见肝之病，知肝传脾，当先实脾"的理论，仍守上方去生大黄、金钱草、车前草等，加入健脾渗湿养血养肝之白背叶、白术、茯苓、丹参、五味子等，一直服用至 5 月 27 日（每天 1 剂），复查肝功能，各项均恢复正常，全疗程 20 天，以后嘱患者定期复查并注意休息。

病案二：

周某，男，7 岁。首诊时间：1991 年 7 月底。

发热，身热不扬，面目身黄，黄色不光亮，头重身困，倦怠疲乏，恶心呕吐，纳呆厌肥腻，脘腹痞满，口不渴不饮，便溏而不爽，小便短黄。舌苔白厚腻，脉濡缓。肝功能异常，其中：黄疸指数 22mg/dl，麝香草酚浊度试验：10μ，麝香草酚絮状试验：3+，谷丙转氨酶：314U/L。发病后曾在当地请西医诊治，于 1991 年 8 月 4 日前来就诊。中医四诊所见如前。

中医诊断：黄疸（湿重于热型）。

治则：利湿化浊，清热退黄。

方药用自拟砂蔻茵仙汤（药物组成见上），3 剂（每天 1 剂，下同）。

8 月 7 日二诊：黄疸稍退，食欲较佳。仍守上方 3 剂。

8 月 10 日三诊：患儿前来时，黄疸已退，但腹胀便溏未减，故于上方加藿香 6 克、神曲 6 克、茯苓 10 克、白术 10 克，加强健脾化湿之功。

8 月 15 日四诊：患儿大便已正常，苔薄白腻。于 8 月 10 日处方去藿香，加白背叶 6 克，扁豆 10 克，淮山药 10 克，法夏 6 克等，服药至 9 月 16 日复查肝功已恢复正常，全疗程 42 天。

三、对脂肪肝的认识与治疗思路

脂肪肝是由多种原因引起的肝脏脂肪代谢功能发生障碍，致使肝内脂质蓄积过多的一种病理变化，也是一种临床常见病症。随着社会的进步，人们生活方式和饮食结构的改变，脂肪肝的发病率有上升趋势。中医无脂肪肝这一病名，根据其临床特点，多将其归为"胁痛""积证"等范畴，采用中医药治疗也取得了较好的效果。目前本病临床辨治纷繁多样，既无共同的基础理论指导，又缺乏统一的分型标准。这既不利于中医对本病的深入研究，也不利于中医药的推广应用。沈教授就脂肪肝的病因病机特点提出了自己的观点。

1. 饮食、劳逸因素是主要病因

（1）饮食不节：《素问·六节藏象论》曰："五味入口……以养五气，气和而生，津液相成，神乃自生。"说明人体脏腑功能活动需依赖于饮食化生水谷精微以充养。一旦饮食不节，则会导致脏腑病变，如《素问·生气通天论》所说"阴之所主，本在五味，阴之五宫，伤在五味"，"饮食自倍，肠胃乃伤"（《素问·痹论》）。临床发现脂肪肝患者多有饮食不节，主要是嗜食肥甘厚味和恣饮醇酒。

1）嗜食肥甘厚味：随着生活水平的提高，人们的饮食结构发生了较大变化，高脂肪、高蛋白、高糖饮食已很常见。但科学的饮食却相对滞后，亟待改观。其实只要合理搭配，就可以提供充足的能量满足人体需要，保障人体的健康，如《素问·异法方宜论》所说"其民华食脂肥，故邪不能伤其形体"。若过食肥甘厚味，则会有"膏粱之疾""膏粱之变"，脂肪肝当属其中。一者，若胃的受纳正常，水谷精微化生充足，超过脾的转输能力，则过多的水谷精微（包括血中脂质）就会聚而化湿生痰，外溢于肌肤则为肥胖，内积于肝则为脂肪肝。如张志聪在补注《内经》时指出："中焦之气，蒸津液化，其精微……溢于外则皮肉膏肥，余于内则膏肓丰满"。其二，因肥能生热，甘能壅中，肥甘太过可壅滞中焦，损伤脾胃，化湿生热，炼津为痰，痰湿内蕴亦而变生本病。研究发现，膳食与脂肪肝关系密切，摄入高脂肪、高蛋白饮食者脂肪肝患病率明显增高，认为是这种饮食使肝合成及转运脂质失衡，造成脂肪在肝内过多堆积所致。

2）恣饮醇酒：中医认为酒味甘、苦，性温，有毒。"少饮则和血行气"（《本草纲目》），"肆意痛饮，脏腑受害不一"（《万氏家传点点经》）。因饮酒太过，酒毒湿热蕴结中焦，伤及脾胃，脾胃受纳运化失职，脾失健运，不能为胃行其津液，致痰饮、水湿内生，停积于肝而成脂肪肝。对此《诸病源候论》中有所描述："夫酒癖者，因大饮酒后……酒与饮俱不散，停滞于胁肋下，结聚成癖，时时而痛"，"……今人荣卫否涩，痰水停积者，因复饮酒，不至大醉大吐，反酒与痰相搏，不能消者，故令腹满不消"。

（2）贪逸少劳：正常的劳作与休息可以使人气血通畅，筋骨强劲，保持健康。即《素问·上古天真论》所谓："……起居有常，不妄作劳，故能形与神俱"。过劳少逸或贪逸少劳，均可损伤人体而致病，如《素问·宣明五气论》有"久视伤血，久立伤骨，久行伤筋"，"久卧伤气，久坐伤肉"，张景岳也认为"惟安闲柔脆之辈……斯为害矣"（《景岳全书·虚损》）。脂肪肝患者由于少劳多逸，使气血运行不畅，脾胃功能减弱，脾失健运，痰饮、水湿内停而致病。陆九芝在《逸病解》中说："逸乃逸豫，安逸之所生病，与劳相反"，并指出"逸之病，脾病也"。王孟英亦说："过逸则脾滞，脾气困滞而少健运，则饮停湿聚矣"（《温热经纬·薛生白湿热病篇》）。研究认为，脂肪肝与劳动强度、工作压力、体育锻炼及睡眠有关，是否参加体育锻炼与其发生关系密切，白天精神萎靡、睡眠过多是危险因素，一定的劳动强度、工作压力是保护因素。其他如肥胖、病后等因素所致脂肪肝，亦多由饮食不节、少劳多逸，致脾失健运，痰湿内生而成。

2. 脾肾肝三脏功能失调是病机关键　《素问·经脉别论》曰："食气入胃，散精于肝，淫气于筋……饮入于胃，游溢精气，上输于脾，脾气散精，上归于肺，通调水道，下输膀胱，水精四布，五经并行"。说明饮食物主要通过胃的受纳、脾的运化生成水谷精微，并由脾的转输散精作用而布散营养周身。其中，肝主疏泄、肾藏精主水对于水谷精微的正常代谢也起重要作用。肝脾肾三脏功能失调均可导致水谷精微（包括脂质）的运化输布失常，痰饮、水湿内生，瘀血停留，形成脂肪肝。

（1）脾失健运，痰湿内生：脾主运化，为后天之本，水谷精微、气血生化之源。脾胃功能正常，则可正常化生水谷精微，并经脾的转输，营运脉中，布散周身，以濡养五脏六腑、四肢百骸。若有饮食不节、劳逸失常，均可使脾胃受伤，脾失健运，水谷精微不归正化，生湿化痰，痰湿内蕴发为本病。正如《景岳全书》中所说："痰即人之津液，无非水谷之所化……但化得其正，则形体强，营卫充；若化失其正，则脏腑病，津液败，而气血即成痰涎"。临床常表现为腹胀满，食欲不振，肢体困倦，舌苔厚腻，脉滑等。

（2）肾精不足，津聚为痰：临床上见脂肪肝患者多为中老年人，这与人到中年以后，肾中精气渐不足有关。如《素问·阴阳应象大论》曰："年四十，阴气自半也"，《素问·上古天真论》亦说："女子七岁，肾气盛……七七任脉虚，太冲脉衰少，天癸竭……"，"丈夫八岁，肾气实，发长齿更……五八肾气衰，发堕齿槁……"。肾藏精、主水，司气化，"受五脏六腑之精而藏之"（《素问·上古天真论》），可温煦五脏六腑，并维持体内水液的代谢平衡。张景岳在《景岳全书·痰饮》中说："五脏之病，虽皆能生痰，然无不由于脾肾。盖脾主湿，湿动则为痰；肾主水，水泛亦为痰"。年长体衰，肾中精气不足，蒸腾气化无权，津液可停聚而为痰为湿；肾阳不足，脾失温煦，健运失常，亦可生湿化痰。《医贯》谓："盖痰者，病名也，原非人身之所有，非水泛为痰，则水沸为痰……阴虚火动，则水沸腾。动于肾者，犹龙火之出于海……水随波涌而为痰，是有火者也"。肾精亏虚，亦可致肾阴不足，水不涵木，阴不制阳，虚火内燔，蒸熬津液，清从浊化，痰湿内生而成胁痛（脂肪肝），如《景岳全书·胁痛》说："肾虚羸弱之人，多有胸胁间隐隐作痛，此肝肾精虚"。临床除见胁肋隐痛症状外，还可见头晕耳鸣，腰膝酸软等。

（3）肝失疏泄，痰瘀互结：肝主疏泄，调畅一身之气机，并可助脾健运，即《素问·宝命全形论》云："土得木而达之"。肝气条达，气机通畅，则气血运行、脾胃运化正常，痰瘀无从化生。脂肪肝患者或因工作压力过大，或担心病体，致情志失调，肝失疏泄，木不疏土，脾失健运，水谷精微（包括脂质）不归正化而脂浊痰湿内生；又因痰湿蕴结肝经，复可致肝气不疏，气血运行不畅，而瘀血内生，痰瘀互结遂成积证（脂肪肝）。此即如《灵枢·百病始生》所讲："湿气不行，凝血蕴里而不散，津液涩渗，著而不去，而积皆成矣。"临床可见胁肋不舒或疼痛，肝脏肿大，舌黯红，脉弦等。

3. 痰湿、瘀血为重要病理产物　痰湿由津液失布所化，瘀血由血行不畅或离经之血而生。津血同源于水谷精微，若水谷精微运化输布正常，气血运行通畅，则痰湿、瘀血无从而生。临床上脂肪肝多见于中老年人，由于饮食不节和（或）劳逸失常，引起脾失健运，肾精不足，肝失疏泄，导致水谷精微（含血脂）不归正化，生湿化痰。痰凝气滞，血行不畅，又可滞而为瘀，形成瘀血。诚如《证治准绳》云"夫人饮食起居，一失其宜，皆能使血瘀不行"。痰湿、瘀血停积于肝，为积为痛，形成脂肪肝。即《古今医鉴》所讲："胁痛者……或痰积流注于血，与血相搏"。肝病专家关幼波也认为，脂肪肝是由过多摄食与休息，痰湿内生，痰阻血络所致。此外，由于津血同源，痰湿、瘀血可互化。由痰致瘀或由瘀致痰，痰瘀搏结成为新的病因，又使病情缠绵，或病情进展，变生他证。总之，我们认为脂肪肝的病因多与饮食不节、多逸少劳有关，由脾肾肝三脏功能失调，产生痰湿、瘀血，停积于肝所致。其病位在肝，与脾、肾、胃等脏腑密切相关。临床辨治把握这些特点，可获良效。

西医学认为，脂肪肝是由多种原因引起的肝脏脂肪代谢功能障碍，致使肝内脂质蓄积过多的一种病理变化对于脂质的认识，《内经》有"膏人""肉人""脂人"之论。张志聪在补注《内经》时指出："中焦之气，蒸津液化，其精微……溢于外则皮肉膏肥，余于内则膏肓丰满。"生理情况下。血脂作为津液的一部分，由水谷精微化生，并经脾的转输散精作用而布散营养周身。其中，肝主疏泄、助脾运化，肾藏精、主水，对于脂质的正常代谢也起重要作用。临床上脂肪肝患者多为40岁以上的中老年人，他们常喜食高脂、高糖类食物或嗜酒，且多缺乏体力活动或体育锻炼。因嗜食肥甘厚味、过度饮酒，或劳逸失常，可损伤脾胃，使脾失健运，脂质不归正化，生湿化痰，痰湿内蕴即发为本病。如《景岳全书》中所说："痰即人之津液，无非水谷之所化……但化得其正，则形体强，营卫充，若化失其正，则脏腑病，津液败，而气血即成痰涎。"或因情志失调，肝失疏泄，木不疏土，致脾失健运，水谷精微不归正化而脂浊痰湿内生。或因年长体衰，肾中精气不足，蒸腾气化无权，津液脂质停聚亦可为痰为湿。由于痰湿内蕴，或肝失疏泄，均可使气血运行不畅，血滞为瘀，进而痰湿、瘀血内结，停积于肝，遂形成"胁痛""积证"（脂肪肝）。如《古今医鉴》所说："胁痛者……或痰积流注于血，与血相搏。"《灵枢·百病始生》也说："湿气不行，凝血蕴里而不散，津液涩渗，著而不去，而积皆成矣。"

4. 祛湿活血是治疗脂肪肝的重要方法　综上所述，我们认为脂肪肝是由多种原因导致肝脾肾三脏功能失调，痰湿、瘀血内生，停积于肝而成。其病位在肝，与脾胃肾密切相关，属本虚标实之证。临床症状常见胁肋不舒或疼痛，腹胀满，食欲不振，头晕耳鸣，肢体困倦，腰膝酸软，肝脏肿大，舌黯红或有瘀斑，舌苔厚腻，脉弦滑等。因津血同源，痰瘀可以互生互化，痰、瘀等病理产物又可成为新的致病因素，使病情缠绵或加重发展为肝纤维化甚至肝硬化。所以，我们认为本病虽为本虚标实之证，但以标实为主，当急则治标。故拟祛湿活血为主要治法，以安其正，佐以疏肝健脾，益肾扶正以绝痰瘀化生之源。据此，我们创制了治疗脂肪肝的基本方：泽泻、炒苍术、三七、茵陈、柴胡、厚朴、白术、何首乌等。方中泽泻、茵陈利湿，炒苍术、白术、厚朴燥湿健脾以绝痰源，如《景岳全书》说："湿痰宜燥之，非渗利不除也。"因"血积既久，亦能化为痰水"，"但去瘀血则痰水自消"（《血证论》），故用三七活血化瘀通络，使湿祛痰消瘀化。朱丹溪说："善治痰者，不治痰而治气，气顺则一身之津液亦随气而顺矣"（《丹溪心法》）。方中配以柴胡疏肝理气解郁，以调畅气机。因本病多有肾中精气不足。故用何首乌补肝肾、益精血，补先天以助后天，使脾运健，脂浊得化。诸药合用，祛邪扶正，标本兼治。现代研究表明，泽泻、茵陈、何首乌、柴胡等有较好的调脂作用，用于治疗脂肪肝效果较好。此外，尚可临证加减，以增强疗效。如腹胀、纳差明显，加炒莱菔子、炒麦芽、山楂以消食化积；恶心、呕吐加法半夏、生姜、竹茹以止呕；肝区胀痛明显，加佛手、川楝子行气止痛；脾虚甚，加黄芪、山药补脾；湿热重，加龙胆草、车前草清热利湿。

5. 病案举例

卢某某，女，40岁，2002年9月13日初诊。

主诉：因右胁肋部不适1年余，疼痛1周就诊。

患者有脂肪肝史1年余，平素嗜食肥甘之品。1周前进食油腻食物后觉右胁肋部胀痛，伴恶心欲呕，神疲肢倦，口干，纳呆，腹胀，大便秘结，小便黄。

体格检查：形体肥胖，巩膜无黄染，右上腹轻度压痛，墨菲氏征阴性，肝右胁下1cm，边光滑，质中，轻触痛。舌黯红，苔黄腻，脉弦滑。血常规正常；肝功能：TBIL 24.2μmol/L，ALT 63U/L，AST 43U/L，TBA 17μmol/L；血脂：TC 5.81mmol/L，TG 2.14mmol/L（日立706全自动生化仪），HBsAg（－）。B超示：脂肪肝（中度），胆囊炎。

西医诊断：①脂肪肝（中度）；②胆囊炎。

中医诊断：胁痛（肝胆湿热，痰瘀互结）。

治法：清热利湿活血。

处方：柴胡9克，茵陈15克，泽泻20克，栀子9克，竹茹9克，白术9克，川楝子9克，赤芍15克，三七9克，生大黄5克（后下），每日1剂。

服10剂后，胁痛减轻，恶呕止，大便转溏，小便清，仍腹胀，纳呆。上方去竹茹、生大黄，加厚朴9克、炒莱菔子10克，续服20剂，精神好转，胁肋不痛，仍偶有胁肋不适，腹胀减轻，纳食增，二便正常。复查肝功能正常，血脂：TC 5.52mmol/L，TG 1.91mmol/L。再处以柴胡9克，茵陈12克，泽泻20克，炒苍术9克，白术9克，厚朴9克，川楝子9克，赤芍15克，三七9克，生首乌15克。先后略有加减，连服3月，诸症痊愈，复查B超、肝功能、血脂均正常。嘱清淡饮食，适当锻炼，以防复发。

6. 体会 通过临床观察，沈教授认为脂肪肝是由于多种原因引起肝脂质代谢紊乱，痰湿内蕴，瘀血内停所致。痰瘀互结又可使病情进一步发展，成为肝纤维化甚至肝硬化。故临床辨治多从痰湿、瘀血等病理特点着手。运用祛湿活血为主治疗，既可祛除病因，又可防止演变。效果较好。西医认为引起脂肪肝的病因有多种，常见的有肥胖、营养失调、酗酒、糖尿病、妊娠、肝炎和药物损伤等。故在辨证治疗的同时，尚可结合病因治疗，如肥胖者减肥，营养失调者调整饮食，酗酒者戒酒，糖尿病、妊娠、肝炎等治疗原发病，药物损伤者停药。还可配以合理的饮食和适当运动。如此，辨证与辨病相结合，治病与防病相结合，针对性更强，效果会更佳。

（张军）

◎第四节　沈英森治疗脾胃病的特色

脾胃病是临床的多发病，包括发生在食管、脾胃、肠道的功能障碍。沈教授临床治疗脾胃病颇有心得，现将其治疗经验作一介绍。

1. 动静相宜，升降并用　太阴脾与阳明胃共处中焦，互为表里，功能相系，"虚则太阴，实则阳明"。脾主运化水谷，胃主受纳腐熟，脾主升清，胃主降浊，一纳一化，一升一降，共同完成饮食物的消化吸收与分布。而脾病多虚，有脾气虚，脾阳虚，脾易被湿困而失健运；胃病多实，常为寒热，饮食所伤，易化燥伤阴。沈教授认为脾胃的生理特点和功能不同，因此在脾胃病治疗不可同一而论，应动静结合，升降相宜。

（1）治脾宜益气温阳祛湿："天食人以五气，地食人以五味"。人在自然环境中生存，提取物质维持人体正常生理功能，自然环境也无时无刻影响着人体。在《内经·异法方宜论》中详细介绍了五方人氏因所居住环境气候的不同，所造成的饮食习惯和群体体质上的差别。沈教授亦十分重视自然环境对病证的发生以及转化的影响，认为岭南之地为滨海之区，土地低洼，雨露时降，冬季阴冷多雨，春夏二令炎热，空气中的水气受热蒸腾，人在其间，无以避之。脾主运化水谷及水湿，脾性喜燥恶湿，人常居于湿盛之地，脾极易为湿邪所伤。湿性重浊黏腻，为有形之邪，湿邪外侵，脾气升降流通被遏，运化失司，可见胸脘痞满，不思饮食，大便溏薄，脉多濡数。脾虚与水湿之间是互为因果的一种关系，湿邪困阻脾胃，损伤脾阳，沈教授认为结合脾脏的生理特点和南方地域特点，治脾应益脾气温脾阳，又岭南之人多为"蕴湿"体质，因此多佐以化湿之品。脾气易虚，饮食失调，劳累过度，久病耗伤皆可损伤脾气。

沈教授善用益气法治疗脾气虚弱，临床用四君子汤（人参、白术、茯苓、甘草）加减，若兼气滞，则加陈皮一味理气行滞，若兼见痰浊，则加法夏以燥湿化痰。对于脾气虚夹湿的证候选用参苓白术散（苡仁、砂仁、桔梗、扁豆、茯苓、人参、甘草、白术、淮山药），功能益气健脾，渗湿止泻缓解脘闷，纳呆。

脾阳不足，健运失司，则寒从中生，可见脘腹冷痛，下利清谷等征象，脾阳不足，水湿不化，则生痰成饮，易生肿胀。沈教授善用温中法治疗脾阳不足，中焦虚寒内生之证，常用方剂如理中丸（人参、干姜、白术、甘草）或附子理中汤（人参、白术、干姜、甘草、附子）治疗脾肾阳虚，阴寒内盛之症。又岭南多湿，因此祛湿法为沈教授常用的治疗脾病方法，脾湿宜选用苦温燥湿之法，属寒湿者宜温化，湿热者宜清利，兼风者宜祛风化湿，夹暑者宜清暑利湿。在用药方面，沈教授主张用药勿杂，用量宜轻，温脾阳防其燥，补脾气防其壅滞，宜结合通法并用，使补而不滞，中病即止。

（2）治胃宜清热养阴，消食化浊：胃为"水谷之海"，胃喜润恶燥，主受纳腐熟，"胃气降则和"，其腐熟功能全赖胃阳之温煦鼓动，其通降功能又赖胃阴之濡润滋养，因此胃中阴阳必须协调平衡，才能维持其正常的生理功能。沈教授认为胃为多气多血之腑，其病多为实证，热证。临床上胃病又表现出胃阴不足，可见饥不欲食，口干唇燥，干呕呃逆，大便干燥等症。若食滞胃肠则可见脘腹胀满，嗳腐吞酸，恶心呕吐，气味臭秽，大便不爽等症。若胃火炽盛，可有口苦，口渴引饮，大便秘结或恶心，呕吐酸苦黄水等症状。结合胃的生理特点，沈教授认为治胃宜清胃不忘通腑，通腑须顾护胃阴，滋阴佐以消食。养阴益胃选用益胃汤，此方出自《温病条辨》，药用沙参、麦冬、生地、玉竹4味，共奏养阴益胃之功。若胃中火热炽盛，则选用玉女煎，以清胃热，养胃肾阴，佐以枳壳、生谷芽等健胃消食之品，以防止养阴碍胃。若食滞胃脘，常用保和丸或枳术导滞丸以消食和胃。

沈教授十分重视作为后天之本的胃在扶助人体正气，提高人体免疫力方面的重要作用，尤其在大病久病之后，顾胃气，养胃阴就成为影响疾病转归和预后的关键因素。

2. 标本兼顾，攻补有节

（1）消疏通降相合之法治其标：胃属腑，六腑以通为用，通降为其生理特点。降则和，不降则为逆为滞。胃肠伤食，食滞中焦致气机阻滞；外邪尤以湿邪最易损伤脾胃，阻滞中焦气机，此二者即为土壅木滞；情志内伤，肝失疏泄，也致气机不畅。各种内外因作用于胃腑，皆可导致气机阻滞，故本病常见脘腹胀痛、嗳气吞酸、纳呆食少、大便不爽等气机不畅的症状。治疗采用消、疏、通、降相合之法，消除（或清除）食积、湿阻、气郁，调畅气机使其气机条达，升降出入有序，脾胃才能各司其职，恢复正常运化功能，脾胃疾病方得以治疗。

《素问·痹论》曰"饮食自倍，肠胃乃伤"。若食多食腻，谷反为滞，气机不畅，脾胃升降失司，临床特点表现脘腹胀满，嗳腐吞酸。故沈教授每以保和丸为主，药取山楂、神曲、莱菔子消食导滞，连翘清热散其食积之热。久则脾胃虚弱，食不慎则病发，故方中茯苓、半夏、陈皮健脾，以助运开胃。本方的特点是既重消食导滞，更健脾和胃。

《临证指南医案》曰："湿喜归脾者，与其同气相感故也。"沈教授注意三因制宜，具体到岭南之地，一年四季高温时间长，淫雨霏霏，天热地湿，因此岭南之人多感暑热之邪，则多见脾为湿困、胃为热扰的湿热中阻证。临床特点表现为胸脘满闷，腹泻纳呆，舌苔黄腻，脉象濡数等。所谓湿去滞自消，故方取新加香薷饮为主。用药首选芳香轻清、醒脾化浊，如香薷、扁豆花、藿香、佩兰等花叶轻清之品透解暑湿而不伤津气之妙。

沈教授常结合岭南地区特点，选取岭南特有的木棉花、鸡蛋花配合使用。而此热非以风药散之而不能去，常加防风开郁发表，使热从表出。湿邪有内外之分，外湿由外感时令之湿而来，内湿则由脾弱失运，湿从内生。内、外湿相互影响，由湿生滞，进一步导致脾胃功能失调。辅以茯苓、白术、白蔻仁、薏苡仁等健脾利水除湿，两相并举，两湿得去，沈教授临证强调两点，一方面重视和脾胃，一方面重视利湿热。脾胃和，湿热除，诸证自愈。

《血证论》曰："木之性主于疏泄，食气入胃，全赖肝木之气以疏泄之，而水谷乃化"。故脾胃升降运化有赖于肝气疏泄，肝气得疏，脾胃气机才能调畅。此即"土得木则达"。若七情失畅，肝疏泄太过或不及，都会影响脾胃运化，出现肝郁脾虚或肝胃不和的证候，临床常见脘腹胀痛，腹痛即泻，运化不良等。叶天士云："治脾胃必先制肝"。故治疗必须结合调肝。临床对于肠易激综合征，常以疏肝理气、健脾和胃法治疗。沈教授自拟激愈方，方共九味：白术、陈皮、白芍、防风取用痛泻要方，木香、川黄连取香连丸之意，香薷汤之香薷、厚朴、扁豆，为三条古方合而为一。其中大便黏滞甚则脓血便者，以扁豆花易扁豆，加木棉花、鸡蛋花、槐花、枳壳诸药。

总之，考虑到临床脾胃病的病情复杂性，沈教授临证该病时往往在健脾益胃的基础上，消、疏、通、降相合之法常相兼而用标本兼顾。而临床用药辨证论治时更有加减化裁之妙。如脘痛较重者，加延胡索、白芍；腹泻甚，便中带血者加地榆、槐花、白茅根；胸脘痞闷者，加瓜蒌、薤白；纳呆食少者，酌用生麦芽、谷芽、鸡内金以助脾运化；便秘者，则同时加用火麻仁、肉苁蓉；口中反酸，常用乌贼骨、生牡蛎以抑制胃酸分泌；恶心呕吐、呃逆者，常用和胃降逆之旋覆花、代赭石、柿蒂以降胃气。

（2）健脾益胃之法治其本：脾胃病是慢性病程，病邪实日久必伤及脾胃，脾胃虚弱是致病之本。胃属燥，脾属湿，胃喜润恶燥，脾喜燥恶湿，两脏燥湿相济，相得益彰。故《临证指南医案》谓："太阴湿土，得阳始运，阳明燥土，得阴自安。"故胃阴亏虚兼脾气不足之证，法以甘凉濡润益胃兼甘缓健脾和中，润燥相宜；该法应贯穿治疗始终，澄源方能清流，诸邪一旦失去赖以生存的病理基础，则难以为患。沈教授反复揣摩归纳诸案，临床运用自拟养胃汤，颇有效验。该方药取甘、平、微温、微凉之品，令扶气而不燥热，益阴而不凉滞，庶可收功。方中怀山药、茯苓、白术、炒扁豆健脾和胃；枳实与厚朴、木香与砂仁健脾消痞；法半夏、竹茹和胃降逆；党参、北沙参补益气阴；麦冬、玉竹、石斛滋阴润燥；此类病证，用药过寒过热或单纯清补，顾脾舍胃或重胃轻脾皆非其治，唯仿清代叶天士"甘缓益胃、甘凉濡润"复法治之，方为中的。

3. 三因制宜，善用岭南草药　沈教授非常重视岭南气候特点对脾胃病发生发展过程中的影响，强调三因制宜在脾胃病防治中的重要作用。岭南春夏时间长且多淫雨，天热地湿，湿热之气交蒸。沈教授认为，由于岭南炎热潮湿的地理气候特点，湿热之邪为岭南六淫致病之首，脾喜燥恶湿，湿热之邪，最易伤脾。气候炎热，岭南人又多贪凉饮冷，容易损伤脾胃，脾气受损，不能运化水湿。饮食且多以鱼鲜飞禽走兽为餐，喜食鱼生膏脂之品，为脾胃蕴酿湿热提供了条件。因此，在岭南地区的脾胃病中，脾胃湿热蕴结最为常见，且四季皆有。沈教授在治疗脾胃病中运用岭南草药有着丰富的经验，治疗脾胃湿热之便溏、泄泻等常用岭南特有的木棉花、鸡蛋花、扁豆花、金银花等以清热利湿止泻，临床疗效显著，兹录一案，以见一斑。

比如反流性食管炎沈教授常用温胆汤加减治疗，同时结合瓦楞子、乌贼骨等制酸止痛药物；香连丸、左金丸、香薷散随症加减也较常用；其中最常使用扁豆花"健脾和胃，消暑化湿"，现代临床医学也证明扁豆花具有如下功效：①抗菌消炎：可以治疗肠炎，腹泻，痢疾等肠道疾病及赤白带下。

②补脾和中：能够健脾化湿，对胃炎，胃溃疡，萎缩性胃炎有较好的疗效。
③化湿消暑：夏日暑湿伤中，脾胃不和，易致吐泻。白扁豆花能健脾化湿以和中，性虽偏温，但无温燥助热伤津之弊，故可用于暑湿吐泻。便秘病人改为白扁豆。还有，常用佩兰和香薷为伍，有无外感都可用之，尤其是用于湿浊中阻，脘痞呕恶，口中甜腻，口臭，多涎等症状者；取佩兰芳香醒脾，化湿健脾解暑，暑湿天气应用更多；佩兰配木香：本品气味清香，芳香化湿，重在醒脾气；木香气味芳香，行气止痛，尤善宣散上下一切寒凝气滞，能升能降，重在调胃气。两药配伍，芳香行气，治疗湿阻气滞、胃脘胀闷、腹胀肠鸣、吐泻、痢疾等；配黄连：二药均可祛湿，佩兰功在醒脾开胃化湿，黄连功在清热燥湿，两药相配，有清热化浊之功，可治脾胃湿滞的胸闷、消化不良、口苦苔腻等。配茯苓：茯苓淡渗利湿、健脾止泻。两药合用，既祛暑邪又健脾胃，助脾运化暑湿，暑湿去则脾更健，故治暑湿内蕴引起的吐泻均效。

病案：

童某，男，39岁，2013年12月18日初诊。

主诉：胃脘部疼痛反复发作1个月，加重3天。

现病史：1个月来反复胃痛，早上隐隐作痛，似有异物顶住，大便2～3次/日，腹胀，气往上冲，轻度嗳气，痰多，舌红，苔薄有齿印，脉细。

既往史：十二指肠球部溃疡（A1），慢性非萎缩胃炎伴糜烂。

过敏史：无。

体格检查：体温36.6℃，脉搏70次/min，呼吸25次/min，血压120/75mmHg。神志清楚，面色淡红，形体稍瘦，双侧瞳孔等大等圆，对光反射灵敏，全身皮肤巩膜无黄染，心肺未见异常，腹平软，全腹未扪及包块，右上腹轻压痛，无反跳痛，肝、脾肋下未及，墨菲氏征阴性，肝肾区无叩击痛，移动性浊音阴性，肠鸣音正常，神经系统检查未见异常。

辅助检查：胃镜提示：胃酸，十二指肠球部溃疡（A1），慢性非萎缩胃炎伴糜烂。

西医诊断：十二指肠球部溃疡（A1），慢性非萎缩胃炎伴糜烂。

中医诊断：胃脘痛（痰湿阻络证）。

治法：行气通络，化痰制酸。

处方：生牡蛎30克（先煎），墨鱼骨、茯苓、法夏、陈皮各10克，木香5克（后下），川连3克，柿蒂15克，甘草5克，厚朴10克，7剂水煎服。

2013年12月25日二诊：上症减，舌脉同上，守上方去厚朴，延胡10克，7剂水煎服。

2014年1月8日三诊：因元旦放假，自己购买3剂中药服用，上症均消失，舌淡红苔薄白，口微干，余无异常。守上方，去元胡，墨鱼骨，加麦芽30克，7服水煎服，每剂早晚分两次温服。

心得体会：沈教授应用二陈汤合香连丸加减治疗痰湿阻胃生热之证，同时加入生牡蛎、墨鱼骨等制酸药物，收到好的疗效。临证是有时也用瓦楞子来抑制胃酸。

4. 既病防变，治脾胃不忘柔肝　《临证医案指南》有云："胃痛，邪于胃病也。为肝气相乘尤为甚，以木性暴且正克也。"《金匮要略》则指出："见肝之病，知肝传脾，当先实脾，四季脾旺不受邪。"沈教授认为现代社会，工作生活压力过大，肝失条达舒畅，肝郁气滞之病证临床较为常见，而脾胃与肝关系密切，肝病易传脾胃，因此在治疗脾胃病时应充分注意，不忘舒肝柔肝。如已见肝之病，无论有无出现脾胃病症状，治疗时均应辅以健脾胃，助运化之品。若见脾胃功能失调，则应适当佐以护肝之品，以未雨绸缪。如为肝郁，则选用柴胡、郁金、香附等品舒畅肝气，肝旺者，选用龙胆草、黄芩、钩藤、生牡蛎等品清肝平肝，适当配合当归，白芍等柔肝。也可用山萸肉、五味子酸甘化阴、以养阴柔肝，还可考虑滋水涵木法滋养肝阴，选用生地、枸杞、沙参等，每获良效。

病案：

罗某，女，42岁，2013年12月11日初诊。

主诉：胃痛2年，加重1个月余。

现病史：胃痛2年，灼热感胀闷感，伴便秘（3年），2013年12月10日广州市红十字会医院内镜：糜烂性胃炎，胃体息肉，贲门息肉。舌淡，苔黄厚腻，脉弦滑。

既往史：无。

过敏史：青霉素过敏。

体格检查：体温36.8℃，脉搏84次/min，呼吸28次/min，血压110/70mmHg。神志清楚，形体适中，双侧瞳孔等大等圆，直径3毫米，对光反射灵敏，全身皮肤巩膜无黄染，心肺未见异常，腹平软，全腹未扪及包块，右上腹轻压痛，无反跳痛，肝、脾肋下未及，墨菲氏征阴性，肝肾区无叩击痛，移动性浊音阴性，肠鸣音正常，神经系统检查未见异常。

辅助检查：2013 年 12 月 10 日胃镜：糜烂性胃炎，胃体息肉，贲门息肉。

西医诊断：糜烂性胃炎，胃体息肉，贲门息肉。

中医诊断：胃痛（肝胃郁热型）。

治法：清肝泻热，和胃降逆。

处方：川连 5 克，木香（后下）、沙参、玄参各 10 克，生地、当归、牡丹皮各 15 克，厚朴、枳壳各 10 克，白术 20 克，草决明 20 克，牡蛎 30 克（先煎），石膏（先煎）、白芍各 15 克，甘草 5 克，3 剂，水煎服。

2013 年 12 月 18 日二诊：上症减轻，守上方去石膏、生地，加桂枝 5 克、茯苓 10 克、熟地 15 克，7 剂，水煎服。

2013 年 12 月 25 日三诊：上症减，时感胃痛伴肚饿感，舌淡苔薄白，脉弦，（灼热感仍在），守上方加谷芽 30 克、莱菔子 10 克，7 剂，水煎服。

心得体会：肝胃郁热型胃痛，方用清胃散、玉女煎、香连丸配伍组方，黄连、石膏、丹皮清胃热，生地、当归、沙参、白芍、甘草滋阴柔肝，同时应用"对药"白术、草决明通便泻热，很快收到疗效。认证之准，用药之精，令人钦佩。

5. 笃尊经方，讲究活用古方　沈教授笃尊经方，善用经方。如治疗湿热便血者用仲景之白头翁汤为基本方随症加减，每获良效。另外，对治疗大便不调，特别见腹痛、泄泻或便秘者，沈教授认为，若兼有胁肋疼痛，多为肝木克脾土，常用痛泻要方加减。并自拟激愈方，临床应用，每获良效。激愈方药物组成：白术、白芍各 15 克，防风、陈皮、厚朴、扁豆花、香薷各 10 克，木香 6 克，黄连 3 克。随症加减，便秘者重用白术 30 克，加决明子 30 克，玄参、肉苁蓉各 15 克；大便黏滞、腹泻者加佩兰、藿香、木棉花各 10 克；气滞里急者加枳壳、槐花各 10 克，疗效显著，举例如下。

林某，女，58 岁，2006 年 6 月初诊。

主诉：反复上腹痛 2 年。

现病史：上腹隐痛，大便不畅，里急后重，大便有黏液，情志不畅或食面、油腻饮食时加重，胃纳尚佳，舌红，苔黄，脉细。肠镜示：慢性结肠炎。

　　沈教授认为，该患者属肝郁克脾，胃肠湿热证。治疗以疏肝理气，清热化湿为主，予激愈方加减。

　　处方：防风、陈皮、厚朴、南豆花、香薷、木棉花、枳壳、槐花各 10 克，白术、白芍各 15 克，木香 6 克，黄连 3 克，每天 1 剂，水煎服。

　　服 7 剂后上腹时有隐痛，大便调，无里急感。效不更方，以该方加减治疗 1 个月余，未见复发。

　　按：沈教授认为，治湿热泄泻之经方当推黄芩汤，认为该方为后世的"行血则便脓自愈；调气则后重自除"治法开了先河。而便脓血者，又当白头翁汤为佳。同时，他又认为岭南地区湿热之邪较重，故常加香薷饮、佩兰、木棉花、鸡蛋花、槐花等以加强祛湿之功效。该例患者有 2 年的病史，遇情志不畅时病情加重，且时有胁痛，当属肝木克脾土之证，又察其泄泻，里急，舌红，苔黄之状，表明胃肠湿热亦明显，综合分析认为：证属湿热中阻，脾失运化，肝旺犯脾，气机不畅的表现。故治法当以疏肝理气，清热化湿。方用痛泻要方以调理肝脾；黄连、扁豆花、木棉花、槐花、香薷以清化湿热之邪；厚朴、枳壳、木香以行气祛湿。全方合用，共奏疏肝理气，清热化湿之功，药证合机，病症自除。

　　6. 祛邪扶正，重视顾护胃气　《素问·玉机真藏论》曰："五藏者，皆禀气于胃，胃者，五藏之本也"。说明胃气之盛衰事关五脏安危。沈教授勤承古训，遣方用药无不顾护胃气，并提出脾胃的强弱决定着人体正气的盛衰，外感内伤均可使脾胃虚弱，抗邪无力。在治疗方面，认为胃为多气多血之腑，祛邪时要慎防伤胃，行气多用砂仁、陈皮、厚朴；活血常用川芎、丹参等药性平和之品。并强调少用苦寒之品，以防邪去正亦伤。在扶正顾护胃气方面，沈教授喜用谷芽、鸡内金，认为两药能养胃气，助消化，资健运。特别在治疗胃炎、溃疡病属于脾胃气虚证或胃阴不足证时，选用补益脾胃或滋阴养胃之剂同时配谷芽、鸡内金使补中寓消，补而不滞，符合"通补"的原则。临床对胃炎、胃溃疡等出现食积不消、脘腹胀满、完谷不化等疗效颇佳。现举验案 1 则，供同道参考。

　　雷某，男，60 岁，2006 年 8 月 16 日初诊。

　　主诉：反复胃脘部痞闷、不适感 3 年。

　　胃镜检查示：慢性浅表性胃炎伴糜烂、萎缩。服用许多西药疗效甚微。

　　诊见：胃脘部痞闷、胀满不定时，口干，食少纳呆，大便干硬，舌红，苔薄黄，脉弦细。

证属胃阴不足，气机郁滞。治以滋阴养胃，行气健脾。

处方：白术、山药各 20 克，决明子、谷芽各 30 克，石斛 15 克，麦冬、天冬、生地黄、枳实、鸡内金各 10 克，厚朴 6 克，每天 1 剂，水煎服，并嘱其停用西药。

服 7 剂后胃脘痞闷、胀满减轻，大便通畅。随症加减治疗 1 个月余，症状消失。

按：该患者诊断为慢性浅表性胃炎，且服西药治疗多年罔效。沈教授认为服西药过多必将损伤脾胃之气阴，视其症状一派脾虚不运，阴虚气滞之状，治疗当健脾行气，兼养脾阴。方以白术、山药、鸡内金、谷芽健脾顾护胃气；枳实、厚朴、决明子行气通便；石斛、麦冬、天冬、生地黄滋养胃阴，诸药合用，共奏健脾行气、养阴护胃之功。

7. 整体治疗，重视调养护理   古人云："三分治疗七分养"。脾胃病的致病因素，常见感受外邪，饮食不节，情志不畅，劳逸过度等。用药物治疗虽然可以缓解症状，但是如果病人本身不注意调畅情志，调摄饮食起居，脾胃病的致病因素仍在，这也是脾胃病反复难治的原因之一。在治疗的同时，沈教授还非常注重脾胃病的护理。《难经·十四》说："损其脾者，调其饮食，适其寒温"。故凡是来诊的患者，沈教授均嘱患者饮食有节，饮食适量，慎食辛辣、浓茶、煎炸等刺激或坚硬粗糙之物，并注意戒除烟酒，定时进餐。其次情志调摄也不容忽视，在快节奏现代生活中，情志因素的影响因素越来越大。它影响神经内分泌系统导致消化吸收障碍而产生疾患，所以要保持乐观的情绪，避免过度精神紧张，树立战胜疾病的信心，均有利于疾病的康复。

岭南之地，自古就有中药材煲汤煲粥的习惯，如果食用得当，可以健运脾胃。《素问·藏气法时论》曰："毒药攻邪，五谷为养，五果为助，五畜为益，五菜为充，气味合而服之，以补精益气"，脾胃病经治疗之后，要均衡营养饮食，勿食刺激之物，避免再损脾胃之气。调畅情志，心情舒畅以散肝脾郁结之气。同时慎起居，调寒热，避免外邪侵袭，从预防入手，全面调理身体，防止脾胃病复发。

沈教授脾胃病用药尤其简约，每张处方用药一般不要超过 12 味，太多则庞杂，药过病所，反伤正气。病已基本痊愈，应中病即止，不可全仗药物攻治以求除邪务尽，而应膳食调养，移情易性，节饮食，慎起居，待脾气健旺，正气恢复，余邪自去也。

（张军）

◎第五节　沈英森治疗难治性口疮经验简介

口疮，西医学称为口腔溃疡，是发生在口腔黏膜上的表浅性溃疡，大小可从米粒至黄豆大小、呈圆形或卵圆形，溃疡面为口腔溃疡凹、周围充血，可因刺激性食物引发疼痛，一般 1～2 周可以自愈。口腔溃疡成周期性反复发生，不易根除，故又称为复发性口腔溃疡，或难治性口疮。本病可 1 年发病数次，也可以 1 月发病几次，甚至新旧病变交替出现。目前，西医学尚未明其病因，多认为是"三联因素"（免疫、遗传和环境）或"二联因素"（外源性因素和内源性诱导因素）综合作用的结果。治疗多采用抗菌消炎止痛类药物。

口疮在临床上是个常见病、多发病，尤其是女性发病率很高。由于目前口腔溃疡的病因及致病机制仍不明确，因此，尚无明确有效的西药能用于治疗。而在中医临床实际中，各医生对疾病的认识不统一，同时，很多科室可以看，皮肤科、妇科、口腔科、消化科均接诊，疗效不一，因此，口疮成了一种"难治病"。沈教授治疗口疮的临床效果较为显著。

1. 明确病因，深究病机　沈教授从中医学角度去认识本病，认为本病病位在口腔和舌，与心、脾相关，而其本在胃。中医学认为，心开窍于舌，手少阴心经之别系舌本，所以，临床上通过观察舌象可以了解心的状况。《内经》云："诸痛痒疮，皆属于心"，亦说明心和舌病理方面的关系。而脾主肌肉，开窍于口，足太阴脾经连舌本、散舌下。《灵枢·脉度》曰："脾气通于口，脾和则口能知五味矣。"《圣济总录》指出："口舌生疮者，心脾经蕴热所致也。盖口属脾，舌属心，心者火，脾者土，心火积热，传之脾土，二脏具蓄热毒，不得发越，冲攻上焦，故令口舌之间生疮肿痛。"所以说口疮的发生与心脾关系密切。而口腔和舌为血脉丰富的肌性组织，有赖于气血的濡养和津液的滋润，而胃为水谷之海，气血生化之源，所以，口腔的正常须依赖胃气功能的正常发挥。而且足阳明胃经环口夹唇入上齿中。此外，

《伤寒指掌·察舌辨证法》还有"舌尖属上脘，舌中属中脘，舌根属下脘"的说法。沈教授认为，本病宜分虚实两端。《医宗金鉴·口部》云："此证名曰口疮，有虚火实火之分。虚火者，色淡红，满口白斑微点，甚者陷露龟纹，脉虚不渴……实火者，色艳红，满口烂斑，甚者腮舌俱肿，脉实口干"。沈教授根据自己几十年的临床经验总结，认为把口渴与不渴作为分辨实火虚火的辨证要点，即口渴者多属实火，口不渴者多属虚火。《寿世保元·口舌》曰："口疮，连年不愈者，属虚火"。沈教授认为，临床上由于难治性口疮日久不愈，多为虚实夹杂之证，即胃火过剩，胃阴相对不足。因此，治疗当虚实兼顾，滋阴清热并举。

2. 三因制宜，针对病机　依据上述病机，沈教授根据多年临床经验，创制了治疗口疮的经验效方——"玄冬口炎液"（方由生石膏、知母、玄参、生地黄、麦冬、黄柏、谷芽组成），临床辨证运用，治疗口疮每致佳效。本方中生石膏辛甘大寒，《神农本草经》云：主"口干舌焦"，《药性论》载："治唇口干焦"，清阳明有余之火而不损其阴，故为君药；知母苦寒质润，滋清兼备，不仅可助石膏清胃热，还可发挥益胃阴的作用，为臣药；玄参、生地黄、麦冬、赤芍润胃的同时尚可发挥清热之功，故为佐使。诸药配合，共奏清热泻火，养阴生津之功。正如张景岳所言："口疮口苦，凡三焦内热等证，宜甘露饮"，其亦指出口疮的治疗在清热的同时亦需滋阴。同时，沈教授在针对病机治疗的同时，还非常注重结合岭南的环境、季节特征辨证选药。正如他主编的《岭南中医》中引用《岭南卫生方》之说："岭南既号炎方，而又濒海，地卑而土薄。炎方土薄，故阳焕之气常泄；濒海地卑，故阴湿之气常盛。""阳焕之气常泄"，故易生热伤阴。临床多用滋阴清热之品治之，此点与本病病机不谋而合；"阴湿之气常盛"，则多损伤脾胃，而脾胃又恰是引起口疮的根本之所在，故临床治疗之时多加有健脾益胃之药。

3. 随症加减，药食同疗　沈教授指出，临床上亦需根据不同的症状，在本方的基础上，随症加减，方可取得较佳的疗效。如咽喉不利，疼痛者加桔梗、牛蒡子、浙贝母以行气利咽，清热止痛；大便不畅者加枳实、火麻仁、大黄以泻下导滞，润肠通便；口舌疼痛比较重者加延胡索、白芍行气养阴，缓急止痛；纳呆，腹胀者加鸡内金、谷芽、柿蒂、砂仁以醒脾健胃，消食降逆；舌尖红肿、小便灼痛者加竹叶、黄连、灯心草以清心泻火，利尿止痛；有外感发热证候者加薄荷、钩藤以宣利肺气，清热解表；失眠多梦者加酸枣仁、生龙骨、生牡蛎以重镇降逆，养心安神。沈教授还指出，本病的治疗除在药物治疗的基础上，患者亦需注意饮食方面的情况。饮食宜以清淡而稀饮为主。宜多食汁多味甘类水果，如雪梨、苹果、桃子等，但榴莲、芒果应注意少食或不食。忌辛辣刺激食物，如榨菜、辣酱等能助热生湿，不利于口疮愈合；忌油煎、炙烤食物，如油煎大排、烤羊肉、炸糖糕、油饼等，这些食物不利于口腔溃疡愈合。笔者通过跟沈教授门诊，观察到患者只要正常服药，结合饮食控制大都可获得较满意的疗效。

4."玄冬口炎液"的临床分析　"玄冬口炎液"是沈教授临床治疗口疮的主方，加减运用，效如桴鼓。该方的组成主要有：生石膏15克，知母10克，麦冬10克，玄参10克，生地15克，黄柏10克，谷芽30克。目前已经制成院内制剂（江门市五邑中医院，口服液，150ml/瓶）。

中医诊疗的精髓在于辨证论治，任何一种疾病的临床辨证，都不可能只有一个证型，也就是说，用一首药方加减为主，来应对一个疾病的所有患者，是不太现实的。口疮病机多分虚实，以心、脾、肾三经失调为主。明代薛己《口齿类要·口疮》说："口疮，上焦实热，中焦虚寒，下焦阴火，各经传变所致。"上焦实热多因心脾积热相兼，下焦阴火乃肾亏阴虚火旺，中焦虚寒多脾肾阳亏互见。研究文献，结合临床表现，口疮的临床分型多见于心脾积热、肺胃热盛、脾胃伏火、湿热熏蒸、阴虚火旺、虚寒阳浮等方面，治疗上也多用清胃散、导赤散、泻黄散、知柏地黄丸、大补阴丸、附子理中丸等。

但细究此方，沈教授以清胃热滋肾阴的玉女煎为主方，对于心脾肺胃有热者适用，对于阴虚火旺者也适用，在此基础上，改熟地为生地，加玄参，从而有了增液汤之意。无论实火、虚火，均有伤阴之虞，尤其口舌居上位，赖五脏承津液而能润，同时口舌血脉丰富，连通诸经脉，各经脉受邪伤阴，口舌先受之。此外，口舌外通自然，津液极易外泄，故机体伤阴之时，口舌首先感受到"渴"。由此，口舌之病，多有阴伤，这就是沈教授治疗口疮时加增液汤的缘由。

沈教授认为，岭南气候温热，酿成人体多阳热体质，故口疮以胃火、肝火居多；阳热内盛必然伤津耗液，致阴津亏虚少阴不足，阴虚火旺，合胃热上攻，熏蒸腐蚀肌膜而致口疮反复发作，缠绵难愈，阴伤益盛，正如《景岳全书》指出"口疮，连年不愈者，此虚火也"。因此，口疮之为病，多因于火，继而火伤阴。

沈教授临证时认为，对于初发而少有反复患者，治以清泻实火，单用苦寒清热之品尚可奏效；而对于反复发作，经久不愈的患者，再施苦寒，如不顾阴虚之本直折其火，则更伤其阴，不但无功，反而有过，故治疗反复发作的口疮，清胃火同时尚需滋其阴液，以玉女煎去牛膝、熟地加细生地、玄参为基础方，壮水以制火，临证进行加减，每获良效。方中石膏合用知母取其直入阳明，清胃火之有余且甘寒而能生津；生地取其滋而不腻，凉而不温，滋肾水之不足且能凉血活血；玄参、麦冬合生地清热养阴、凉血滋阴，增液而能行舟；黄柏清热解毒疗疮，合知母苦寒而能坚阴；北沙参养阴生津；谷芽消食健胃。故无论实火、虚火所致之口疮，均能使用。

由此可见，沈教授以一方治疗口疮，并非不辨证，而是在通晓本病的病机之髓的基础上，执一方而切诸病机，实乃一矢而数的，这是临证的较高境界。

5. 病案举例

病案一：

郑某，男，47岁，2010年3月23日就诊。

现病史：自诉口舌生疮1个月余，反复发作。曾服冰硼散、维生素、头孢类抗生素等治疗，效不佳。症见：口腔、舌头布满白斑微点，其疮面周围色淡红，同时牙龈肿痛，干咳，咽红，舌红，苔白，脉细数。

西医诊断：口腔溃疡。

中医诊断：口疮，证属胃阴不足，虚火上炎。

治以养阴生津，清热去火兼以利咽。

处方：知母、麦冬、玄参、竹叶、浙贝母、黄柏各10克，生石膏、北沙参、连翘各15克，桔梗5克，4剂，每天1剂，水煎服。并嘱其禁烟酒、辛辣油腻、熬夜；清淡饮食，多食水果。

复诊：口舌斑点减少，牙龈肿痛减轻，干咳、咽红消失。守上方去桔梗、浙贝母，加山药15克、薏苡仁10克，7剂，如法继服。其后于6月4日因他病前来就诊，告知服7剂药毕后口疮无复发。

病案二：

魏某，男，4岁，2010年6月1日就诊。

主诉：口腔溃疡反复发作半年。

症见：口腔溃烂，周围色淡红，反复发作，口干不渴，咽腔红肿不甚，纳差，舌红，苔少，脉细数。

西医诊断：口腔溃疡。

中医诊断：口疮，证属胃阴亏虚。

治以养阴清热，消食益胃。

处方：生石膏、知母、生地黄、麦冬、桔梗、浙贝母、鸡内金各 5 克，谷芽、麦芽各 10 克，4 剂，每天 1 剂，水煎，分多次服。并嘱其母对患儿要禁食辛辣煎炸之品。

复诊：口腔溃烂明显好转，咽腔红肿消失，饮食有所好转。守上方去桔梗、浙贝母，加茯苓 5 克，山药 10 克。续服 5 剂告愈。

（谭金华）

◎第六节　沈英森治疗痤疮经验

痤疮，古人对本病早有记载，多称之为"肺风粉刺""酒刺""粉刺"，《医宗金鉴·外科心法要诀》云："肺风粉刺，此证由肺经血热而成，每发于面鼻，起碎疙瘩，形如黍屑，色赤肿痛，破出白粉汁，日久皆成白屑。宜内服枇杷清肺饮，外敷颠倒散，缓缓自收功也。"不但描述病名、病因、好发部位、发病经过及治疗，说明古人对此已经有很深刻认识。《诸病源候论》："面包者，谓面上有风热气生包，头如米大，亦如谷大，白色者也。"纵观古代医家观点，多从肺经论治，认为本病的发生与五脏中肺的关系最为密切，并与六腑中的胃大肠功能异常有关。病因病机方面与热、瘀及血分证有关，认为病性多为实证。辨证多为肺风肺热，血热瘀滞。立法总以清肺胃热为主，方以枇杷清肺饮加减。

沈教授继承古人的经验，又根据临床特点加以丰富，本人根据沈教授的临床治疗方药，梳理了以下三种典型病症的治疗方法。

1. 血热证　晋朝葛洪《肘后备急方》曰："年少气充，面生包疮。"提出年轻人因血气方刚，气血充盛，乃生此病。说明痤疮好发青少年原因，青年人或个别中年人素体阳热偏盛，营血日渐偏热，血热外壅，体表络脉充盈，气血郁热，因而发病。手太阴肺经起于中焦而上行过胸，足阳明胃经起于颜面而下行过胸，故肺胃积热，则循经上熏，血随热行，上壅于胸面，故胸面生粟疹且色红。偏嗜辛辣之品，助阳化热，或多食鱼腥油腻之品，或酗酒，使中焦运化不调，均可化生火热，使肺胃积热上壅，诱发或加重疾病。临证可见面部或兼前胸，后背多脂部位红斑，炎性丘疹，色红，舌红脉数，治疗以清热解毒，凉血活血为主，使解毒而不留瘀，方以五味消毒饮合犀角地黄汤为主。《方剂学》认为痈疮疔毒，多由脏腑蕴热，火毒结聚。故治以清热解毒为主，以便积热火毒清解消散。方中金银花、野菊花功擅清热解毒散结，金银花入肺胃，可解中上焦之热毒，野菊花入肝经，专清肝胆之火，二药相配，善清气分热结；蒲公英兼能利水通淋，泻下焦之湿热，与紫花地丁相配，善清血分之热结；紫背天葵能入三焦，善除三焦之火。五药合用，气血同清，三焦同治，兼能开三焦热结，利湿消肿。感受风热之邪可诱发或加重病情，所以加连翘、蝉蜕以疏散风热，兼有火郁发之之意。若红肿严重者，可加夏枯草清热解毒、消肿止痛。若瘙痒明显者，可加地肤子、苦参以祛风止痒。正如叶天士所谓"入血就恐耗血动血，直须凉血散血"。治当以清热解毒、凉血散瘀为法，使火平热降，毒解血宁。以甘苦寒之生地凉血滋阴生津，用苦微寒之赤芍与辛苦微寒之丹皮共为佐药，清热凉血、活血散瘀，可收化斑之功。本方配伍特点是凉血与活血散瘀并用，使热清血宁而无耗血动血之虑，凉血止血又无冰伏留瘀之弊。《外科启玄》云：粉刺属肺，总皆血热郁滞不散。宜真君妙贴散加白附子敷之，内服枇杷丸，黄芩清肺饮。方药以清热解毒，疏散风热之品为主，根据沈教授的用药特点，与古人有异曲同工之妙。

病案：

邓某某，女，29 岁，2012 年 5 月 4 日就诊。

主诉：面背部出现大面积小红疹。

患者就诊时可见面部红色小疹子，根盘紧促，有红肿热痛之感，舌质红苔黄，脉数。

诊断为痤疮，热毒炽盛证，治疗以清热解毒、凉血活血为主。

处方：银花 15 克，连翘 15 克，菊花 15 克，紫花地丁 15 克，夏枯草 15 克，赤芍 15 克，生地 15 克，蝉蜕 5 克，青天葵 10 克。

服 15 剂后，患者症状明显好转，但仍留有疹印，舌质稍红，苔微黄，守上方去紫花地丁，服 5 剂后基本痊愈。

2. **冲任失调证** 见于女性患者，月经前皮疹明显增多加重，月经后皮疹减少或减轻，可伴有月经不调，月经量少，经前心烦易怒，乳房胀痛不止，舌红苔薄黄，脉弦细数。月经不调多责之于肝，脏腑所化生之血，除营养周身外，则储藏于肝。在月经产生中，肝血下注冲脉，司血海之定期蓄溢，参与月经周期、经期及经量的调节。肝经与冲脉交会与三阴交，与任脉交会与曲骨，与督脉交会与百会，肝通过冲任督与胞宫相通，而使子宫行使其藏泄有序的功能。《圣济总录·妇人血积气痛》中说："若月水不通，产后恶露未尽，或因他病使血不行，皆致气血凝滞。"总之，凡是离开血脉之血，应该排出而未排出的血都属于瘀血。经血不畅，阻于胞宫，瘀久化热，热邪上蒸，则出现面胸背部粟疹。沈教授认为可将此证分为虚实两型，一为肝经血热，二为肝阴虚火旺，但本病最终都是因为月经不调引起，所以治疗以调理冲任为主，方以丹栀逍遥散为主，药物有丹皮、栀子、夏枯草清肝火，柴胡、赤芍疏肝解郁，当归、生地补血养血；茯苓、白术健脾，同时也有防止脾虚生痰之功，此病多与经期有关，可加益母草、香附调经活血。本方滋肝阴与清肝热同时并举，肝脾同调，气血兼顾。

病案：

梁某，女，32岁，2012年7月10日就诊。

主诉：面部出疹。

患者就诊时可见面部暗红色小疹，自述每次月经延迟10天余，月经前会出现面部小疹，月经后自动减轻，舌质红有瘀血苔微黄，脉细数。

诊断为痤疮，治疗以凉血活血调经为主。

处方：丹栀逍遥散加减。丹皮10克，栀子10克，柴胡10克，当归10克，生地15克，制香附10克，茯苓10克，白术10克，赤芍15克，防风10克，益母草30克。

服7剂后，患者月经来潮，面部疹子基本消失。

3. **胃肠湿热证** 肺与大肠相表里，大肠承胃之气，肺胃之热，可下移大肠，肠腑不通，积而化热，或者由于过食辛辣油腻之品，生湿生热，结于肠内，不能下达，反而上逆，热气上蒸于头面，阻于肌肤而致。症见皮疹红肿疼痛，或有脓包，伴口臭、便秘、尿黄、舌红苔黄腻、脉滑数。治疗以清热利湿通腑为主，药物用大黄、枳实泄热通腑，白术、决明子、火麻仁以健脾燥湿、润肠通便，同时可以制约大黄的峻下之性。白术合决明子是沈教授的常用搭配，用于治疗习惯性便秘，再加生地、赤芍、玄参以凉血活血。

病案一：

张某，女，25岁，2012年7月6日就诊。

主诉：面部痤疮。

患者就诊时面部见红色小疮，颜色紫红，上有白色小头，大便2～3日一行，大便稍硬，小便黄，舌质红苔黄腻，脉数。

中医诊断：痤疮（胃肠湿热型）。

治疗以清热利湿通腑为主，方药：大黄10克，制枳实10克，玄参10克，白术30克，决明子30克，生地10克，赤芍15克，火麻仁15克，5剂，日1剂。

患者服药后，脸部痤疮明显减少，痘疮红肿减轻，大便日一行，又按上方服7剂，病愈。

病案二：

钟某，女，19岁，2013年12月4日初诊。

主诉：面部和后背部痤疮20个月，加重1月余。

现病史：患者于20个月前出现面部皮脂腺分泌增多，同时出现红色细小丘疹，逐渐增多，发热发痒，吃刺激性食物如辣椒等加重，与月经无关，后来逐渐变大，形成脓肿，可挤出白色或黑色粉刺，口干口苦，二便正常，舌红，苔白腻，边有齿痕，脉沉滑。

体格检查：形体微肥胖，神清语利，巩膜皮肤无黄染，心肺听诊正常，腹部胀满，胃脘部按之胃痛不舒，叩之鼓音，未见移动性浊音，肝脾未触及，未见蜘蛛痣和青筋暴露，无压痛和反跳痛，肾区无叩击痛，肠鸣音稍亢进；神经系统检查未见异常；余未见阳性体征。

西医诊断：毛囊炎。

中医诊断：痤疮（湿郁化热型）。

治疗以清热利湿止痒为主，处方：麻黄6克，连翘9克，杏仁9克，赤小豆30克，大枣12枚，桑白皮10克，生姜6克，甘草6克，7剂，水煎服，每剂早晚分两次温服。

2013年12月11日二诊：上症明显好转；服药后每日小便次数增加，余常，舌淡苔薄白，脉缓。上方加枇杷叶20克，白芷10克，石菖蒲10克，桂枝10克，丹参15克，7剂，水煎服，每剂早晚分两次温服。

2013 年 12 月 18 日三诊：上症痊愈，油脂分泌明显减少，每日洗面两次，精神好转，饮食睡眠俱佳；上药去枇杷叶 20 克，7 剂，水煎服。

按：《内经》云"汗出见湿，乃生痤痱……劳汗当风，寒薄为皶，郁乃痤"。"痤"当为初期，其外邪郁积时间不常，用针挑破，当为白色米粒状物质，如果此阶段治疗不当，病程反复迁延，并形成了"痤疮"。"痤疮"者，"痤"加上"疮"也。因为此病风、寒、湿郁结而成，虽然已经郁结化火，但寒邪、湿邪仍在，如果没有及时治疗，发展到"痤疮"的程度，脸上出现了很多包块，有的颜色紫黯，瘀血明显，有的甚至感染化脓，就非单纯的"痤"那么简单了，治疗时要考虑到疮科的问题了。内经曰："诸痛痒疮，皆属于心"。故二诊加入桂枝、丹参、石菖蒲来养心治本，收效更加明显。

纵观沈教授的用方，有以下三个特点：①不管何种证型，都离不开清热凉血活血之品；②组方简单，以经典方为主，随证加减；③祛邪而不伤正，扶正而不留邪。

沈教授认为，本病多为实证，但是也有部分虚证。痤疮是一个可以反复发作的病证，中医有久病多虚之说，对于长期反复发作，疮疹难消难溃的病证，我认为可以从虚证来论治。特举两个例子加以说明。

阴虚火旺证。皮疹反复发作，此处愈他处又起，皮损以红色丘疹和粉刺为主，可有脓疱，红色结节，患处疼痛，伴有口干心烦、遗精、耳鸣、多梦、大便秘结、小便短赤、舌质红苔黄、脉数或弦数。中医认为：痤疮发生的关键在于阴虚不足，阳气亢盛，阴不制阳而产生阴虚火旺之证，阴虚则不能滋养肌肤，使局部肌肤抵抗力下降，易为外邪所伤，而临床常用的清热之品又极易耗津伤液，且病程日久，反复发作易致气虚毒恋，终致病情缠绵难以根治。"所以治疗应以滋阴清热为主，方药可用知柏地黄丸加减。

脾失健运证。由于运化失调，水湿内停，日久成痰，湿郁化热，湿热夹痰，凝滞肌肤所致。症见皮疹色红不鲜，反复发作，或结节囊肿，或伴有纳呆、便溏、神疲、乏力、苔薄白、脉濡滑等症状，治疗以利湿健脾为主，方药以参苓白术散加减。

（张军）

◎第七节　沈英森治疗眩晕的临床经验

沈教授治疗眩晕紧扣病机，严谨组方，灵活用药，故临床疗效显著。临证常以酸枣仁汤为主养血调肝治疗虚劳眩晕，以龙胆泻肝汤为主清泻肝胆治疗肝火眩晕，以半夏白术天麻汤为主化痰息风治疗痰浊眩晕，以桑菊饮为主疏风散热治疗外感眩晕，以血府逐瘀汤为主行气化瘀治疗瘀血眩晕，以四物汤为主的补气养血治疗气血虚弱眩晕，还有以柴胡龙骨牡蛎汤加减治疗内耳性眩晕。

1. 以酸枣仁汤为主养血调肝治疗虚劳眩晕　肝为刚脏，体阴而用阳，内寄相火，主升主动。肝阴充足，肝阳被涵，则阴阳协调，冲和畅达。若肝阴不足，肾精亏损，则阴不敛阳，肝阳易亢，上扰清空而致头目昏眩。临床常见虚烦不宁的症状，如心烦心悸，口燥咽干，失眠多梦等。治疗宜滋阴养血，清热安神。选方为酸枣仁汤。若虚热明显，失眠多梦者加夜交藤、合欢皮、远志、桑白皮、地骨皮；若晕甚者加天麻、钩藤、怀牛膝、菊花、夏枯草；若胃气阴两虚者加石斛、麦冬、白术、黄芪、北沙参；若肝肾阴虚而致双目昏花，潮热盗汗者加牡蛎、浮小麦、女贞子、墨旱莲，或合知柏地黄丸、杞菊地黄丸；若肝阳亢甚，肝风上扰而头晕胀痛者，可合三甲复脉汤滋阴潜阳。同时每方中皆适当配伍谷芽、麦芽、鸡内金、山楂等消食和胃，增强脾胃后天之本。

2. 以龙胆泻肝汤为主清泻肝胆治疗肝火眩晕　中医学上的"火"有生理、病理之分，有内火、外火之别。沈教授认为，因火致眩者，多与肝胆相关，故河间亦多从风火立论。因肝性刚强，肝阳多亢，易风升火动，且火性炎上，易生风动血，导致肝火上炎，肝风内动，轻则头晕目眩，口苦耳聋，心烦不安，失眠多梦，重则头晕胀痛如刀劈，甚则高热神昏，四肢抽搐，角弓反张。故治肝火宜多法并用，集清气泻火，活血凉血、疏风化痰于一体，则效果显著。选方为龙胆泻肝汤。临证用药以柴胡、黄芩、龙胆草、山栀子、半夏、生地、赤芍、丹参、板蓝根、草决明、谷精子为主。若湿热甚加车前子、白茅根；晕甚加桑叶、菊花、钩藤、牡蛎。

3. 以半夏白术天麻汤为主化痰息风治疗痰浊眩晕　痰是水液内停而凝聚所形成的病理产物，痰之所生，多与肺脾肾及三焦的功能失常密切相关。

然脾主湿，脾为生痰之源，故脾胃功能正常与否在痰饮的发生发展中起着重要作用。正如《景岳全书·杂证谈·痰饮》中所言："盖痰涎之化，本由水谷，使果脾强胃健，如少壮者流，则随食随化，皆成血气，焉得留而为痰。"如果脾胃虚弱则运化失司，津液不布，水湿内停，聚湿成痰，从而痰浊中阻，清阳不升，蒙蔽清窍而致眩晕。若木来乘土，则易致肝风夹痰而使眩晕加重。故沈教授在眩晕的治疗中始终注重对脾胃的调理，扶土疏肝，化痰降浊，标本兼治。选方为半夏白术天麻汤。用药以半夏、陈皮、白术、茯苓、枳壳、砂仁、天麻、鸡内金、谷芽、麦芽为主。痰热甚者加桔梗、浙贝母、瓜蒌皮、竹茹、枳实；气虚者加黄芪、党参、防风、白术、葛根；肝风甚者加羚羊角、石决明、琥珀、钩藤；若肝火犯胃，胃气上逆者加黄连、吴茱萸、柿蒂；若胸闷痰瘀阻滞者加丹参、瓜蒌、牡蛎、石菖蒲。

4. 以桑菊饮为主疏风散热治疗外感眩晕 桑菊饮本为主治风热咳嗽之"辛凉轻剂"，沈教授结合岭南炎热的气候特点，用之治疗以眩晕为主的外感风热证，取得很好的临床效果。肺肝二脏，升降相因，相制为用。若风热犯肺，肺失清肃，则肝失所制而化热，肝阳过亢。同时，木火刑金，又加重肺的病变，致肝火上炎，风火上扰而头目眩晕。治疗应疏风清肺、佐金制木。选方为桑菊饮。此方既散肺中风热，又清肝中郁火，益肝补阴，助金平木，木平则风火自灭，眩晕自除。若痰多黏稠，肺热较甚，则加浙贝母、玄参、钩藤、莱菔子等。若肝热及胆，邪入少阳，口苦咽干，可加柴胡、黄芩、白芍；若眩晕较重，可加天麻、蔓荆子、谷精子、草决明等。若外感湿热，湿伤脾胃，肝郁气滞，头晕而痛，腹胀腹痛，沈教授常用香薷饮加防风、白术、白芍、半夏、莱菔子、谷芽、鸡内金等调和肝脾，健脾利湿，使气机畅，清阳升，则头晕自除。

5. 以血府逐瘀汤为主行气化瘀治疗瘀血眩晕 头为"诸阳之会"，"脑为髓之海"，全赖精气清阳充养之。若有瘀血等有形之邪阻滞，则精气清阳不能上达而致眩晕。治疗应活血化瘀为主。选方为血府逐瘀汤。沈教授认为，瘀阻原因很多，当审因辨治。

若兼痰浊，则益气化痰行瘀，药用半夏、陈皮、茯苓、桔梗、钩藤、葛根、丹参、川芎、赤芍、浙贝母、枳壳、桃仁。

若肝肾不足，气虚血瘀，当补益肝肾，活血息风。药用当归、川芎、白芍、赤芍、丹参、桃仁、防风、黄芪、葛根、枳壳、杜仲、桑寄生、天麻。

若肝郁气滞，既可郁而化火，亦可引起血脉阻滞，血行不利而致血瘀，故治疗当泻火平肝与活血祛瘀并用，药用黄连、吴茱萸、桃仁、当归、川芎、红花、枳实、赤芍、天麻、丹参、全虫。

6. 以四物汤为主的补气养血治疗气血虚弱眩晕　这种类型的眩晕一般见于低血压或体位性低血压、胃溃疡、严重感染、肾病、慢性结肠炎、月经过多、缺铁性贫血等疾病的并发症，临床表现复杂多样，需要详细临床检查，根据不同病因进行辨病辨证结合诊治。其中缺血性贫血一般病因比较复杂，但是女性一般与子宫内膜修复不良和月经量多有关，应用排除法排除如下诊断：铁粒幼细胞性贫血（骨髓象已排除）；地中海性贫血（血红蛋白电泳已排除）；慢性病贫血：如肾病，严重感染等；转铁蛋白缺乏症：极少见，为先天性遗传病。应自幼慢性贫血，血清铁低，总铁结合力明显低，转铁蛋白浓度可确诊。中医临床可以四物汤或八珍汤加减治疗。

7. 以柴胡龙骨牡蛎汤加减治疗内耳性眩晕　内耳眩晕症是中老年人较为常见的一种疾病。此病是以突发的剧烈眩晕，并伴以耳鸣、耳聋及恶心呕吐为主证，故又称"梅尼埃综合征"。该病常反复发作及有明显的缓解期。沈教授认为其原因系肝肾不足，肝阳上亢和痰火痰饮等所致。梅尼埃综合征是以膜迷路积水的一种内耳疾病。本病以突发性眩晕、耳鸣、耳聋或眼球震颤为主要临床表现，眩晕有明显的发作期和间歇期。病人多数为中年人，患者性别无明显差异，首次发作在50岁以前的病人约占65%，大多数病人单耳患病。西医针对病因治疗，中医辨证治疗，本病使用柴胡龙骨牡蛎汤治疗，同时根据伴随症状灵活加减，有时收效显著。

总之，眩晕之证，虚虚实实，原因复杂。《内经》的"诸风掉眩，皆属于肝"，"髓海不足，则脑转耳鸣，胫酸眩冒"；《伤寒论》中的"少阳之为病，口苦、咽干、目眩也"；朱丹溪的"无痰则不作眩"；张景岳的"无虚则不作眩"以及虞抟的"血瘀致眩"等为治疗眩晕提供了坚实的理论依据。沈教授以经典理论为指导，以临床实践经验为基础，在临证辨证时思路清晰，先后主次分明，组方用药精简有序。若病情复杂者，又常集数法于一体，如泻火平肝，化痰降浊，活血祛瘀并用，补虚泻实，随证变化，灵活加减，故临床疗效显著，值得我们认真学习参酌。

病案一：

王某某，女，63岁，2014年2月19日初诊。

主诉：头昏气短、足冷面热 3 个月。

现病史：患者于 3 个月前慢性阑尾炎术后不明原因出现，头昏气短，双足冰冷，同时头面烘热感，自觉气不够用，疲惫，便溏，脉沉弱，舌淡白舌边微黯苔润。

既往史：慢性阑尾炎术后 3 个月；子宫全切 15 年。

过敏史：青霉素过敏 20 年。

体格检查：形体消瘦，面色苍白，未见面红，但自觉烘热感，语声低微，心肺未见异常，双肺听诊呼吸音清，腹软平坦，未见移动性浊音，肝脾未触及，未见蜘蛛痣和青筋暴露，无压痛和反跳痛，肾区无叩击痛，双下肢无水肿；神经系统检查未见异常。

西医诊断：颈椎病？

中医诊断：眩晕（阳虚证）。

治法：温阳散寒，温经通脉。

处方：制附片 30 克先煎 1 小时，干姜 10 克，炙甘草 15 克，砂仁 10 克，桂枝 10 克，黄芪 30 克，3 剂，水煎服，早晚分两次温服。

2014 年 2 月 26 日二诊：面热头昏气短大减，仍足冷便溏，因阳气归肾而觉背冷腹冷，舌淡，脉弦右关浮，予参苓白术散加炮姜 15 克、桂枝厚朴各 10 克，4 剂，水煎服，早晚分两次温服。

2014 年 3 月 5 日三诊：便溏消失，食欲转佳，想继续调理。上药加谷芽 30 克，5 剂，水煎服，早晚分两次温服。

按：本证病情表现奇特，病人多次手术后，自感耗气伤血，思想负担较重，长期抑郁，饮食失调，导致脾肾阳虚之症；以桂枝加附子汤温阳固表救逆，黄芪升表胸中大气，药证合拍，效果明显。首诊敢用大剂姜附大剂黄芪者：一则患者病人足冷气短神疲而舌淡白且润，二则大便不干、不渴。二诊出现明显背冷，出我意料，实为四逆汤收纳阳气所致，因仍便溏，故转而治脾，不再用附子，参苓白术散加桂朴、大剂炮姜收尾。病程 3 个月，7 剂治愈。

病案二：

马某，女，89 岁，2013 年 12 月 4 日初诊。

主诉：头昏目眩 3 个月，加重 7 天余。

现病史：患者于 3 个月前出现头昏目眩，如坐舟车，不敢独立行走，需人扶持，病情轻时无目眩，仍觉头昏，心烦，渴而便秘，无胸痛手麻耳鸣，血压正常，舌淡胖苔薄乏津，右脉弦滑左脉弦细。因年老由保姆陪伴，进一步检查病因不详。

既往史：10个月前外院门诊诊断为"脑动脉硬化，腔隙性脑梗死"。

过敏史：无。

体格检查：形体肥胖，病态面容，神清语利，巩膜皮肤无黄染，心肺听诊正常，腹部胀满，胃脘部按之胃痛不舒，叩之鼓音，未见移动性浊音，肝脾未触及，未见蜘蛛痣和青筋暴露，无压痛和反跳痛，肾区无叩击痛，肠鸣音稍亢进；神经系统检查未见异常。

西医诊断：梅尼埃病？脑梗死。

中医诊断：眩晕（风火痰瘀，上扰清窍型）。

治法：清热祛风，化瘀除痰。

处方：柴胡12克，黄芩20克，生姜20克，大枣20克，炙甘草15克，制半夏15克，北沙参30克，茯苓15克，龙牡各30克（先煎），陈皮15克，大黄15克（后下），泽泻10克，虎杖20克，天冬20克，麦冬20克，7剂，水煎服，每剂早晚分两次温服。

2013年2月11日二诊：上症明显好转，服药后每日大便2~3次，余常，舌淡苔薄白，脉缓。上方去大黄15克，加草决明、谷精草各15克，7剂，水煎服，每剂早晚分两次温服。

按：《伤寒论》："胸满烦惊，小便不利，谵语，一身尽重，不可转侧者，柴胡加龙骨牡蛎汤主之。"经文有谵语，此人有心烦，经文有一身尽重不可转侧，此人有头晕目眩不能独立行走，有相似处，因而借用柴胡加龙骨牡蛎汤治疗眩晕；眩晕为病，多因气血阴精不足，风火痰瘀上扰清空所致，此病人年高体弱气血运行不畅而致少阳枢机不利，故见眩晕；左脉弦细、口渴、舌苔乏津，说明枢机不利兼肝阴不足；右脉弦滑而舌淡胖、便秘、说明枢机不利夹痰湿兼府气不降；无胸痛手麻说明眩晕非心肌梗死或颈椎病所致，估计为脑动脉硬化引起。

病案三：

梁某，女，46岁，2013年3月20日初诊。

主诉：眩晕1个月。

现病史：2010年10月无明显诱因出现面色苍白、乏力，伴头晕，晕倒一次，医院考虑"缺铁性贫血"，给予铁剂口服后出现消化道反应，不能耐受，自行停药。1个月前又出现面色苍白，再次开始口服中药，血红蛋白继续下降，故寻求门诊治疗。气短乏力，面色萎黄，颈项后部片状湿疹，瘙痒，十余天，近三日腰后部正中亦有片状皮疹，色红痒，舌淡红苔薄白，脉滑。

既往史：缺铁性贫血两年半；月经周期正常，量不多。无痔疮。不偏食。无异食癖。无吞咽障碍。二便正常。

家族中无同种疾病患者。

过敏史：无。

体格检查：神清语利，面色萎黄，营养良好，皮肤黏膜无黄染及出血点，浅表淋巴结不大，咽无充血，扁桃体不大，双肺（-），心率94次/min，2/6级SM，腹平软，无压痛及反跳痛，肝脾不大，双下肢不肿。

辅助检查：血常规：WBC 6.1×10^9/L，RBC 2.28×10^{12}/L，HGB 45g/L，MCV 65fl，MCH 20pg，MCHC 280g/L，PLT 337×10^9/L，Ret（%）2.3%。SI 2.10μmol/L，TIBC 72.9mmol/L，Fer 32.5ng/ml。2013年3月22日骨髓细胞形态学：骨髓增生明显活跃，粒系占46.5%，红系占34.5%，巨核细胞数352个。铁染色：内铁1%，外铁阴性。2013年3月27日骨髓细胞形态学：骨髓增生明显活跃，粒系占47.2%，红系占46.8%，巨核细胞数545个。铁染色：内铁13%，外铁可疑阳性。2013年4月3日骨髓细胞形态学：骨髓增生明显活跃，粒系占49.2%，红系占40.8%，巨核细胞数696个。铁染色：内铁11%，外铁阴性。三次骨髓象均可见红细胞大小不一，中心淡染区扩大。肝肾功能，甲状腺功能，血清叶酸、维生素B_{12}正常；糖溶血试验、酸溶血试验、抗人球蛋白试验均阴性，粒、红细胞CD55、CD59表达正常。胸片、腹部B超和心电图正常。多次复查尿常规、便常规加潜血均正常。

西医诊断：缺铁性贫血。

中医诊断：眩晕（血虚生风证）。

治法：养血祛风止痒。

处方：当归15克，熟地15克，川芎15克，赤芍15克，荆芥15克，防风15克，蝉衣10克，苦参10克，知母15克，苍术、白术各10克，黄芪20克，佩兰、扁豆各10克，糯稻根15克，7剂，水煎服。

2013年3月27日二诊：湿疹基本消退，23日月经来潮，提前1日，干咳，咽痒 2～3 天，饮食二便常，舌淡红少无苔，脉沉缓。处方：葛根 30 克，当归 15 克，生地 15 克，赤芍 15 克，茯苓、白术、陈皮各 15 克，桔梗 10 克，麦门冬 15 克，北黄芪 20 克，浙贝母 10 克，沙参 15 克，钩藤 15 克（后下），薄荷 5 克（后下），鸡血藤 15 克，7 剂，水煎服。

2013 年 4 月 3 日三诊：上症明显减轻，口淡无味，乏力，动则尤甚，头颈部紧拉感伴疼痛，舌红苔薄白，脉弦细无力。处方：葛根 30 克，桂枝 15 克，芍药 20 克，当归 15 克，生地 15 克，川芎 15 克，北黄芪 30 克，白术、茯苓各 15 克，谷芽 20 克，砂仁 10 克（后下），鸡血藤、威灵仙、柴胡各 15 克，黄芩 10 克，7 剂，水煎服。

2013 年 4 月 10 日四诊：上症减，手足四肢皮肤由萎黄转为淡红，面部皮肤眼周围转微红，舌红苔薄白，边有舌痕，脉沉滑。予上方去威灵仙、谷芽、砂仁，加黄芩、甘草各 5 克，西洋参 15 克。

2013 年 4 月 17 日五诊：上症服药后无不适，舌淡红苔薄白，脉沉滑，时有咽痒咳嗽。辅助检查：WBC 6.8×10^9/L，RBC 3.52×10^{12}/L，HGB 66g/L，PLT 401×10^9/L，Ret（%）2.5%。SI 12.56μmol/L，TIBC 57.93mmol/L，Fer 74.1ng/ml。上方去黄芩，加蕨根、钩藤（后下）各 15 克。

心得体会：本案患者月经正常，外周血提示小细胞低色素性贫血，血清铁降低，铁蛋白减少，总铁结合力增高。骨髓象：增生明显活跃，红系比例相对增多，巨核细胞数应为反应性增多，内铁，外铁符合缺铁性贫血。所以诊断为缺铁性贫血（小细胞低色素性贫血）。缺铁原因：摄入少，吸收障碍，丢失多。可能与胃肠道溃疡或吸收功能障碍有关，沈教授根据中医辨证治疗，补血祛风止痒，同时健脾祛湿，调节胃肠功能，收到明显效果。

病案四：

曾某，女，38 岁，2015 年 7 月 1 日初诊。

主诉：眩晕两年，加重 1 个月。

现病史：患者于两年前出现头晕目眩，视物昏花，甚至恶心呕吐，但时轻时重，家属代诉病患脾气暴躁，性急易怒，但饮食二便正常，高血压 1 年余，舌红苔薄白，脉弦细。

既往史：体健，无家族发病史。

过敏史：无。

体格检查：未见明显异常。

辅助检查：外院 MRI 显示无异常。

西医诊断：内耳眩晕证；高血压。

中医诊断：眩晕（气滞血瘀）。

治法：疏肝行气活血。

处方：柴胡、黄芩、赤芍、鸡蛋花、甘草、桂枝、麦冬、天麻各 10 克、龙骨、牡蛎、珍珠母（先煎）各 30 克、钩藤 15 克、丹参 10 克、瓜蒌皮 15 克，15 剂颗粒剂，每天 1 剂，开水冲服。

2015 年 7 月 16 日二诊：上症减，暴躁减，舌红苔薄，脉滑沉，守上方 15 剂颗粒剂，开水冲服。

2015 年 8 月 2 日三诊：眩晕未发作，睡眠好，情绪稳定，饮食大便正常，血压 130/80 ~ 60mmHg，舌红苔薄，脉弦。守上方去鸡蛋花 1 包，7 天颗粒剂。

心得体会：内耳眩晕症是中老年人较为常见的一种疾病。此病是以突发的剧烈眩晕，并伴以耳鸣、耳聋及恶心呕吐为主证，故又称"梅尼埃综合征"。西医病因治疗，中医辨证治疗，本病使用柴胡龙骨牡蛎汤治疗，效果较明显，因病人出国，只能使用颗粒剂，也证明颗粒剂也有一定的治疗作用。

病案五：

曾某，女；58 岁，2015 年 6 月 10 日初诊。

主诉：头晕十余年，时发时止，加重半个月。

现病史：头晕十余年，时发时止，半个月前感冒后出现头晕，视物旋转，当时血压 140/80mmHg，发现血压高半年余，现在 110/70mmHg，十年前子宫癌切除术后，口干，烦渴，舌淡苔薄白，脉弦。

既往史：子宫癌切除术后。

过敏史：无。

体格检查：余未见明显异常。

辅助检查：外院 MRI 显示无异常。

西医诊断：内耳眩晕证／高血压。

中医诊断：眩晕（气滞血瘀）。

治法：疏肝行气活血。

处方：柴胡 12 克，黄芩 20 克，生姜 20 克，大枣 20 克，炙甘草 15 克，制半夏 15 克，北沙参 30 克，茯苓 15 克，龙骨 30 克，牡蛎 30 克，陈皮 15 克，泽泻 10 克，虎杖 20 克，天冬 20 克，麦冬 20 克，5 剂，水煎服，每剂早晚分两次温服。

2015 年 7 月 16 日二诊：上症减，口渴口干无，舌红苔薄，脉弦，守上方 5 剂。

2015 年 8 月 2 日三诊：眩晕未发作，睡眠好，情绪稳定，饮食二便正常，血压 110/70mmHg，舌红苔薄，脉弦。去虎杖、泽泻、二冬，3 天剂善后。

心得体会：眩晕为病，多因气血阴精不足，风火痰瘀上扰清空所致，此病人年高体弱气血运行不畅而致少阳枢机不利，故见眩晕；无胸痛手麻说明眩晕非心肌梗死或颈椎病所致，估计为脑动脉硬化引起。柴胡加龙骨牡蛎汤用小柴胡骨架以调畅少阳枢机，龙骨牡蛎镇惊潜阳，配合柴胡一升一降，以协调升降，去铅丹、桂枝加陈皮、泽泻，大黄换为虎杖，共凑祛痰化瘀通降腑气之功，虎杖配合柴胡龙牡以调和上下调和气血，加原方无甘草此案保留甘草合姜枣顾护脾胃，加天麦冬养肝阴止烦渴。

病案六：

温某，女，58 岁，2014 年 3 月 26 日初诊。

主诉：头晕 1 年，加重 10 天。

现病史：头晕 1 年余，口干，脉细，舌红，苔微黄干。

既往史：否认有糖尿病、高血压、冠心病、慢性肾脏病、肝炎、结核等传染病史，否认中毒史，否认食物药物过敏史。预防接种史不详。

体格检查：体温 36.7℃，呼吸 20 次 /min，脉搏 103 次 /min，血压 134/86mmHg。神志清楚，精神差，发育正常，营养正常，体型消瘦，被动体位，检查欠合作。皮肤巩膜无黄染，全身浅表淋巴结无肿大。头颅五官外观无畸形；双侧瞳孔等大等圆，对光反射灵敏。咽无充血，双侧扁桃体不肿大，颈软，无抵抗，气管居中，双侧甲状腺不肿大。胸廓对称，双肺呼吸音清，未闻及干湿啰音，心界无扩大，心率 80 次 /min，心律齐，各瓣膜听诊区未闻及病理性杂音。腹平软，无压痛及反跳痛，未触及包块，肝脾未触及，肠鸣音正常，肝区肾区无叩痛，墨菲氏征（－）。脊柱四肢无畸形，双下肢无水肿。肛门外生殖器未查。专科检查：神志清楚，反应迟钝，构音清，高级智能检查不能配合（言语不通），颈软，凯尔尼格征、布鲁津斯基征

（-），双侧瞳孔等大等圆，直径 3.0mm，对光反射灵敏，双侧眼球各向活动自如，双侧额纹、眼裂对称，鼻唇沟对称，悬雍垂居中，咽反射正常，伸舌居中。四肢肌张力正常，肌力 5⁻，双侧膝腱及跟腱反射（++），双侧巴宾斯基征（-）。共济运动：双侧指鼻试验稳准，跟膝胫实验不能配合；浅感觉感觉正常，自主神经系统未检。舌质淡嫩，苔白，脉细弱。

辅助检查：半年前头颅 CT 检查未见异常；心电图：窦性心律，正常心电图；泌尿系彩超：①双肾、膀胱声像图未见异常；②双侧输尿管未见扩张。腹部彩超：肝胆脾胰超声像图未见异常。

西医诊断：高血压，腔隙性脑梗死？颈椎病待排除。

中医诊断：眩晕（肝阳上亢脉络瘀阻证）。

治法：平肝潜阳，通络化痰。

处方：川芎 10 克，全虫 5 克，丹参 15 克，赤芍 15 克，天麻 10 克，白芍 15 克，钩藤 10 克（后下），谷精子 15 克，蔓荆子 15 克，石斛 10 克。

复诊：2014 年 4 月 9 日　上症减，按上方 7 剂，继续巩固，病情好转。

心得体会：有一些神经内科疾病诊断比较困难，如果没有生命危险，和急重临床证候，中医可以辨证论治解决，这方面需要慎重，应详细临床检查尤其是影像学检查。本方是沈教授临床经验方，在天麻钩藤饮和半夏白术天麻汤加减化裁而来。

（张军）

◎第八节　沈英森治疗泌尿生殖系疾病经验

泌尿生殖系疾病是临床常见病多发病，笔者在跟随沈教授门诊期间，获益匪浅，现将其论治泌尿生殖系疾病的经验介绍如下。

一、治疗原则

1. 扶正固本重在脾肾　常见的泌尿系疾病，可归属于中医学"水肿""淋证""癃闭""腰痛""虚劳"等病的范畴。沈教授认为，泌尿系疾病病位在肾与膀胱，以肺、脾、肾与膀胱、三焦功能失调，水液代谢紊乱为特征，而尤与肺、脾、肾关系最密切。肺为华盖，水之上源，主通调水道。

脾为后天之本，气血生化之源，主运化、统摄与升清；肾为先天之本，主藏精与水液代谢。肾之藏精，需赖水谷之精微物质的滋养，而脾之健运，需赖肾气的温煦，故两脏互为功用，常同时为病，互为因果，形成恶性循环。脾位居中州，主运化水湿；肾为水脏，主气化水液；脾虚失于健运，肾虚失于气化，则水湿内停，泛溢于肌肤而发为水肿。肾阳不足，生化无源，则气化失常，固摄无力，血从尿出；肾阴亏乏，下焦阴虚火旺，病久灼伤血络而见血尿；脾气虚弱，统摄无权，血不循常道而自下行。因此，脾肾亏虚为血尿的主要内在因素。人体的精微物质，由脾胃后天之本化生，又由肾所封藏；脾虚不能升清，谷气下流，精微下注；肾虚则封藏失司，不能固摄，精微下泻，而出现小便混浊不清，甚至沉积成块。肾主闭藏，职司二便，与膀胱互为表里；肾阳不足，命门火衰，失其化气行水之职，膀胱失其开合之道则小便排泄异常，发生癃闭或遗尿。腰为肾之府，肾主骨生髓；肾精亏虚，骨髓不充，腰府失荣，则见腰酸、腰痛而腿膝无力。可见，脾肾亏损是泌尿系疾病的病机关键。因此，沈教授强调补益脾肾的重要性，即使是在邪实的情况下，也不要忽视顾护脾肾。

同时指出补益脾肾应予平补，即滋阴养血而不可过用滋腻，以防滋腻之品，壅阻中焦，更伤胃气；温阳益气而不可过用温燥，以防温燥刚烈之品耗损真阴。故临床多选用性味温和的药物如补骨脂、菟丝子、沙苑子、白术、茯苓、山药等共奏温肾健脾利水之效。临床辨证施治，多用参苓白术散、知柏地黄丸、二至丸、五子衍宗丸、金锁固精丸、桑螵蛸散等加减，肾气不固出现阳痿、遗精、早泄、遗尿等症状者，多用五味子、芡实、莲子、覆盆子、煅龙骨、煅牡蛎等益肾固精、缩尿止遗，腰膝酸软、腰痛绵绵者以桑寄生、杜仲、怀牛膝、川断、狗脊等补肾壮腰；肾阳不足，小便不畅者多用怀牛膝、车前子、菟丝子、杞子、覆盆子、补骨脂等温肾壮阳以利尿；久病脾肾俱虚者多用黄芪、白术、山药、益智仁、菟丝子等健脾益肾，如此扶正固本提高机体抗病能力，达到祛邪扶正目的。但应注意，若患者病程较短，体质壮实，湿热之邪较盛者，则祛邪为主，清利湿热，兼顾行气活血之品，以免过于滋补而留邪助寇；而对于久病年老体弱，虚证明显者，可加大健脾益肾力度，以期正气旺盛，驱邪外出。沈教授在临床中强调，在健脾补肾基础上，适当加入活血化瘀药，使补而不滞，可以提高临床疗效。西医学研究也发现，各种泌尿系疾病均存在不同程度的血液高凝状态，可以说，瘀血伴随病程的各个时期。因此处方用药时适当配伍应用川牛膝、王不留行、丹参、红花等活血祛瘀药物必不可少。

2. 清热利湿兼理气活血获效关键　沈教授认为，泌尿系疾病的基本病机为正虚邪实，虚实夹杂。正虚指肺脾肾不足，邪实则以水湿、湿热、瘀血为主。岭南背靠五岭，下临南海，一年之中春夏秋冬四季不明显，高温时间长，春夏多淫雨，天热地湿，上晒下蒸，特殊的气候和地域环境必然影响人的体质特征和发病规律，故岭南之人多湿热体质。外邪客入，随湿化热，客风易散，湿热难除，迁延日久，下注肝肾，壅滞三焦，三焦不利，气血被遏不能正常运行，诸脏功能随之失调而易于发病。随着现代生活节奏的加快，人们工作压力的加大，易于导致气机郁滞，加之不良生活习惯，如吸烟、酗酒、嗜食辛辣厚味，则湿热内生，蕴结下焦。湿与热结，病证初起往往是火热之性偏盛，表现出发病急，变化快的特点。随着病程延长，湿邪黏滞、固着之性渐显，湿中蕴热，如油入面，形成无形之热蒸动有形之湿的趋势，两者胶着，黏滞难化。病情反复多变，缠绵难愈者，无不是由湿热致病的特性决定的。湿热壅滞三焦，气化失司则水肿；湿热伤及气分则生痰化浊，出现尿中白浊；湿热下注膀胱，灼伤血络，迫血妄行，则见血尿；湿热蕴结下焦，膀胱气化不利，则小便涩痛不畅；腰为肾之府，肾为湿热所犯，则腰膝酸软、腰痛，因此能否控制湿热的发展，是泌尿系疾病治疗成败的关键所在。

沈教授不主张大量应用苦寒泻利湿热的药物，认为苦寒易伤脾肾，造成下焦虚寒，反加重病情。在辨证施治的基础上，多用甘淡性平、淡渗利湿之品，如白茅根、车前子、茯苓、泽泻、猪苓、竹叶等，务使清热不碍脾，利湿不伤阴，以轻灵淡渗取效。常用四妙丸（黄柏、苍术、牛膝、薏苡仁）为基础方辨证加减：血尿者，加生地、赤芍、丹皮、小蓟、白茅根等清热凉血止血；结石者，加海金沙、金钱草、瞿麦、琥珀、鸡内金等化石通淋；蛋白尿者加蝉衣、覆盆子、牛蒡子、金樱子等消除蛋白；尿道有涩痛者，加银花藤、连翘、蒲公英等清热解毒；尿急尿频者加车前子（草）、白茅根、蒺藜、连翘、银花等通利小便；若小便频数且尿流清长或遗尿者，是脾肾气虚的表现，加芡实、白果、蒺藜、莲子等涩尿止遗；腰痛者加川断、狗脊、杜仲、桑寄生等补肾壮腰；水肿者加猪苓、茯苓、泽泻、防己等利水消肿。

此外，沈教授还强调在运用清利之剂时，必理气活血，使下焦气滞得以疏通、湿热之邪得以排出，且气行则血行，使致病之瘀血不能停留病所为害。因而理气活血通络与清利湿热之品共用，一则行气活血、疏通经络有利于清利湿热之品祛除湿邪，二则清利湿热之品可防理气活血过于温燥伤阴，而起到协同增效作用。临证时常采用陈皮、木香、延胡索、川楝子、郁金等理气止痛，配以王不留行、赤芍、川牛膝、红花等活血通络。最常用药对：牛膝、车前子，其中牛膝能活血化瘀，引血下行，兼能强健腰膝；车前子甘寒滑利，性专降泄，有通利小便、渗湿泄热之功效。两药配伍，补肾利水，引水湿下行，效果明显。

3. 由上治下巧在变通　沈教授认为，各种泌尿系疾病的临床证候虽不尽相同，病位均以肾与膀胱为中心，虽在下焦，又与上焦密切相关。肺为水上之源，主气布津，有通调水道之功。肺气宣布则水道通畅。外感风热毒邪，内壅于肺，使肺失宣发肃降，水道通调受阻则发病。理当"提壶揭盖"，宣肺利水。临床遣药以风药配方，开宣肺气，以辛味轻浮之风药为选，如升麻、柴胡、桔梗、薄荷、蝉衣、荆芥、防风、杏仁、枇杷叶、前胡之属，少量轻投，取治上焦如羽之义。凡泌尿系统急慢性感染，尿检异常或小便不畅，或浮肿不消，均可将此类风药合入对症方中，以增强利水之功。泌尿系多种疾病多在感冒、上呼吸道感染、急性扁桃体炎后病情加重；若病程迁延不愈，机体免疫功能减退，卫外不固，则极易遭致外邪侵袭，出现咽喉肿痛，扁桃体肿大，发热，咳嗽等症。应及时清热解毒，清利咽喉，肃降肺气，使上焦肺系邪热得清，下焦水道通调，以防病情的进一步发展，达到清上而治下的目的。常选用银花、连翘、板蓝根、蒲公英、薄荷、蝉蜕、牛蒡子、芦根、桔梗等，其中桔梗一药沈教授最喜运用，认为桔梗宣肺效果甚佳。肺主皮毛，宣发卫气，防御外邪，若肺气不足，卫外不固，邪气内侵，易与内邪相合，使病情加重；卫气不充，肌肤失养，玄府闭塞，少汗或无汗，则体内代谢毒物不能通过汗液排泄，下迫于肾，肾气受损，疾病难愈。此时治疗以益气固表，疏散外邪为主，沈教授常用玉屏风散加减，使卫气充盛，腠理固密，以促病愈。

此外，沈教授多年临床发现，不少患者因心火炽盛，移热于小肠与膀胱而发病，以心经有热为病证特征，且往往导致病情不能长期稳定或趋向好转。故抓住清心经之火的环节采用导赤散加减，以利湿热通小便，使心经之热从下而去，每获良效。

二、沈教授治疗肾病水肿的经验

1. 宣降肺气以散水

病案：

梁某，男，24 岁，农工。

患者因浮肿尿少伴腰痛 1 年余，于 1986 年 8 月 16 日住于暨南大学附属华侨医院中医科。患者自诉于 1995 年 7 月在湖南做工时，反复"感冒"，继则头面及双下肢浮肿、尿少、头晕、纳呆等，在当地就医时查尿规：蛋白4+，服西药（不详）效果不显。

中医诊断：水肿（上实下虚型）。

治法：上宣肺热，下温脾肾，兼以利水。

上宣肺热用银翘解毒丸，早、晚各服一丸；中药用自拟"肾炎一方"加减，处方：牛膝 10 克，车前子 30 克，茯苓 12 克，淮山药 15 克，泽泻 10克，熟附片 10 克，白术 10 克，杜仲 15 克，寄生 15 克，生地 30 克，白茅根 30 克，益母草 30 克，山萸肉 10 克。

用药过程根据症状变化，或加入苍术 10 克，黄柏 10 克，蝉衣 6 克，知母 10 克，黄芩 10 克中之一二味，根据病人的不同表现，亦可酌加桑叶、麻黄之类，取轻而散之之意，而减去原方的泽泻、寄生、杜仲，每日 1 剂，复渣再煎分 2 次，早晚服用。此后患者定期前来复查并坚持门诊半年，均按上述中药治疗，至今未出现反复。

按：水肿多由肺脾肾三脏所引起，肺为水之上源，肺气不宣，则水道不利，初起时，多以肺失宣降为主，表现也多以颜面及表皮为主，此时宜以宣降肺气之法，因势利导，宣发肺气，促使卫气充肤温分肉以卫其外，熏肤泽毛以散其邪，如麻黄、荆芥、苏叶、蝉衣之类，以宣肺气，使其上通下调，水有出路，临证一定要详加辨证，随势应变，不可强攻硬夺，必致偾事。有时对主症风水，重在调理肺脾，宣达三焦，扶正祛邪，促其气化，此法临证效验良多。

2. 运脾化湿以制水

病案：

张某，男，54 岁，工人。

患者因患高血压 6 年、伴双下肢浮肿 10 个多月，蛋白尿 2 个月，于1987 年 10 月 5 日—1987 年 11 月 28 日在暨南大学附属华侨医院内科住院，诊断为：慢性肾炎（高血压型）。病情稳定后出院，出院后病情反复发作，于1988年3月23日前来中医门诊。

症见眼睑及双下肢轻度浮肿，头晕、纳呆、便溏，偶有腰痛，夜间口干，血压158/104mmHg，尿规：蛋白3+，红细胞4+，白细胞+，舌淡胖大边有齿印，苔白，脉弦。

中医诊断：水肿（脾虚夹湿型）。

治以温阳健脾，化气利水。处方：党参30克，白术15克，黄芪15克，扁豆花10克，厚朴10克，茯苓15克，大腹皮15克，砂仁6克（后下），薏苡仁30克，白茅根30克，蝉衣6克，熟附片10克，地鳖虫6克，生地15克，赤芍15克，藕节15克，血余炭10克，小蓟10克。上述药物中，地鳖虫使用3次后即不用，生地、赤芍、血余炭、小蓟等视尿血情况，逐渐减少药味。

患者在服用上方药物后，浮肿及其他症状消失，可以坚持上班，故一直坚持服用上方1年，经多次查尿规，蛋白稳定在阴性~±~+，红细胞2~5/HP，白细胞0~2/HP。

按：水肿日久，伤及脾胃，致脾之运化失常，水湿内停，水道不利，脾阳不足在肾病水肿的病变中起重要作用，且脾阳不健，清阳不升，血尿蛋白尿亦可常见，本案以健脾益气，升清止血为主。且在病变过程中，久病入络，瘀血作为肾病水肿重要因素，瘀血可加重水肿，血不利则为水，也是加重蛋白尿和血尿的主要因素，病机错综复杂，临证之际，当明辨虚实之轻重，寒热之微甚，虚瘀之有无，然后厘定治法，方证相应，方能取效。

3. 温肾泄浊以主水

病案：

高某，男，21岁，大学生。于1983年4月30日因颜面浮肿住广州华侨医院中医科治疗。

主诉：颜面浮肿伴腰酸腰痛40余天。

现病史：患者于1970年在汕头市患肾炎，此后病情时轻时重，缠绵不愈，于1983年3月中旬，自觉颜面浮肿、腰酸腰痛、神疲体乏、小便清长，且见咽痒咽痛，经在广州某医院门诊治疗无效，因本人不同意肾穿，前来我科住院。

中医诊断：水肿（脾肾阳虚，外邪乘虚而入）。

治则：温补脾肾、解毒清热，透达外邪。

方药：用济生肾气丸合术附汤加减作汤剂：熟附片 10 克，牛膝 12 克，车前子、生地、白术各 10 克，茯苓、泽泻、丹皮、猪苓各 10 克，淮山药 24克，白茅根 30 克，蝉衣 6 克。

根据病情变化酌加桂枝 6 克，如觉咽干、鼻腔干则不加。同时，早晚各服银翘解毒丸一只。治疗近 3 个月，临床症状消失，尿蛋白 ± ~ +，酚红排泄试验 2 小时总排泄量为 57%，7 月 25 日好转出院。出院后继续门诊治疗 3个月，尿常规检查多次均阴性，随访 2 年多未复发。

按：水肿病与肺脾肾三脏关系密切，尤以肾为本，久病必损及肾。脉症合参，此证以肾阳虚命门火衰为主，在治疗上重在温肾助阳治其本，利水消肿治其标，标本同治，是为得法。

三、治疗石淋临床经验

肾结石、输尿管结石和膀胱结石统属中医"石淋"范畴。中医多以清利湿热、通淋排石为治疗大法，常用方为石韦散加味，药如：石韦 12 克、冬葵子 12 克、瞿麦 12 克、滑石 12 克、车前子 15 克、金钱草 15 克、海金沙12 克、鸡内金 12 克、芍药 12 克、甘草 6 克。若尿中带血加小蓟、生地、藕节以凉血止血。

1. 石淋辨证分型 临床应用当根据具体病症表现辨证用方，一般临床常见证型为以下两型。

（1）湿热蕴结型：瞿麦 10 克，萹蓄 10 克，木通 10 克，车前子 10 克，山栀 6 克，大黄 6 克，滑石 12 克，甘草 3 克，金钱草 30 克，海金沙 15 克，鸡内金 15 克。排尿涩痛伴血尿者加蒲黄、五灵脂、牛膝、桃仁；腰酸腹痛加白芍、元胡、旱莲草、生地。

（2）脾肾两虚型：金钱草 60 克，海金沙 20 克，鸡内金 30 克，牛膝 10克，王不留行 10 克，黄芪 15 克，白术 15 克，茯苓 20 克，当归 10 克，枸杞子 15 克，山萸肉 10 克，熟地 12 克，桂枝 6 克，川断 10 克，炮附子 6 克。

2. 石淋的诊断标准 沈英森根据以上基本临床证候，详查病人的主要临床症状，同时病症结合，结合现代临床实验室检验结果和影像学资料，实事求是地对病情进行分析，客观严谨进行医患沟通，辨证辨病结合，运用中医药治疗肾结石多获显著疗效。石淋的西医学诊断标准很直接，肾脏或输尿管的 B 超或腹平片均可确诊。其临床症状主要为尿中夹砂石，小便艰涩，或排尿时突然中断，尿道窘迫疼痛，或腰腹绞痛难忍，尿中带血。沈教授认为腰腹绞痛，尿血伴尿道疼痛均需引起重视，优先排除肾与输尿管结石证。临床上一定要避免误诊和漏诊。

3. 病机探讨

（1）病本为实：中医认为湿热下注，煎熬尿液，结为砂石而引起石淋。病久可引起阴血亏耗，伤及正气，或为阴亏，或为气虚，或气阴俩亏。病初起为实证，久则虚实夹杂 属淋证之石淋。

（2）水湿停聚：由于结石阻碍气机升降，必引起水湿排除不畅，这一类病人必然伴有舌苔黄腻，有些病人还会诉腹胀。沈教授认为石淋当用攻法，但宜注意维护脾脏功能，脾脏功能正常，有助于排出体内聚集的水湿，恢复气机的升降功能。

4. 治疗经验

（1）辨病与辨证相结合：根据以上对石淋的认识，沈教授认为而石淋的治疗一定要辨病与辨证相结合，体壮者可用攻法，基本药物为大黄，金钱草，鸡内金，瞿麦，琥珀，牛膝。大黄、琥珀，牛膝为活血泻热之品，大黄可用 10 克，同煎。基本无病人诉由于药物引起腹泻，大黄量虽大，但煎煮时间较长，已基本破坏了引起腹泻的蒽醌甙类物质，主要用其优良的活血化瘀功能，配合琥珀，促进排除结石。鸡内金和金钱草有助于消散结石，金钱草宜重用，30～60 克。此外，嘱患者多饮水，尤其服药后饮用一定量的水，并用双手叩击肾区，对加快结石排出有一定的帮助。广东深圳、东莞一带居民多有结石病，使用上方在 2～4 周内基本可将结石排出。体虚者一定要注意照顾患者的体质，不可妄用攻法。脾虚则应健脾，阴亏则要养阴，要先改善病人的体质，再论及祛邪。

此外，若肾区疼痛较剧烈，可用较大剂量延胡索，延胡索属罂粟科植物，含有丰富的原阿片碱等生物碱，止痛效佳，并可活血：若伴有尿血，不必刻意使用止血药，结石的松动和排除后，尿血自然会消除。

病案一：

周某，女，27 岁，2005 年 3 月 28 日初诊。

诉腰痛伴小便涩痛半年，持续服用三金片，可缓解症状。尿呈茶色或粉色，饮食尚可，大便难，干燥。疲乏，懒言。余无不适，舌红，苔黄腻，脉细滑。初诊为血淋，可能由结石引起。并做相关检查。

处方：金钱草30克，大黄10克，瞿麦10克，琥珀5克，鸡内金10克，牛膝10克，苍术10克，茯苓15克，延胡索10克，先服4剂。

4月1日复诊：尿常规示潜血3+、蛋白+、白细胞2+，B超诊为双肾盂结石，0.3cm×0.4cm，确诊为石淋，患者诉证情减轻，续用上方，嘱药后多饮水。

服药1个月后复查，结石已排出。诉尿频，时腹内发热，心烦，舌尖红苔根部黄，脉细而尺弱，肾气不足，而湿热犹存，用黄芩滑石合金水六君煎入连翘、银花藤收功。

（2）熟读经典，活学活用：沈教授重视经典的临床指导意义，经常引用经典作为临证治疗的理论依据。本病记载最早出于《素问·灵兰秘典论》："膀胱者，州都之官，津液藏焉，气化则能出矣。"根据沈教授的理解，古注有二义：张介宾曰："津液之入者为水，水之化者由气，有化而入，而后有出，是谓气化则能出焉。"唐容川《医经精义》："人但知膀胱主溺，而不知水入膀胱，化气上行，则为津液，其所剩余质，乃下出而为溺，经文所谓气化则能出者，谓出津液，非出溺也。"唐氏所注颇费解，张注似入于情理。膀胱贮藏尿液，赖肾气之气化而泄，若气化失司，或为癃闭，或为不禁。《素问·宣明五气》说："膀胱不利为癃，不约为遗溺。"此皆气化失灵也。临床中癃闭、遗溺诸证，皆以补肾助气化为治疗之法门，滋肾通关丸、金匮肾气丸、济生肾气丸等均是。

病案二：

刘某，女，45岁。2013年5月12日初诊。

患者行B超检查示结石1cm×1cm左右大小，伴右肾轻度积水。前医选用利尿排石汤数十剂，均不克如愿。来诊时右侧腰酸，右下腹略有酸胀感，小溲尚通畅。思《内经》有"气化则能出焉"之记载，水之化者由气，结石之移行亦赖乎气。肾气盛则气化行，水可流，石可移。拟方：黄芪、党参、补骨脂、台乌药、小青皮、巴戟天、川牛膝、怀牛膝、莪术，再佐以金钱草、木通、郁金、车前子、海金沙、生甘草等。7剂后便觉右下腹酸胀向下腹部（膀胱区）放射，不久即有结石排出。原方继服，后B超复查双侧输尿管及肾盂均未见结石，再数剂善后，右肾积水消失。

本案肾结石，曾经用过利尿排石汤数十剂，均不克如愿。后经反复思考，有形之石赖无形之气的推动，膀胱尿液之化者由气，结石之移行亦应赖乎气。肾气盛则气化行，水可流，石可移。故在利尿排石的基础上，加入补气益肾之黄芪、党参、补骨脂、巴戟天、怀牛膝，佐以台乌药、小青皮、莪术理气活血，川牛膝引药下行，终于排出结石。此病案告诉我们不是所有结石都是实证不可用补法，要临证具体问题具体分析。大医治病主要在辨证准确，思路清晰。

病案三：

陈某，男，55 岁。2013 年 12 月 11 日初诊。

主诉：尿频尿急，夜尿多 6 个月，加重 1 个月。

现病史：病人于半年前不明原因出现尿频尿急，夜尿多，但无尿痛，尿道灼热感，饮食正常，睡眠差，大便常，舌红苔白，脉弦细。

既往史：高血压病史，前列腺炎已半年。

过敏史：无。

体格检查：体温 36.5 ℃，脉搏 78 次 /min，呼吸 27 次 /min，血压 120/67mmHg。神志清楚，面色淡白，形体稍瘦，双侧瞳孔等大等圆，对光反射灵敏，全身皮肤巩膜无黄染，心肺未见异常，腹平软，全腹未扪及包块，右上腹轻压痛，无反跳痛，肝、脾肋下未及，墨菲氏征阴性，肝肾区无叩击痛，移动性浊音阴性，肠鸣音正常，神经系统检查未见异常。

辅助检查：B 超提示前列腺炎；肾和输尿管未见明显异常。

西医诊断：前列腺炎。

中医诊断：淋证（心肾两虚，水火不交）。

治法：交通心肾，补益肾气。

处方：川牛膝 10 克，车前子 15 克，王不留行 10 克，生地、赤芍各 15 克，桑螵蛸、益智仁各 10 克，生牡蛎、生龙骨（先煎）、白茅根各 30 克，茯苓 10 克，7 剂，水煎服。

2013 年 12 月 18 日二诊：尿频有改善，仍多尿，大便稀（3 次 / 日），腰痛，舌脉辨证同上，守上方去生地、赤芍，加杜仲、芡实、蒺藜各 15 克，7 剂水煎服。

2013 年 12 月 25 日三诊：上症改善，时有少许腰痛，舌脉同上，采上方，7 剂水煎服。一周后电话询问，病已好转，是否需要在服药巩固，告之继续服药 7 剂。

心得体会："肾主水液"，尿液的生成和排泄与肾中精气的蒸腾气化直接有关。所说的"蒸腾作用"类似于肾小球对血液的过滤作用；"气化作用"类似于肾小管和集合管对原尿的重吸收作用。倘若肾虚、肾中精气对水液的蒸腾作用降低，形成的原尿就会增多；肾中精气对水液的气化作用降低，就会导致尿液的生成增加，致使排尿次数增多。桑螵蛸散方见于《本草衍义》，临床常用于治疗阴血亏虚、心肾不交致尿频、滑精、遗尿、健忘等证。本方是在沈教授的经验上加入济生肾气丸中的牛膝、车前，还有经验药王不留行而成，有一定疗效。

（3）实事求是，具体问题具体分析：根据临床实际情况告知病人中药排石适应证，不可盲目排石。把握中药排石疗法的适应证即总结临床运用中医中药排石疗法的条件是：①结石直径小于 1cm，形状规则，表面光滑，并且与肾盂肾盏无粘连而游离于腔内者；②泌尿道无明显畸形、狭窄和感染；③无严重肾积水，肾功能尚好者；④青壮年体质好，能配合大量饮水及参加有利排石的体育活动。患者才能对多种治疗手段作出最佳的自我选择。服排石药应注意多饮水、勤活动。服药期间应大量饮水，每日 2000～3000ml，尽可能使尿量达到 2000ml 以上。这样可稀释尿液，减少尿盐沉淀，有利于结石排出。要鼓励自己多跳、多跑，常做体操，促使结石移动、下降，以利自行排出。

（4）饮食禁忌须告知：治疗期间不可忽视饮食宜忌，尿结石病人的饮食原则倾向于低动物蛋白、高维生素的素食。对结石合并痛风者应限制肉类，忌食动物内脏，每日蛋白质摄入量以不超过 90 克为宜；少食菠菜、香菇、菜花，多进食水果。尿液的碱化在尿酸结石的预防和治疗中有重要意义，宜选食碱性蔬菜和水果，使尿液 pH 值保持在 6.2～6.5 的范围内。

另外，在肾结石中，草酸结石发病率占尿石症中的绝大多数，要求限制摄入高草酸、高乙醇酸及高钙食物。如：菠菜、土豆、甜菜、芦笋、油菜、榨菜、雪里蕻、核桃、榛子、李子、草莓、橘子、笋、胡萝卜、豆角、芹菜、黄瓜、巧克力、浓茶（红茶）、海带、虾米、带鱼、糖等是高草酸食物。青葡萄、酸橙、香菇、甜菜、核桃、菠菜、梨、西红柿、白薯等是高乙醇酸食物。奶粉是高钙食物。

四、老年慢性肾衰竭的中西医结合治疗策略

慢性功能衰竭是包括原发性肾小球疾病如慢性肾炎、继发性肾小球疾病如高血压肾损害、糖尿病肾病在内的多种肾脏病的最终发展结局。老年人由于年事增高，各种致肾损害的发病率较高，致老年肾衰竭的发病率也较青年人高，且以继发性为多见，使肾衰竭成为严重影响老年人生活质量乃至生命的一个重要的综合征。临床应用中西医结合疗法治疗老年慢性肾衰竭，可以较长时间延缓慢性肾衰竭发展到尿毒症而不至于进行透析等替代疗法。

1. 老年肾衰的病因病机　老年肾衰竭为各种肾脏损害的结局，慢性肾衰属于中医学的"关格""虚劳""溺毒"等范畴，其病机扑朔迷离，证候错综复杂。其基本病机为本虚标实之证。虚实交结互见贯穿于本证发生发展的始终。通常病情稳定时表现为以正虚证候为主，虚主要表现为阴、阳、气、血不足及五脏六腑的虚损，肾衰进展时或终末期表现以邪实为主或正虚夹杂。并常由于外感或劳累等因素引发本病或至本病迅速加重。

《素问·上古天真论》曰："丈夫八岁肾气实，发长齿更；……五八肾气衰，发堕齿槁；六八阳气衰竭于上，面焦，发鬓斑白；七八肝气衰，筋不能动，天癸竭，精少，肾脏衰，形体皆极。"由于老年人自身的生理病理特点，本虚常表现为脾肾阳（气）虚，老年人脏腑气血日益亏损，尤以肾气虚损为甚。肾气亏损，各脏腑组织失于温煦，而出现肾阳式微之征。同时在虚证的基础上多夹有瘀血、水湿、湿浊、痰湿等证。我们临床观察脾肾气虚是慢肾衰最常见的证型。由于慢性肾脏疾病发展缓慢，病程冗长，"久病多虚"，"久病多瘀"，不论是气虚或阴虚，往往由于阳损及阴，阴损及阳，多可合并气阴两虚。且老年慢性肾衰的发生发展过程中多合并血瘀的证候。正如《素问·阴阳应象大论》所云"年四十而阴气自半，起居衰矣；年五十，身重，耳目不聪明矣；年六十，阴萎，气大衰，九窍不利"。老年肾衰竭气阴不足也较常见。

就脾肾气虚而言，肾气虚不能温煦脾气，脾气虚损则湿阻于内，其本是脾肾气虚，其标是湿阻及蕴热，如再兼夹多种邪实，如湿浊、瘀血等，必然使慢肾衰的病机更加复杂。诸种邪实的由来，则是或为外来（外感），或由内生，不外湿、痰、瘀、浊、毒等邪。由于肾气、脾气虚不能健运，水湿不能正常运化敷布，肾失其正常化气行水、升清降浊之职，则水湿内停，致气机升降失司，三焦阻遏，浊毒积滞。水湿内停，"水病及血"，加之"久病伤

络"，终致络阻血瘀；亦可由于脾失健运，肾失温化，以致水湿内生，聚湿成痰，朱丹溪云"痰之为物，随气升降，无处不到"，痰浊或壅滞于肺，或蒙蔽心窍，或停留于胃等，从而形成多种慢性肾衰的临床表现。若肝肾阴虚，则致阳亢、内风、毒热，更伤阴津；若阴阳两虚，或阴损及阳、或阳损及阴，致阴阳两损，则病机变化更为复杂，导致各种变证发生，促使病情恶化。邪实加重正虚，正虚又生邪实，如此恶性循环，终至邪实泛滥，正气不支，本病若治不得法，则预后不佳。

2. 老年肾衰的发病特点 早期诊断是及时治疗和防止慢性肾衰病情恶化的首要因素。但由于老年慢性肾衰临床表现多样，病程持续较长，且在早期无特定症状，多隐匿起病，故老年慢性肾衰多无明显发病规律。临床慢性肾衰病人很少能及时看肾脏病专科门诊。多数患者以原发病为主诉而长期得不到正确诊断与治疗。通过长期临床观察发现，多数老年慢性肾衰以高血压、糖尿病、贫血、心衰，甚至消化道症状而多分别就诊于心血管科、内分泌科甚或消化科。加之其临床表现并无十分明确之规定，初诊医师为非肾专科医师，故此十分容易漏诊与误诊。早期诊断比较困难。因此加强对相关学科医生培训，提高他们对老年慢性肾衰的认识，是及早发现慢性肾衰的较好办法之一。

老年慢性肾衰临床以脾肾气虚证型多见。患者在疾病发生发展过程中常出现面色苍白或萎黄，疲倦乏力，甚至恶寒怕冷，并多见腰膝酸软，纳呆腹胀，口淡无味等。笔者以往的临床研究发现脾肾气（阳）虚占43.0%，气阴两虚占32.9%，肝肾阴虚占5.1%，阴阳两虚占19.0%，各夹有瘀血、水湿、湿浊、痰湿等证。我们临床观察脾肾气（阳）虚是慢肾衰最常见的证型。同时老年肾衰竭的并发症较多，多数患者在长期疾病过程中并发较为严重的贫血，心衰等。

3. 老年肾衰的防治要点 重点在防，其治疗的根本目的不是治愈肾衰，而是采用中西医结合疗法延缓肾衰的进展速度，尽可能推迟进入肾脏替代疗法。影响肾衰竭进展的因素较多，如西医所讲的高血压，糖尿病肾病的高血糖状态，狼疮性肾炎的狼疮活动等，如果及早发现肾衰竭的存在，可以针对这些原发疾病或加重因素，采用有针对性的治疗措施，完全可以阻止慢性肾衰竭的发展。

如果诊断为慢性肾衰竭，则需要根据其病情不同，分阶段而采取中医一体化的治疗方案。对于老年慢性肾功能不全代偿期或失代偿期，甚或肾衰竭期，多可以采取保守疗法。即使用中医辨证论治，并根据并发症的不同采用适当的降压，补充钙剂，纠正贫血等对症治疗的前提下，使用灌肠等外治疗法进行综合治疗。西药通常可采用 ACEI 类药物如贝那普利、依那普利，ARB 类药物如缬沙坦、氯沙坦等。中成药可选用金水宝、尿毒清等。

根据老年慢性肾衰的临床表现及证候分析，通常将其分为下述几型辨证治疗。

（1）脾肾气（阳）虚，湿浊内滞型：治宜健脾补肾，方选参苓白术散合右归丸加减，药用：人参、茯苓、白术、山药各 12 克，扁豆 9 克，薏苡仁、砂仁、肉桂各 6 克，杜仲 9 克，枸杞、山茱萸各 10 克。易感冒者加黄芪 15 克、白术 10 克、防风 9 克益气固表；尿蛋白量大者加金樱子 20 克、蝉衣 15 克；腹痛即泻，手足欠温者加炮姜 9 克温中散寒；纳差腹胀者加广木香 9 克、麦芽 12 克；腰酸痛者加怀牛膝 9 克，加重杜仲 20 克强筋壮骨止痛。纳差便溏、五更泄泻者加补骨脂、肉豆蔻各 12 克；夜尿频、小便清长者加炒山药、芡实各 12 克；水肿重者加猪苓 12 克、泽泻 9 克、茯苓皮 30 克；气虚甚者加黄芪 9 克、党参 12 克。

（2）肝肾阴虚型：治宜滋养肝肾，方选六味地黄丸合二至丸加减，药用：熟地 12 克，山茱萸 9 克，山药 9 克，泽泻 9 克，茯苓 9 克，丹皮 9 克，女贞子 9 克，墨旱莲 12 克。头晕耳鸣者加怀牛膝 12 克，白芍 9 克，何首乌 12 克；心烦失眠者加炒枣仁 20 克，夜交藤 12 克；头痛眩晕者加天麻 15 克、钩藤 12 克；手足心热者加地骨皮、龟板各 12 克。

（3）气阴两虚型：治宜益气养阴，方选参芪地黄汤加减，药用：人参、黄芪各 12 克，熟地 15 克，山茱萸 20 克，丹皮、茯苓、泽泻各 9 克。水肿重者加大腹皮 12 克、白茅根 30 克、茯苓皮 30 克；腰膝酸软者加杜仲 20 克、狗脊 12 克；口干舌燥者，加天花粉 20 克、石斛 15 克、秦皮 15 克；有咳嗽，咳痰者，加黄芩 12 克、鱼腥草 20 克。睡眠不好，夜寐梦多者，加五味子 6 克。

（4）阴阳两虚型：治宜阴阳双补，方选济生肾气丸加减，药用：熟地 9 克，巴戟天 15 克，山茱萸、石斛各 12 克，肉从蓉 10 克，五味子 9 克，肉桂 6 克，茯苓 12 克，麦冬 10 克，甘草 3 克。伴有小便不利者加车前子 20 克（单包）、泽泻 10 克、茯苓皮 60 克；阴虚重者去附子，加山药 12 克，丹皮、泽泻各 9 克。

以上各型在治疗过程中均可以同时配合大黄胶囊，每次1～2粒，每日2～3次，根据大便次数调整用量，使每天大便保持2～3次为度。

对于伴有湿浊犯胃，呕吐为主要临床表现者，治宜清热化湿，和胃降浊，方选黄连温胆汤加减，药用：陈皮10克，半夏12克，茯苓20克，枳实10克，竹茹12克，砂仁10克，生姜5片，甘草、大黄（后下）各6克。伴有呕血者加白芨10克、三七粉5克。若出现肌痉挛，手足抽搐者加牡蛎30克（先煎）。对于伴有肝阳上亢型：治宜滋阴潜阳，镇肝息风，方选镇肝熄风汤加减，药用：怀牛膝、代赭石（先煎）各30克，生龙骨、生牡蛎、龟板（先煎）、白芍、玄参、麦冬各15克，生麦芽6克，甘草10克。伴皮肤瘙痒者加地肤子、白鲜皮各12克；疲乏无力者加太子参、麦冬各12克。

灌肠疗法采用熟附子10克，大黄10克，海螵蛸15克，蒲公英15克，金银花15克，加水煮取200ml药液，保留灌肠。每日1～2次。

针对大黄一味，老年患者用量不宜过大。大量临床与实验研究均证实其具保持大便通畅，减少毒素在肠道的吸收，促进尿毒症平素的排出，减少肾小球硬化，有保护肾功能的作用。《神农本草经》："味苦寒。主下淤血……荡涤肠胃，推陈致新，通利水杀（《御览》，此下有道字），调中化食，安和五脏。"笔者的经验是：粉剂可装入胶囊，以0.75～3g/d为宜，水煎剂以15～20g/d为好，患者服药后通常便质溏软，大便次数保持在2～3次/日，若次数过多，而且腹痛不适者，则应该将大黄的剂量稍减，为防止大黄的虚虚之弊，可在辨证用药的基础上配合使用大黄。当然也可使用生大黄泡水，适量内服控制大便次数也较方便，唯口感欠佳。

针对久病多瘀血的情况，尤其是糖尿病肾病或良性小动脉硬化性肾病引起的肾衰竭，活血化瘀是必不可少的。临床常用的有益气活血，行气活血，清热活血，补肾活血，解毒活血等法，常用的药物有：丹参、郁金、泽兰、当归、三七等，临床往往收到较好的效果。

教育病人采用优质低蛋白饮食以减少毒素的来源，但蛋白摄入量又不宜过低，以避免正气愈损，影响疗效，通常建议病人在中医综合治疗的基础上，每日摄取蛋白量控制在0.5～0.8g/kg体重。对于严重无尿或血钾>6.0mmol/L的尿毒症患者，则果断进行血液透析或腹膜透析治疗，避免患者在短期内出现生命危险，以争取时间进行中西医结合治疗。

（张军）

五、治疗肾炎重在分型

（详见第六章第一节）

六、男性不育症治疗经验

男性不育症在中医外科学中分为：肾阳虚衰、肾阴不足、肝郁气滞、湿热下注、气血两虚五型，分别用金匮肾气丸合五子衍宗丸或羊睾丸汤、左归丸合五子衍宗丸、柴胡疏肝散合五子衍宗丸、陈氏萆薢分清饮、十全大补汤治疗。随沈教授出诊三年来，不育症的疗效引起我浓厚兴趣，使我对不育症的中医治疗开始进行思考，并且通过文献检索，和经典教材中医外科学的查证，总结其中医临证临床特点如下：

1. 首先，关于男性前阴各部与脏腑的关系《外科真诠》是这样划分的：玉茎（阴茎）属肝；马口（尿道）属小肠；阴囊属肝；肾子（附睾、睾丸）属肾；子系（精索）属肝。中医外科学关于男性不育症的定义是指育龄夫妇同居 2 年以上，性生活正常，未采取任何避孕措施，女方有受孕能力，由于男方原因而致女方不能怀孕的一类疾病。

2. 男性不育症的病因病机，中医学认为不育症与肾、心、肝、脾等脏有关，而与肾脏关系最为密切，肾气虚弱、肝郁气滞、湿热下注、气血两虚均可引起不育。

3. 男性不育症的实验室检查

精液常规分析 WHO 规定标准为：① 2ml ≤ 精液量 < 7ml；②液化时间 < 60 分钟；③黏液丝长度 < 2cm；④ pH 值 7.2～7.8；⑤精子密度 ≥ 20 × 10^6/ml；⑥精子总计数 ≥ 40 × 10^6/ml；⑦成活率 ≥ 70%；⑧ A 级精子（快速直线前进）≥ 25%，或 A 级精子 +B 级精子（缓慢直线前进）> 50%；⑨正常形态精子 ≥ 50%；⑩白细胞 < 1 × 10^6ml。

4. 临证医案总结发现，此类病人以肾虚多见，往往伴有肝郁、湿热和气血两虚的情况，病人一般形体瘦弱，营养状态欠佳，工作压力大，是一派虚证的表现，并就会出现伴随症状，表现为虚中夹实的证候。

5. 病案举例

练某，男，34 岁。2013 年 5 月 15 日初诊。

结婚 6 年，实际性生活 10 年，夫妻生活正常，配偶曾有受孕 1 次，但此后再未受孕，经中西医多方调治效果不显著，2013 年 4 月 1 日在中山大学附属第三医院泌尿外科检查：精子活力下降；精子总数：235 个；活动精子个数：69 个；活率 27.02%；精子活力 14%；同时，病人失眠多梦，入睡难，睡后易醒，自感睡眠不足，不能解除疲劳；饮食一般，大便正常，小便分叉，但无尿急尿频尿疼等症。舌红，苔黄，脉细。

诊断：继发性不育症。

处方：济生肾气丸加减：川牛膝 10 克，车前子 15 克（包煎），龟板 15 克（先煎），王不留行 10 克，山萸肉 10 克，山药 15 克，熟地 10 克，茯苓 10 克，牡丹皮 10 克，知母 10 克，黄柏 10 克，7 剂，水煎服，早晚分两次温服。

2013 年 5 月 22 日二诊：睡眠明显改善，乏力消失，饮食正常，小便分叉消失，舌红，苔微黄，脉弦细。上方加泽泻 10 克，14 剂水煎服，早晚分两次温服。

2013 年 6 月 5 日三诊：症状同上，无不适，舌红苔腻，脉细。上方加薏苡仁 15 克，14 剂，水煎服，早晚分两次温服。

2013 年 6 月 26 日四诊：症减，无不适，舌红苔腻，脉细。上方 14 剂水煎服，早晚分两次温服。

2013 年 7 月 10 日五诊：7 月 9 日中山三院复查，精子总数：972 个；活动精子个数：478 个；活率 49.2%；精子活力 22.9%；各项指标检查比之前明显提高；诸症减轻，无明显不适，舌红苔薄白脉细。守上方，14 剂水煎服，早晚分两次温服。医嘱：慎起居，避风寒，节房事，勿过劳。适时复诊。

体会：本病案的效果说明，济生肾气丸对肾虚型不育症治疗有效，这一点和国内同行报道一致。有学者对 34 例特发性男性不育症患者（精子缺乏 6 例，精子无力 14 例，精子缺乏与精子无力同时存在者 14 例），给予济生肾气丸，7.5g/d，服药 3 个月，结果表明该药物对改善精子浓度、数量和活力有效率为 67% 左右。其中王不留行和龟板为沈教授的经验用药；王不留行功用活血通经，下乳消痈，利尿通淋；以善于行血知名，"虽有王命不能留其行"，所以叫"王不留行"，但流血不止者，它又可以止血。在妇科，王不留行又是发乳的良药，常与穿山甲同用，俗谚有"穿出甲，王不留，妇人服了乳长流"的说法，可见本品通乳汁的作用是很显著的。龟板先煎主治肾阴亏损，骨蒸潮热，盗汗；热病伤阴阴虚风动；腰腿酸软，筋骨痿弱；小儿囟门不合；以及崩漏等痛证。龟甲性平，不温不凉，古人认为"龟乃阴中至阴之物"，意思是说本品为滋阴最佳药物。龟甲临床大多按中医传统的辨证使用，以滋阴补肾、填精补血为最宜。龟甲确是补肾药中最好的药物之一，更是补肾阴的最佳药物。对阴虚阳虚能双向调节，对肾阴亏损、肾阳不足或阴阳两虚都能使用，对阴虚火旺的病人与生地、知母、麦冬等同用以滋补肾阴，对肾阳不足的病人，可与鹿角、菟丝子等同用以温补肾阳。古方龟鹿二仙膏，就是肾阴肾阳并补的著名方剂。故临床适当配伍常用于治疗男女不育症，更年期综合征。

（张军）

◎第九节　沈英森从痰论治疑难杂证临证举隅

痰为常见致病因素，但因痰在体内表现多样，常不易辨证，因此所产生的相关疾病往往复杂，正所谓"怪病多痰"。不少临床所谓"疑难病"，如认识清楚，发现是"痰作祟"，治疗则会明朗，沈教授临床对此颇有心得。

1. 风湿性心脏病

黄某，女，65 岁。因心悸、胸闷、下肢浮肿 1 个月于 1990 年 8 月 20 日就诊。

现病史：患者于 1 个月前不慎受凉后感胸闷、气促、动则益甚，小便短少，双下肢浮肿，伴咳嗽、恶心、纳差，在当地医院诊治，症状依然未解。

患者既往有风湿性心脏病史 10 年。

体格检查：体温 38 ℃，脉搏 140 次 /min，呼吸 30 次 /min，血压 135/85mmHg。神清，呼吸促，唇、指发绀，颈静脉怒张，心尖搏动位于左前胸第 6 肋间，锁骨中线外侧，心率 140 次 /min，律不齐，心尖区可闻及收缩期吹风样杂音 4 级，并向左腋部传导，双肺底部可闻及湿啰音，肝在右肋下 2cm 处可扪及，质软，无压痛，双下肢膝以下有明显凹陷性水肿。舌红，苔薄黄，左侧有瘀点，脉细弦促。

辅助检查：血常规正常，尿蛋白（＋），白细胞（＋）。抗"O" 700U，血沉 95mm/h。胸片：心影扩大，左心较明显。心电图：心动过速、心电轴左偏。

西医诊断：风湿性心瓣膜病，二尖瓣关闭不全，心功能Ⅳ级。

中医诊断：心悸（心阳不足，饮邪上犯）。

治则：振奋心阳，化痰利水。

方药：桂枝 10 克，甘草 10 克，茯苓 10 克，陈皮 10 克，法夏 10 克，川贝 6 克，熟地 10 克，当归 15 克，麦冬 10 克，姜皮 15 克，苡仁 20 克，黄芪 15 克，水煎服，每日 1 剂。

复诊数次，守原方，随症略有加减。治疗 2 个月，诸症基本消失，2 年内定期复查，病未再发。

按：风湿性心脏病属中医"心悸""怔忡""水肿"等范畴。西医学对本病的成因未完全清楚。沈教授从中医角度认为此病案乃久病，阳气虚衰，脾肾阳虚，不能蒸化水液，停聚而成痰饮，瘀滞四肢经络，并饮邪上犯，心阳被抑，而发本证。本病的治疗，沈教授认为当从痰着手，痰生百病，且古人有"百病皆由痰作祟"之说，方用金水六君煎加减化裁治疗，其中桂枝、甘草温阳化气，阻生痰源；二陈汤加川贝健脾燥湿宣肺化痰之要方，在此基础上配以辛润的当归、寒润的熟地，一开一阖，大补气血，滋培肾水。同时云苓、姜皮、薏苡仁淡渗利水、消肿、健脾；黄芪、当归、熟地、麦冬益气补养心血，使心气足，痰易化，病易驱。本方配伍兼顾阴阳，标本同治，虽陈年痼疾，亦药到病除。

2. 肝硬化

李某，男，62 岁，干部。因右上腹饱胀 2 个月，加剧 1 周于 1990 年 12 月 17 日前来就诊。

现病史：患者 2 个月前始有右上腹饱胀感，饭后尤甚，自服"酵母"等药无显效，近周来上症加重，伴胸胁闷痛，口苦尿黄。

患者既往有"乙肝"病史近 10 年，有烟酒嗜好史。

体格检查：胸颈部共有 10 余个蜘蛛痣，有明显朱砂掌，腹软，肝在锁骨中线上右肋缘下 3cm 处可扪及，质中等，轻压痛，表面无结节，边缘尚锐，腹部叩诊无移动性浊音。舌质无苔有裂纹，中后部薄黄干燥，脉弦细。

辅助检查：血常规正常，AFP 阴性。B 超示；肝脏光点增粗，血管走向不清，提示为早期肝硬化。CT 检查示："早期肝硬化"。

西医诊断：慢性乙肝，肝硬化。

中医诊断：积聚。

治则：柔润养肝，散结化瘀。

方药：当归20克，北沙参20克，云苓20克，麦冬15克，山药15克，厚朴10克，蛇舌草30克，白芍20克，法夏10克，陈皮10克，枳壳6克，甘草6克，半枝莲30克，鸡内金10克，红花6克，泽兰10克，水煎服，每日1剂。

服药2个月，饱胀感消失，饮食正常。B超示；肝脏光点细小，均匀，嘱其忌烟酒，随诊5年，未复发。

按：肝硬化属中医"积聚""痞块"等范畴，起病原因很多。沈教授认为本证是"痰凝聚肝"，因为本病起病较长，湿毒之邪未彻清，日益胶固，缠绵日久，伤及脏腑气血功能，脾运失职，正气亏耗，则浊气不化，湿遏痰郁，湿浊顽痰凝聚与瘀血胶结，则生痞块，日益增大，寄于胁下，而成"积聚"。针对本证，沈教授认为，治痰要活血，血活则痰化；北沙参、麦冬、当归、白芍养血柔肝；茯苓健脾益气；法夏、陈皮、蛇舌草、半枝莲、鸡内金则化痰解毒，散结消瘀；枳壳、厚朴行气消瘀；红花、泽兰活血化痰，血活则痰化结散。

3. 颈淋巴结核

王某，女、24岁，干部。因左颈部淋巴反复肿大2年，加剧1个月于1988年12月1日就诊。

现病史：患者于2年前左颈部出现两个黄豆大肿核，不痛。1年后肿核增大，发红疼痛，在本院外科诊断为颈淋巴结核，服用异烟肼等药，好转，但屡肿、屡破、屡消，近1周来肿核更大，红肿疼痛，伴口干，烦躁，大便干。

体格检查：体温38.5℃，心肺（－），左颈部肿块约5cm×3cm. 坚硬嫩红，拒按，颈活动受限，舌红，苔薄白，脉弦细。

中医诊断：瘰疬（阴虚内热，痰瘀凝结）。

治则：滋阴降火，化痰散结。

方药：生地30克，玄参15克，生牡蛎20克（先煎），川贝6克，桔梗10克，羌活6克，夏枯草15克，防风10克，山甲珠10克，两面针15克，水煎服，每日1剂，7剂。

复诊时症状明显好转，肿块缩小，渐软，守原方去羌活、生牡蛎、两面针，加麦冬、花粉、昆布、海藻，7剂。肿块明显缩小如蚕豆大，守上方服药1个月，病痊愈，随访2年，无复发。

按：颈淋巴结核属中医的"瘰疬"，沈教授认为，瘰疬的成因，不离乎痰，"痰生百病形各色"，由于阴虚火盛，炼液成痰，痰阻经络则筋缩成核。生地、玄参滋阴凉血清热；川贝、生牡蛎、昆布、山甲珠消痰软坚散结；羌活、夏枯草、防风解毒消肿。本病在治疗上以化痰软坚为主，配合滋阴凉血，解毒消肿，使病祛而不留伏邪。

4. 慢性咽炎

廖某，男，60岁，教师。

主诉：咽喉部反复不适10年，加剧1个月。

现病史：患者10年前始感咽部干燥不适，时有异物感如鱼刺，或如炙肉，干咳。口服螺旋霉素等药物症状缓解，但每受凉或劳累又发，近月来上述症状加剧，伴口腔溃烂，头痛，口干，尿赤。

体格检查：咽部充血明显，咽后壁可见多个淋巴滤泡，增生黏膜表面呈颗粒突起，舌尖红苔薄微黄腻，脉弦细。

西医诊断：慢性咽炎（肥厚型）。

中医诊断：虚火喉痹。

治则：滋阴降火，行气化痰散结。

方药：厚朴、法夏、橘红、桔梗、知母、薄荷、木棉花各10克，青果、丹皮各15克，生石膏30克（先煎），天冬、云苓各20克，7剂，水煎服，每日1剂，复诊3次，诸症皆除。

按：此证为阴虚津少，虚火上炎，兼以气郁不舒，疏泄不畅，以致肝郁脾滞，运化失司，津液不得输布，积聚成痰，气滞痰凝而生本病，在治疗上，沈教授认为，治痰必顺气，气顺则痰自除，正如朱丹溪言："善治痰者，不治痰而治气，气顺则一身之津液亦随气而顺矣。"方中知母、天冬、石膏滋阴降火，平抑虚火；厚朴、法夏、橘红行气化痰；青果、薄荷、桔梗、丹皮润喉利咽，茯苓健脾利湿，使痰湿消散无阻。全方配伍严谨，疗效显著。

（张军，孟辉）

◎第十节　沈英森临床应用金水六君煎的经验与相关研究

金水六君煎是明代名医张景岳所创，用于主治"肺肾虚寒，水泛为痰，或年迈阴虚，血气不足，外受风寒，咳嗽、喘息多痰"。沈教授在临床几十年来，对《景岳全书》中之金水六君煎的应用，尤其用于慢性支气管炎以及其他一些老年性疾病的治疗，颇有体会。

一、慢性支气管炎

（一）主要特征及中医病机

1. 主要特征　慢性支气管炎是由于感染、非感染因素引起的气管、支气管黏膜及周围组织的慢性非特异性炎症，临床以咳嗽、咳痰或伴有喘息及反复发作的慢性过程为特征。一般来说，是以1年持续发病3个月以上，连续2年或2年以上（临床虽有咳痰，喘息症状并连续2年或2年以上，但每年发病持续不足3个月的患者，如有明确的客观检查依据，如X线、肺功能等，也可诊断）。上述症状特征，属于中医学的咳嗽、痰饮、喘证等范围。

2. 中医病机　关于咳嗽、痰饮、喘证等的病因病机研究，早在《素问·咳论》就已指出："肺之令人咳，何也？岐伯对曰：五藏六府皆令人咳，非独肺也。"说明古人已认识到，这些病证虽属肺系病变，但五脏六腑功能失调，都能引起咳嗽等病证的发生。

临床上慢性支气管炎反复发作，迁延日久，缠绵难愈，因此病属本虚标实为多见。肺主气，肾主纳气，也即气根于肾，为肺所主，咳喘日久，积年不愈，必伤肺脏；疾病反复发作，由肺及肾，必致肺肾俱虚；肺病日久，子耗母气，必致肺脾两虚。所以说，邪实本虚，虚实夹杂的矛盾贯穿于本病始终。所谓虚是指肺、脾、肾三脏脏气的虚损；所谓实，概指六淫外邪与痰浊阻塞，壅滞气道，影响肺气宣发清肃。而脏腑功能失调，气血津液生化受阻，水液不化则聚而为痰为浊；痰浊阻滞，气血运行不畅则必生瘀。瘀血内停，阻滞气机，使痰浊更加无法宣泄因而越积越多，故痰瘀交结是慢支的又一大病理因素。正气不足，外邪入侵，引动伏痰壅肺为，慢支反复发作或急性发作的主要病理机制。

总的来说，中医学认为，痰是脏腑病理变化的产物，它的形成除了与肺有直接关系之外，与脾、肾二脏也有十分密切的关系，如外邪犯肺、肺失宣肃、脾气虚衰、温运无权、肾气虚亏、水气不化等都可导致水湿内停，凝聚为痰，痰迫于肺，气机不利，清肃失司，则作咳喘，故有"无痰不作咳"之说。《医宗必读·痰饮》也指出"肺为贮痰之器，脾为生痰之源。痰之本在于肾，肺不伤则不咳，脾不伤则不久咳，肾不伤则咳不甚。"说明慢性支气管炎的基本病理基础应为肺脾肾功能失调，痰饮内阻，气道不利。

（二）慢性支气管炎的中医治法

慢性支气管炎属于本虚标实的病证，因此，在治疗原则上应有虚实、缓急之不同，但在治法上，主要应注意"根除生痰之源"，"使之不生"，若单纯用宣肺祛痰之法常难以奏效。也有不少医家强调治疗本病必求其本，采用扶正祛邪之法，认为单纯扶正或祛邪皆不适宜，如《医门棒喝·虚损论》指出："正虚扶正，纯用补法，则锢其邪；执用攻法，则正气脱。"有资料表明对缓解期慢阻肺（包括慢支）患者扶正固本可提高机体抗感染能力，提高血氧含量，改善心肺功能及微循环，使症状减轻，病情缓解，比传统的西医对症治疗疗效显著。有报道认为在辨证立法的方药中，勿忘祛痰瘀之患，主张以痰为主辨治咳喘哮，以痰的性状划分咳喘哮的性质，以痰的色、量、性味指导咳喘哮的遣方用药，验之临床，可执简驭繁。

张景岳对治疗本病具有独到之处，他首先提出"虚痰"的概念，"痰之化无不在脾，而痰之本无不在肾"，所以要从脾肾着手来治痰。元气发源于肾，肾主水而司开阖，"虚痰"之成多与肾阳衰惫密切相关，一则是因为肾阳虚而蒸化无权，水湿上泛，酿而成痰；一则是因为肾阳衰惫不能温煦脾阳，脾失健运，水湿内停，凝聚为痰。明·王节斋说"痰之本水也，源于肾"，张景岳提出"正以元气不能运化，愈虚则痰愈盛也"，此时惟培补元气，"但能使之气日活，则痰必日少"，单纯祛痰，"元气日衰，则水谷津液无非痰耳，随去随生"，非唯痰不可去，且徒伤元气，弥增其虚。所以除了直接治肺之外，更主要的是治脾治肾，注意整体疗法。张景岳在《景岳全书》新方八阵中创制了金水六君煎，用以治疗这方面的病症，取得较好疗效。

（三）金水六君煎出处，组成及主治

1. **出处** 张景岳《景岳全书·新方八阵·和阵》

2. **组成及服法** 当归、半夏、茯苓各 6 克，熟地 9 ～ 15 克，陈皮 4.5

克，炙甘草 3 克，水煎时加生姜三五片，食远温服。

3. 主治 举凡年老体弱，元气不充，肺肾虚寒或肺气虚弱，脾气不和，阴虚血少，五脏虚损而感受外邪，导致气机不畅，运化失调，痰浊上泛而出现虚实夹杂、本虚标实的病证均可用金水六君煎治疗，正如《景岳全书》指出：本方主治"肺肾虚寒，水气为痰，或年迈阴虚，血气不足，外受风寒。"

已有的临床报道显示，金水六君煎对慢支具有较好疗效。中西医结合（金水六君煎口服液加西药）治疗组控显率明显高于常规西药治疗对照组，表明金水六君煎口服液与西药合用对慢支临床症状与体征的改善有较好疗效。

二、老年性疾病

（一）老年病的实质

老年病的实质，主要是本虚标实。人的自然寿命，按《灵枢·天年》所言："人生十岁，……四十岁，五藏六府十二经脉，皆大盛以平定，腠理始疏，荣华颓落，发颇斑白，平盛不摇，故好坐。五十岁，肝气始衰，肝叶始薄，胆汁始减，目始不明。六十岁，心气始衰，苦忧悲，血气懈惰，故好卧。七十岁，脾气虚，皮肤枯。八十岁，肺气衰，魄离，故言善误。九十岁，肾气焦，四藏经脉空虚。百岁，五藏皆虚，神气皆去，形骸独居而终矣。"说明人在正常的环境中是可以享百岁之寿的。如人到四五十岁以后，脏腑气血逐渐衰弱，抵抗外邪的能力下降，各种疾病接踵而来。正如张氏所说："中年以后，血气渐衰者，邪必易犯。"因此，可以这样认为，老年病的实质是本虚标实。本虚，即是血气渐衰，脏腑渐败，抵御外邪的能力下降（即西医学所指的免疫功能低下）；标实，是指由于本虚引起的人体气机不畅，功能失调，易受外邪侵袭，造成痰湿浊秽阻塞而出现的邪实症状。不论临床上出现何种情况，对于老年人，平时应该着意培植，防止疾病发生；病时更应顾及老年体虚，时时照顾元气，攻邪不宜太过。反之，败象立至。

（二）老年病的主要病机：脏腑气血，重在肾、脾、肺

张氏指出："虽五脏皆有气血，而其纲领则肺出气也，肾纳气也。故肺为气之主，肾为气之本也。血者水谷之精也，源源而来，而实生化于脾。"说明在脏腑气血中，肺、脾、肾三脏有着重要的作用。

老年体弱，脏气逐渐衰败，首先就要考虑肺脾肾三脏气的盛衰如何。肺主气，是津液之上源，肺气有病，治节无方，津液输布就发生障碍。肾藏精主水，肾脏有病，肾气虚损，肾水不足，或者是因肾精枯竭，或者是因寒水泛滥，而致温化失常或肾不纳气。脾主运化，水谷精微无一不赖之运化，五脏六腑及四肢百骸无一不赖以保持除旧布新、生机旺盛，若运化失司，水湿停聚中焦，上可凌肺，下可及肾。

因此，老年病的主要病机，与脏腑气血衰败有关，而其责主要在肾、脾、肺三脏。

（三）痰湿是老年病的主要特点

老年人由于脏气渐衰，各脏器的功能失调，尤其是肺之治节、肾之温煦和脾之运化，如三脏功能失调，就可以出现水液停聚体内，甚至由于气化功能衰败，即便是水谷精微也只能成为无益于身体的废物，这些水液久积体内，不能及时排出，胶结而为湿为痰，为害人体。

临床上，老年体弱病者，或是血气渐衰、或阴虚血少、或五脏虚损，感受风邪寒邪。由于痰浊阻塞肺气，出现咳嗽、多痰、喘急等症；又因为阴虚血气不足，痰有不活，气有不充，则托送无力，致使病邪羁留不去。邪既不解，则虚者更虚，如此反复，病必难治。治疗方面，首务之急，在于除湿化痰；而除湿化痰. 必须及时调整肾、脾、肺三脏气机。纵观《景岳全书·杂证谟》所载 69 个病证，运用本方进行治疗的就有：非风、厥逆、伤风、虚损、咳嗽、喘促、呕吐、嗳气、反胃、嘈杂、肿胀、头痛、声暗、痰饮等 14 个病证。病证虽多，但都离不开"痰湿"二字。如"阴气不足，多痰兼燥而咳者"；"若外感风寒咳嗽、多痰、喘急而阴虚血气不足，痰有不活，气有不充，则托送无力，邪不易解"；"若虚在阴分，水泛为痰而呕吐者"；"脾肾虚寒，痰浊咳嗽而恶心者"；"虚在中焦，或水泛为痰者"；"脾肾阴分虚寒，水泛为饮作酸嗜杂者"。由于气机失调，痰漫为患之病症，确实不少。

老年病比较常见的有咳嗽、心悸、肿胀、喘证、眩晕、瘀证、水肿、心痛、中风、哮病等，与张景岳用金水六君煎治疗老年病之适应证比较，有很多相似乃至相同之处，且大多与痰湿有关，因此，金水六君煎治疗老年病，尤其是肺、脾、肾气机失调，造成痰湿停聚体内，又兼受外感者，亦即本虚标实老年病者有一定的临床意义。从该方药物组成及作用也说明这个问题。

从张景岳对本方规定的主治范围来看。实际上包括了咳嗽、痰饮、喘证三个病证的有关症状，因此，金水六君煎临床用于治疗慢性支气管炎以及其他有关老年病，是在中医学基本理论的指导下进行的，而且符合辨证论治的原则。

三、金水六君煎使用指征与临床加减

沈教授使用该方加减广泛用于治疗慢性支气管炎、支气管哮喘、慢阻肺、肺心病、小儿久咳、老年痰湿等肺系病证每获效验，论其病机，一是肺肾阴虚，血气不足，痰湿内阻，一为肾气不足，水泛为痰，临床中见脏气虚损，兼有痰浊者，均可使用本方加减应用取效，辨证要点：长期反复咳喘，脉细。在剂量方面常以较大剂量熟地配伍小剂量当归，熟地重用效果为佳，因其属阴性缓，故"非多，难以奏效"，广东地处南方，患者长期处在炎热多变的气候环境中，而当归性温，味甘辛，量大常可导致患者出现口干烦躁等内热之象，因此剂量宜小。临床上根据不同情况进行加减，效果更佳。

1. 病情严重、气衰阳微，阴寒太盛阴水泛滥，若投归地，恐有寒湿凝聚，水气益甚，助纣为虐之嫌，故临床上若见形寒肢冷，心悸气促，语声低微，甚则喘息抬肩不得卧，痰多色白，眼睑及下肢浮肿，腹胀纳呆，舌淡，苔白滑或腻，或寒邪阻滞肺络者，不是脾肾阳虚即为风寒壅肺，不宜用归地，需分别用桂、附温肾壮阳，驱散阴霾寒水，或用麻黄、苏子、白芥子、细辛等宣肺散寒，始能达到治喘之目的。

2. 如因久病气虚导致中气下陷者，可用金水六君煎合补中益气汤治之。如因老人素体阴虚阳亢，阴血亏损，母病及子，血亏必致气不足，气不足则气急喘促，诸症变生，此属气阴两虚，应用金水六君煎合生脉散，益气养阴。如因痰湿过甚阻塞肺络，喘息憋闷严重，必要时可加葶苈大枣泻肺汤加减。

3. 如久病或年迈体虚，痰浊阻塞肺络，症见胸闷喘促、咳嗽气急、喉间痰声辘辘，舌淡，苔白滑或腻，脉弦细或滑细者，酌加五味子、麻黄、葶苈子、苡仁、瓜蒌皮等。

4. 中气不足，脾肺两虚，证见咳嗽气急，喘促频频，动则更甚，痰涎白色，甚则气逆多汗、语声低微难以接续，或胃纳不佳、腹胀便溏、脏器下垂等，选加党参、黄芪、白术等。

5. 老年体弱，气阴两虚，症见胸闷气急、喉间有痰、咳喘频频、甚则喘息抬肩不得卧，以及头晕目眩、耳鸣腰酸，心悸少寐、口干少饮，舌黯红、少苔或薄苔，脉弦细或细滑，选加生脉散之类。

6. 虚人作喘，重患外感，症见胸闷气急，动则气喘，口干口苦、渴不多饮、喉间有痰、黏稠难咯，每于冷天、易感风寒、头痛畏寒、喷嚏流涕、咳喘更甚，舌红夹瘀，苔白（黄）腻而干，脉沉细（外感时脉弦紧）者，治宜先标后本，治标用银芩泻白散加减，治本用金水六君煎加减。

7. 风寒阻肺，阻塞肺络，症见气急喘促，声高气粗，语言短促，喉间常痒，咳嗽痰白带清涎，舌红，苔白，脉弦或紧细滑，加白芥子、苏子、麻黄等。

四、金水六君煎的作用机制及有关研究

金水六君煎为二陈汤加当归、熟地而成。二陈汤为祛痰之剂，半夏燥湿化痰，辅以行气燥湿化痰之陈皮，则气顺而痰自消，半夏与茯苓药效相使，功可健脾燥湿化痰，再加上甘草便为健脾宣肺化痰之要方，在此基础上配以辛润的当归、寒润的熟地，一开一阖，大补气血，滋培肾水。张景岳有"张熟地"之称，运用熟地可谓驾轻就熟。熟地质重味甘，性静气薄，有"大补血衰，滋培肾水，填骨髓真阴，专补肾中之气"之功，当归味甘辛气温，气轻味重，可升可降，"佐以补则补，故能养营血，补气生精，安五脏，强形体、益神志，凡有形虚损之病无所不宜。"如此配伍之方则更能滋肾健脾，宣泄肺金，化痰止咳，从而达到虚实兼治之功。这正与慢支以及某些老年病的中医病机、论治相吻合。

为进一步明确金水六君煎的作用机制，目前围绕金水六君煎进行了相关的实验室研究，取得了瞩目的成效，主要有如下几方面：

1. **金水六君煎对慢性支气管炎病理机制方面的研究**　慢性支气管炎是指由于不同原因引起的气管、支气管黏膜炎症，它与肺气肿、小气道病合称慢性阻塞性肺疾病。其病因复杂，病理变化特点主要为淋巴细胞及巨噬细胞为主等炎症细胞浸润、黏膜分泌旺盛，可见纤毛粘连、倒伏以至脱落、纤毛摆动减弱。IL-2 在机体的抗感染免疫中起着重要的作用，它是一种由 T 淋巴细胞产生的具有多种生物效应的淋巴因子，是调节免疫应答的重要介质，是 T、B 细胞活化、分化并发挥效应功能所必需的 T 细胞因子，对 T 细胞、B 细胞和 NK 细胞都有明显的刺激作用，并可诱生 LAK 细胞、干扰素等。

赵长鹰、沈英森等研究金水六君煎对慢性支气管炎模型小鼠气管黏膜的影响，结果金水六君煎高剂量组小鼠气管内壁黏膜基本完整、未见有片状脱落，细胞饱满无凹陷，纤毛稍长、数量增多、方向基本一致，但分布的均匀程度较正常小鼠差，在纤毛间可见有短绒毛分布，纤毛数量较金水六君煎低剂量组丰富，表明金水六君煎对慢性支气管炎有抗炎、抗损伤作用。赵长鹰等，研究金水六君煎口服液对慢性支气管炎小鼠血清 IL-2 水平等的影响，结果慢支模型组血清 IL-2 含量较正常小鼠明显下降（$P < 0.01$）；金高组及急支组血清 IL-2 含量均明显高于模型组，差异有非常显著性意义（$P < 0.01$）；金高组与急支组比较差异无显著性意义（$P > 0.05$）；金低组与模型组比较差异无显著性意义（$P > 0.05$），说明金水六君煎能够通过机体生物调节，刺激内源性 IL-2 产生，提高免疫应答。

慢性支气管炎的发生除了理化因素外，某些病毒能抑制免疫，特别是细胞免疫，吞噬细胞早抗感染免疫及免疫调节中起重要作用。赵长鹰、沈英森等研究金水六君煎口服液对小鼠巨噬细胞吞噬功能及抗炎效果的影响，结果不同剂量金水六君煎和急支糖浆均显著增强腹腔巨噬细胞吞噬率和吞噬指数（$P < 0.05$）；高、低剂量组之间比较差异显著（$P < 0.05$）；急支糖浆和不同剂量金水六君煎均可明显抑制小鼠耳廓肿胀度，与空白对照生理盐水组比较差异显著（$P < 0.05$），说明金水六君煎能够调节机体免疫功能，尤其可增强机体细胞免疫力，同时该药对炎症早期的血管通透性增加、渗出和水肿有显著的抑制作用。

慢性支气管炎除炎症直接对气道肺组织的损伤外，炎症产生的自由基及引发的脂质过氧化会加重肺损伤而促进慢性支气管炎的发展。有研究表明，氧自由基反应引发的脂质过氧化对机体的主要损害是对生物膜的损害。有报道证实单味陈皮、炙甘草中含有的橙皮苷和甘草总黄酮具有较强的清除羟自由基的能力。

赵长鹰、沈英森等观察金水六君煎对模型小鼠血清超氧化物歧化酶（SOD）活力与丙二醛（MDA）含量的影响，结果与模型组比较，金水六君煎高剂量组 SOD 和 MDA 差异均有显著性（$P < 0.05$），说明金水六君煎可提高模型小鼠血清 SOD 活力，降低 MDA 含量，改善体内氧化和抗氧化平衡紊乱状态、清除自由基对机体的损伤作用。谢晓华、郭书好、沈英森等研究金水六君煎总黄酮对羟自由基和超氧阴离子自由的清除作用，结果，金水

六君煎对氧自由基有清除作用，且呈剂量依赖关系，对氧自由基产生 50% 清除效应所需药物剂量为 26.64mg/L；橙皮苷、甘草总黄酮、甘露醇对氧自由基产生 50% 清除效应所需药剂量分别为：16.8mg/L、473.0mg/L、2653.6mg/L；金水六君煎总黄酮、橙皮苷和甘草总黄酮均有抑制黄嘌呤（HX）和黄嘌呤氧化酶（XO）体系产生的 O_2^- 活性的作用，且甘草总黄酮清除超氧自由基的能力大于金水六君煎总黄酮大于橙皮苷，由橙皮苷与甘草总黄酮做协同实验，显示两者有协同效应。

沈教授临床应用金水六君煎治疗慢性支气管炎取得了较好的疗效。赵长鹰、沈英森等观察金水六君煎口服液治疗慢性支气管炎的临床及实验疗效，结果（临床）金水六君煎口服液组治疗后免疫功能较前有显著性差异（$P <$ 0.05），青霉素组治疗前后无显著性差异（$P > 0.05$）；金水六君煎组与青霉素组在改善肺通气方面均有显著性差异（$P < 0.01$）；（实验）金水六君煎口服液高、低剂量均能明显增加大白鼠气管毛细管引流量，与生理盐水组比较均有显著性差异（$P < 0.01$），与橘红痰咳液组及氯化按组比较无显著性差异（$P > 0.05$），与半夏水煎液组比较有显著性差异（$P < 0.05$），说明金水六君煎口服液有提高机体免疫力、改善肺通气及祛痰的作用。

2. 金水六君煎临床疗效的有关实验研究 金水六君煎临床上用于治疗咳嗽、痰多、喘等症中，尤其对老年慢性支气管炎有较好的疗效。沈教授从事临床工作数十年，根据临床所见认为老年人由于气血渐衰，气机不畅，运化失司，故容易造成体内水液停积留滞，为饮为痰。张景岳说："中年以后，血气渐衰者，邪必易犯。"其主要表现是，老年体弱者，容易感受风寒之邪，造成肺卫受损，痰浊阻塞肺络，表现咳嗽、多痰、气急等症；另一方面，由于气血衰败，气机不畅排痰除湿乏力，痰邪羁留不去，因此造成病邪不解，虚者更虚，虚实夹杂缠绵难愈的局面。西医方面来说，慢性支气管炎可因气管内黏液分泌过多，管腔阻塞而影响肺泡的换气功能，致使机体处于缺氧状态。有动物实验结果表明金水六君煎有良好的祛痰、改善肺通气功能及提高机体免疫力的作用。经过药物成分提炼可知金水六君煎方药中君药半夏的提取物为 β-谷甾醇，臣药陈皮提取物为橙皮苷。

孟辉、黎俏梅等观察金水六君煎及其成分祛痰作用的疗效，结果橙皮苷、β-谷甾醇＋橙皮苷、金水六君煎、牡荆油滴丸均显著抑制小鼠气管段酚红排泌（$P < 0.01 \sim 0.001$），β-谷甾醇则显著增强小鼠气管段酚红排泌（P

＜ 0.001）；β- 谷甾醇与金水六君煎能显著增加墨汁在鸽气管内壁的移行距离（ P ＜ 0.05 ~ 0.01），橙皮苷、B- 谷甾醇＋橙皮苷有增加墨汁移行距离的趋势，但无显著性差异（ P ＞ 0.05），牡荆油滴丸亦能显著增加墨汁的移行距离（ P ＜ 0.05），说明橙皮苷、β- 谷甾醇有良好的祛痰作用。孟辉、黎俏梅等观察金水六君煎及其成分抗炎作用的疗效变化，结果橙皮苷、β- 谷甾醇＋橙皮苷、金水六君煎均能显著抑制二甲苯所致小鼠耳肿胀程度（ P ＜ 0.05 ~ 0.01），β- 谷甾醇则作用不显著（ P ＞ 0.05）；β- 谷甾醇、橙皮苷、β- 谷甾醇＋橙皮苷、金水六君煎均能显著抑制醋酸所致小鼠腹腔毛细血管通透性增高（ P ＜ 0.05 ~ 0.01），说明橙皮苷、β- 谷甾醇有良好的抗炎作用。赵长鹰、沈英森等观察金水六君煎对小白鼠负重游泳时间、常压耐缺氧及抗寒能力的影响，结果：与生理盐水组比较，金水六君煎口服液高、低剂量组及复方金水六君煎高、低剂量组均能延长小白鼠负重游泳时间，差异有显著性意义（ P ＜ 0.01）；与生理盐水组比较，金水六君煎高、低剂量组和复方金水六君煎高、低剂量组均能延长小白鼠耐缺氧存活时间，有显著性差异（ P ＜ 0.01）；金水六君煎高、低剂量组与复方金水六君煎高、低剂量组均能减少冷冻动物死数，与生理盐水组比较有统计学差异，说明金水六君煎或复方金水六君煎有增强体力、抗疲劳、提高耐缺氧及抗寒能力的作用；后赵长鹰、沈英森等观察金水六君煎的抗应激作用，结果也证实了金水六君煎能够增强体力、抗疲劳及提高耐氧及抗寒能力。

3. 金水六君煎剂型变化的临床研究　沈英森、吕小亮等探索研究金水六君煎口服液的质量标准指标，结果金水六君煎口服液和橙皮苷两者都能提高慢支大鼠的肺泡表面活性物质（PS）含量，降低慢支大鼠外周血白细胞数（WBC），与模型组比较具有显著性差异（ P ＜ 0.05）；并且两者支气管形态的变化相似；但橙皮苷排痰作用强于金水六君煎口服液，差异有显著性意义（ P ＜ 0.05），说明橙皮苷祛痰力强；能增加肺泡表面活性物质中总磷脂的含量，减低慢支大鼠外周血白细胞数，保护慢支大鼠纤毛数量，可认为是金水六君煎口服液中活性成分之一。

吕小亮、沈英森等研究金水六君煎胶囊对慢支大鼠肺泡表面活性物质的影响，结果金水六君煎胶囊和金水六君口服液两者都能提高慢支大鼠的肺泡表面活性物质（PS）含量，并且两者比较无显著性差异，两者支气管形态的变化相似，提示金水六君煎从口服液到胶囊的剂型改变并不影响本方的疗效。

吕小亮、孟辉等观察金水六君煎胶囊对慢支大鼠肺糖皮质激素受体及肺泡表面活性物质的影响，结果：金水六君煎胶囊和口服液均能显著提高慢支大鼠肺糖皮质激素受体的结合位点数与肺泡表面活性物质（PS）量，与模型组比较具有显著性差异（$P < 0.01$）；金水六君煎胶囊和口服液两者提高慢支大鼠的肺糖皮质激素受体（GCR）及 PS 的量比较无显著性差异，结论：金水六君煎从口服液到胶囊的改变不影响它对慢支大鼠肺 GCR 及 PS 的作用。

五、临床验案

1. 咳嗽案

郑某，男，56 岁，干部。2013 年 11 月 7 日来诊。

患者诉近 3 年来入冬后均出现咳嗽难愈，此次咳嗽已 1 个月，咽痒，痰多色白，夜间咳嗽为重，纳呆，二便如常，前医先后给予止嗽散、二陈汤等加减无效，舌红，苔微白厚，脉细。

中医诊断：咳嗽（肾虚水泛，痰湿内阻）。

治以滋阴补肾，燥湿化痰为法，予金水六君煎加味，方药：熟地黄 20 克，当归 5 克，法半夏 10 克，陈皮 10 克，茯苓 10 克，炙甘草 5 克，钩藤 15 克（后下），浙贝 10 克，桔梗 5 克，鸡内金 10 克，生谷芽 30 克，服药 7 剂，诸症俱消。

按：此类咳嗽患者病程长，常反复发作，属内伤咳嗽。《仁斋直指方》指出"肺出气也，肾纳气也，肺为气之主，肾为气之本"，说明肺为气之主，肾为气之根。五行中，肺属金，肾属水，金水相生。然久咳耗伤肺阴，久必下及肾阴，导致肾阴亏损，肺肾两虚，肺失治节，肾虚不助肺气，而致久咳不止。暮夜以后，肺火应下潜归藏于肝肾，若肝肾阴虚，肺火不降则上逆咳嗽，故夜间咳甚。医以咽痒咳嗽为依据，拟风邪作咳，以痰多拟痰湿作咳，过用辛散燥湿之品，则更伤阴液。本患者咳嗽痰多色白者，乃因肾虚，水无所主而上泛为痰所致，故以滋补肺肾为主，辅以化痰治其标。

2. 喘证案

刘某，男，67 岁，本院退休职工。

反复咳喘 4 年余，近 1 个月余加重，动则喘甚，痰多质黏，舌黯红，苔白厚，脉细。

诊断：喘证（痰湿内扰，肾不纳气）。

以补肾纳气，化痰平喘为法，予金水六君煎加味，方药：熟地黄 15 克，当归 10 克，法半夏 10 克，陈皮 10 克，茯苓 10 克，炙甘草 5 克，炙麻黄 9 克，进服 5 剂，喘咳不减，反见胸闷头晕，故于 2013 年 10 月 8 日邀沈教授应诊，处方如下：熟地黄 20 克，当归 5 克，法半夏 10 克，陈皮 10 克，茯苓 10 克，炙甘草 5 克，五味子 5 克，葶苈子 10 克。服药 4 剂后随访，咳减气平，胸闷减半，续服上方 10 剂，诸症俱平。

按：《类证治载·喘证论治》指出：肺为气之主，肾为气之根。肺主出气，肾主纳气，阴阳相交，呼吸乃和，若出纳升降失常，斯喘作焉。沈教授指出：很多患者久病喘证，元气已损，因虚致实，从而兼有痰浊、水饮、气壅、血瘀等病理性产物，属于虚实夹杂之证，此病患属于肾虚不能纳气致喘，同时兼有痰浊之邪，前后二方均以金水六君煎加味，前方无效，原因恐在麻黄一味，麻黄虽为喘家圣药，然其为辛温发汗药，其性宣散升浮，在此病患加入麻黄，使得病气上冲，故未见寸效，反增胸闷头晕等不适，因此去麻黄，重用熟地以加强补肾纳气之功，加用五味子敛肺滋肾、葶苈子消痰降气而平喘咳，故而奏效。

3. 哮病案

朱某，女，62 岁，退休教师，反复咳嗽喘息 30 余年，外院诊断"支气管哮喘"，近年来吸入沙美特罗替卡松等治疗，但每年入冬后仍反复发作，此次再发于 2013 年 12 月 12 日来诊，症见：咳嗽痰多，气喘，动则加剧，纳呆，舌红胖，苔薄白腻，脉细略数。诊断：哮病（上实下虚）。宣肺平喘，燥湿化痰、补虚养血为法，给予金水六君煎加味，方药：熟地黄 20 克，当归 5 克，法半夏 10 克，陈皮 10 克，茯苓 10 克，炙甘草 5 克，炙麻黄 9 克，射干 10 克，服药 7 剂，咳喘减半，守上方去炙麻黄、射干，加党参 15 克，麦冬 10 克，五味子 5 克，续服 7 剂，诸症缓解。患者维持沙美特罗替卡松吸入，自行间断服用上方，随访至今未再发作。

按：哮病的发生，为宿痰内伏于肺，因外感、饮食、情志、劳倦等诱因而引触，以致痰阻气道，肺失肃降，肺气上逆，痰气搏击而发出痰鸣气喘声。沈教授指出：该患者哮病反复发作，伤及肺肾，加之年老体衰，气血渐少，故病性从实转虚，虚实夹杂。肺虚不能主气，气不布津，则痰浊内蕴，肺主皮毛，肺虚则卫外不固，故易受外邪的侵袭诱发；肾虚精气亏乏，摄纳失常，水泛为痰，则见动则气促、咳嗽痰多。故此为本虚标实之病，邪实与正虚错综并见，肺肾两虚而痰浊壅盛，发作时乃由外感风寒之邪，引动伏痰上冲而见喘咳加剧。方中麻黄辛温，轻扬上达，善开宣肺郁，散风寒，疏腠理，透毛窍，射干苦寒泄降，能降痰平喘，熟地、当归补虚养血以顾其本，二陈汤燥湿化痰以去伏痰，共奏金水相生、虚实同治之功。

（谭金华）

◎第十一节　沈英森临床经验拾零

沈教授在数十年的行医生涯中学验俱丰，尤其对各种疑难杂症，辨证准确，效验无数。兹撷取其临床部分经验。

1. 巧用钩藤化痰止咳　钩藤性甘、凉，具有清热平肝、息风定惊之功效。《本草纲目》载有"钓藤，手足厥阴药也。足厥阴主风，手厥阴主火。惊痫眩晕，皆肝风相火之病。钓藤通心包于肝木"。沈教授认为钩藤虽入肝、心两经，为息风平肝之要药，然在咳喘病中，时常可见肝火犯肺、木火刑金之证。治疗时应兼顾平肝泻肺，此时若巧用钩藤，不仅能平肝而且能清肝火化痰，可谓一箭双雕。沈教授在长期临床中运用钩藤止咳化痰，辨证准确用药得当，每获良效。

病案：

苏某，男，70岁。1993年12月17日初诊。

主诉：反复咳嗽、咯痰、气促10年，加重1个月。

现病史：患者每年冬春季节发病，时重时轻。1个月前因受凉后又出现咳嗽、气促、喉中痰鸣、咯白色泡沫痰经中西药治疗，症状无明显改善。诊见：咳嗽、气促咯白色泡沫样痰量多，伴胸胁作痛乏力纳呆便溏舌淡，苔白腻，脉弦滑。

辅助检查：胸部X线片示双肺纹理增多，肺气肿。血常规检查正常。

中医诊断：咳嗽（痰湿蕴肺型）。

治法：健脾燥湿，止咳化痰。

处方：茯苓、麦冬各12克，陈皮、法半夏、钩藤（后下）各10克，麻黄 1.5 克，川贝母末 3 克，炙甘草 6 克，每天 1 剂，水煎服。

连服 5 剂后咳嗽减轻，痰量减少。守原方加沙参 15 克，五味子 6 克，续服 15 剂，咳嗽、气促、咯痰等症状消失。随访 1 年未见复发。

按：沈教授认为本例患者证属痰湿蕴肺，兼有肝火犯肺（木火刑金），治疗时只在原用的二陈汤中加用钩藤，起到画龙点睛的作用《本草汇言》载"钩藤，祛风化痰……其性捷利"。现代药理研究证实，钩藤不仅有镇静、降压的作用，而且有较强的化痰解痉作用，咳嗽虽属肺系病变，但病因较为复杂《素问·咳论》载"五藏六府皆令人咳，非独肺也"此证虽痰湿蕴肺，但兼有肝失调达，气郁化火，气火循经上逆犯肺，故用钩藤清热平肝而不燥，化痰止咳而不留伏邪，使痰湿得化，肺气得清，咳逆自平。

2. 从痰论治肝硬化　沈教授根据历代医家对肝硬化病证的认识，如李中梓《医宗必读》载："脾土虚弱，清者难升，浊者难降，留中滞膈，淤而成痰。""百病皆因痰作祟""怪病责之于痰"等，结合个人的临床体会，认为在岭南地区，肝硬化之成因，乃因感受湿毒，或是饮食不节，饥饱失宜，或嗜酒过度，损伤脾胃，脾气虚衰，脾失健运，不能输布水谷精微，清气不升，浊气不化，湿浊凝聚，成痰成瘀，痰癖阻滞气机，致血行不畅，瘀血滞留，着而不去，瘀血与痰湿蕴结阻滞血络则成痞块，进而凝缩坚硬而成本病；并认为肝主疏泄，肝气条达，刚脾胃升降正常，若肝气郁滞，失条达而横逆乘脾土，脾失健运，导致津液输布代谢障碍，聚而为痰。治疗时往往从痰论治，并兼顾气血，气顺则痰消，活血则痰化，痰化则痞散。

病案：

李某，男，65 岁，1994 年 2 月 11 日初诊。

主诉：右上腹饱胀半年，加剧 1 周。

现病史：患者半年前始有右腹饱胀感，饭后尤甚。近 1 周来，症状加重，伴胸胁闷痛，口苦，尿黄。

既往有"慢性乙肝"病史近 10 年并有烟酒嗜好。

体格检查：胸颈部可见 10 余个蜘蛛痣，有明显的朱砂掌，腹软，肝在右锁骨中线上肋缘下 3cm 处可扪及，质中等，轻压痛，表面光滑，边缘尚锐，腹部叩诊无移动性浊音。舌淡红、边尖红，无苔有裂纹、中后部苔薄黄干燥，脉弦细。

辅助检查：血常规、肝功能正常，HBsAg（＋），AFP（－）。B 超示：

肝表面结节状改变，光点增强，肝静脉狭小，不清晰。CT 扫描示：早期肝硬化。西医诊断为慢性乙型肝炎，肝硬化。

中医诊断：积聚（痰瘀湿蕴结型）。

治法：化痰散瘀祛湿，柔润养肝。

处方：法半夏、陈皮、泽兰、当归、厚朴、鸡内金各 10 克，北沙参、白芍、茯苓各 20 克，麦冬、山药各 15 克，白花蛇舌草、半枝莲各 30 克，枳壳、红花、甘草各 6 克，每天 1 剂，水煎服。

服 7 剂后，症状明显好转。守上方加神曲 10 克，每天 1 剂，共服药 2 个月，饱胀感消失，饮食正常。B 超示：肝脏光点细小，均匀。嘱其戒烟酒，随访 5 年未复发。

按：患者有"乙肝"病史近 10 年，加上素有烟酒嗜好，表明感受湿毒之邪，阻碍脏腑气血功能，脾运失职，正气亏耗，导致浊气不化，湿遏痰郁，湿浊凝聚与瘀血胶结，日久则生积聚。沈教授认为，治痰要活血，血活则痰化。法半夏燥湿化痰散结，陈皮理气燥湿、芳香醒脾，助法半夏化痰，使气顺则痰降，气化痰亦化；脾为生痰之源，以茯苓健脾益气，脾健则湿无所聚，痰自不生；北沙参、麦冬、当归、白芍养血柔肝；白花蛇舌草、半枝莲、鸡内金化痰解毒，散结消瘀；枳壳、厚朴行气消胀；红花、泽兰活血化瘀，血活则痰化结散。

3. 益气养阴治鼻咽癌　目前国内公认放射治疗仍是治疗鼻咽癌最有效的手段。然而放射治疗在对肿瘤细胞杀伤的同时，对正常组织细胞也有损伤，使患者局部和全身产生诸多副反应。沈教授认为，本病是因气血瘀结，阴虚内热而产生，放射治疗更加伤阴耗气，损阴灼津，同时也损伤脾胃功能，胃失和降，出现恶心、呕吐；脾失健运，生化无源则见头晕、乏力、体重下降等症，治以益气养阴之法，扶正祛邪滋阴养液，可减轻或消除不良反应。坚持服用还能巩固疗效，预防复发及转移。

病案：

区某，女，54 岁，1991 年 12 月初诊。

因头痛、耳胀 2 个月，于广州市某肿瘤医院诊断为鼻咽癌（中晚期）。经放疗、化疗 2 周后出现头晕，乏力，口干，咽痛，口、咽黏膜水肿、糜烂，进食困难，恶心，呕吐，体重下降等症状，外周血白细胞下降至 $1.0 \times 10^9/L$。患者难以继续接受治疗而中止疗程，前来就诊。

诊见：精神萎靡，面色㿠白，头晕头痛，口干，气短，进食困难，便秘，舌尖红，苔白中微黄，脉细。

证属气阴两虚，阴火上炎。治宜益气养阴法。

处方：黄芪、旱莲草、生牡蛎（先煎）、白花蛇舌草、生谷芽、北沙参各30克，党参20克，白术、茯苓、砂仁（后下）、麦冬、石斛各10克，山药、女贞子各15克。

服5剂后症状明显好转，守原方服药1个月，症状基本改善坚持用中药治疗10年，未见复发。

按：《外证医案汇编》云："正气虚则成岩"，若正气虚弱，不能抵御邪气，则疾病丛生。脾为后天之本，乃气血生化之源，脾的功能失调，则气血生化亏乏；脾又为生痰之源，脾气虚则痰湿生，结为痰核而成肿块，而且放射治疗在杀伤癌细胞的同时，也伤阴耗气，致气阴两伤。故沈教授主张放疗期间应扶助正气，益气和胃，滋养阴津；放疗后，益气养阴佐以祛邪防复发。沈教授认为，不论鼻咽癌放疗前的中医辨证属哪一证型，一旦经放射治疗后，据临床症状辨证，绝大多数都会出现气阴两虚的情况，故治疗皆以益气养阴为主。药用黄芪、党参、茯苓、五味子、谷芽、甘草益中气，健脾胃；女贞子、旱莲草、熟地黄滋阴补肾；北沙参、麦冬、玄参、石斛养阴生津；生牡蛎软坚散结；白花蛇舌草解毒散结，验之临床，获效甚佳。

4. 重用白术、草决明治疗帕金森病 白术、草决明的配伍应用是沈教授的用药经验，临床主要用于便秘，腰膝及肢关节痹痛、震颤、僵硬、痿弱无力等疾病。其用一般在30～60克，并且在二者等量运用时效果最佳。现举例介绍如下。

病案：

罗某，女，80岁，2010年7月30日初诊。

患者2年前被西医确诊为帕金森病，一直口服西药治疗，如阿司匹林肠溶片、卡左双多巴控释片（息宁）、吡贝地尔缓释片等。虽然症状暂时有所缓解诶，但整体病情日益加重。查病人双腿僵直无力，四肢震颤，不能站立，言语欠清晰，短气，头晕，腹胀不适，排便艰难无力，舌红苔白，脉弦细。

中医诊断：颤证（肝肾阴阳两虚，筋脉失养）。

治则：育阴潜阳，补益肝肾。

处方：鳖甲 15 克（先煎），龟板 15 克（先煎），肉苁蓉 15 克，防风 10 克，白术 40 克，草决明 40 克，黄芪 45 克，党参 30 克，杜仲 15 克，厚朴 10 克，桑寄生 15 克，天麻 10 克，制首乌 15 克，火麻仁 20 克。

服药 7 剂，腹胀减，大便有所改善。守方加肉苁蓉至 30 克，继服 14 剂。复诊自述感觉良好，大便通畅。遂坚持中药治疗，沈教授在辨证论治的基础上始终加入白术、草决明这两味药且大剂量用之。服药半年余，患者已经能够站立，诸症明显好转，精神状态良好，生活质量有了很大的提高。

西医目前认为帕金森病迄今尚无根治药物，而且服用西药的副作用大，病人难以坚持。中医学认为此病与肝、脾、肾、脑的关系密切，病至中晚期时，虚多实少，脏腑衰弱，故强调从整体调治，以病人为本，显示了较大的优越性。

白术、草决明在《神农本草经》中俱载为上品，白术味甘苦温，归脾胃经，具有健脾益气、燥湿利尿之功效；草决明味甘苦咸寒，归肝大肠经，具有清热明目、润肠通便的作用。两者同用，不温不燥，能健脾胃，除湿痹，调肝气，益肝阴，利腰膝血气，并且能显著增强润肠通便的作用，可以久服而无偏激之弊。此外，在便秘、痹证、中风后遗症及癌症术后的治疗中，沈教授亦常辨证加入白术、草决明，且大剂量使用，取得了良好的临床效果。

5. 从风论治鼻鼽，重在升阳气 《中医药常用名词术语辞典》中对鼻鼽有明确的定义："鼻鼽，疾病。出自《素问·脉解》。又名鼽嚏。以突然和反复的鼻痒、鼻塞、喷嚏、流清涕、鼻腔黏膜苍白肿胀为特征，相当于西医学的变态反应性鼻炎。"沈教授认为，鼻鼽首先应从"风"论治。《素问·骨空论》有"风为百病之长""风者，百病之始也"，且风邪致病多发病快，变化多，这正与过敏性鼻炎发病突然的特点不谋而合。同时，沈教授引用《素问遗篇·刺法论》"邪之所凑，其气必虚"来进一步解释鼻鼽发病的内因，即"正虚"。沈教授指出，此处的"虚"包含了多层面的意思：①正气不足，即体虚。《诸病源候论》"风瘙痒者，是体虚受风"。卫气亏虚，腠理疏松，风邪得以乘虚而入。②禀赋不足，异禀为患。这即相当于西医所说的"过敏性体质"，这类人平时可能正气充盈，甚至少有得病，但随着年龄、环境、饮食等的变化，过敏性反应逐渐表现出来。当以上两种因素同时存在于同一个体时，即可发病。

《灵枢·本神》曰："肺气虚则鼻塞不利。"《证治要诀》曰："清涕者，肺冷肺寒所致。"可见，鼻鼽与肺气虚寒相关。《医方辨难大成·中集》说："鼻窍属肺，鼻内属脾。"可见鼻鼽亦与脾相关。沈教授认为治此疾重在升阳气，多选玉屏风散合桂枝汤加味。玉屏风散可补脾肺之气。桂枝汤又名阳旦汤。旦者，天亮、早晨。其时阳气相对较弱。顾名思义，此方善补清晨之阳气。鼻鼽症状多于晨时最为严重，故宜用此方。方中还可配苍耳子、辛夷花等，以疏风解表、通利鼻窍。

病案：

吴某，女，32岁，2009年12月8日就诊。

主诉：反复鼻痒、喷嚏2年余。

现病史：患者2年前起出现畏寒、喷嚏多，晨起为甚，伴头晕、头痛，终年反复发作，严重影响正常生活。曾在当地某医院诊为过敏性鼻炎，服西药治疗效果不佳。现症见：鼻痒、鼻塞、喷嚏多；畏寒，头晕；舌淡，苔白，脉细。偶有头晕头痛，平素易感冒。

西医诊断：过敏性鼻炎。

中医诊断：鼻鼽（风寒袭表，脾肺阳气亏虚）。

治宜祛风益气固表，健脾敛气，扶阳固本。方选玉屏风散合桂枝汤加味。

处方：防风15克，白术15克，炙黄芪15克，薄荷5克（后下），钩藤15克，苍耳子10克，桂枝5克，白芍15克，大枣10克，辛夷花10克，炙甘草5克，水煎服，5剂，日1剂。

二诊时，患者自觉头晕、头痛明显减轻，畏寒缓解，晨起喷嚏减少；舌红，苔薄白，脉细。原方炙黄芪加至30克，续服7剂。

三诊时，患者诉仍畏风，睡眠差，舌红苔薄，脉细，守上方加夜交藤30克、知母10克，续服14剂。

四诊后患者病情稳定，每2周复诊一次，先后又服42剂。之后患者感冒一次，改方服用5剂后，继续治疗过敏性鼻炎。随访至今未复发。

按：沈教授以玉屏风散与桂枝汤为主方加减治疗，玉屏风散功能补脾实卫，益气固表止汗，其中黄芪、白术以扶正为主，防风则以祛邪为主，可为"标本兼治"，为从风论治之代表。桂枝汤原为治疗外感风寒表虚证，功能解肌发表，调和营卫，升阳而助正气祛邪，故用治本病，收效比较满意。薄荷与钩藤是沈教授常用的一组药对，在此能加强散风之力，并能疏畅肝气，抑木扶土，使清阳之气得以生发。

6. 补中益气汤临证妙案 补中益气汤系金元名医李杲所创的千古名方，他根据《内经》"损者益之，劳者温之"之旨，以黄芪益气为君药，参、草补中，白术健脾为臣药，当归补血，陈皮理气，均为佐药，升麻、柴胡升举清阳为行使之药，用以治疗由于中气不足、清阳下陷等所致的诸虚不足之证，以及因气虚而导致的内伤发热（虚劳）等病症。全方组成严谨、药简而效著。沈教授在临床中运用补中益气汤治疗上述各种疾病，取得一些效果，兹将其中记录完整的医案四则报告如下：

病案一：眩晕

郑某，男，42岁，1987年10月8日初诊。

经常于劳累之后头晕头痛，气促心悸。近日因感冒服解表药后眩晕发作，不敢起坐，否则呕吐不止；腹中隐痛，寒从内生，虽加衣被仍不胜寒；面色苍白，四肢乏力，腰背酸痛，大便软，小便清。测得血压90/60mmHg，舌淡苔白润，脉弱。

中医诊断：眩晕（中气不足，清阳不升）。

拟用升阳益气之法，方用补中益气汤加味。

处方：北黄芪15克，白术10克，陈皮5克，升麻3克，柴胡3克，党参12克，当归10克，生姜三片，大枣5枚，附子6克。

服药3剂，眩晕大减，能起床能进食，原方略为加减。再进3剂、眩晕消失。

按：眩晕的病因很多，此例正如张景岳所说的"无虚不能作眩"。患者素虚弱；上气不足，不耐操劳，易发眩晕。《内经》说："故上气不足，脑为之不满、耳为之苦鸣，头为之苦倾，目为之眩。"复因感冒，发表重伤其气，故引发眩晕。治用补中益气汤以补中气，升清阳，再加附子补心肾阳气，为中阳之辅助。病机明白，治法得当，病自易愈。

病案二：阴吹

张某，女，28岁。1986年9月18日初诊。

近一年来，经常从前阴排出气体，甚则哄哄有声，心情苦闷，食欲不振，小腹常感下坠作痛，肢体倦怠无力。白带稍稀，时时淋漓。前医治疗，或作肾虚，或作湿浊，或作气虚，都未见收效。诊见病人消瘦，面带愁容，语声低弱，舌淡苔厚，脉沉弱。

中医诊断：阴吹（正气不足，清阳下陷）。

治宜补气升阳，健脾固肾。方用补中益气汤加减。

处方：炙黄芪 15 克，白术 15 克，党参 12 克，升麻 3 克，柴胡 3 克，陈皮 3 克，炙草 6 克，当归 10 克，金樱子 12 克，芡实 15 克。

上方加减治疗 1 个多月，阴吹消失，带下也愈。嘱其以成药补中益气丸和六味地黄丸配合服用，以巩固疗效。5 年后随访，病未复发，体质比从前有明显改善，能正常上班工作。

按：阴吹一证，临床有虚实之分，实者多为胃腑燥实，谷道欠通，胃气下泄所致。虚证如《哈荔田妇科医案医话选》所说："多由于素体脾弱，不慎卫生，复因操劳过度，房室不节，以致气血亏虚，中气下陷所致"。本例属于后者，故用补中益气汤益气升阳，调理脾胃；又因其白带增多，湿浊下注，以金樱子、芡实固肾健脾化湿。病程虽较长，但治疗对证，终获痊愈。

病案三：中风

王某，女，35 岁。1989 年 5 月 10 日初诊。

2 天前早起时发觉面部左侧麻木不适，初不介意，一天后，麻木加重，口向右歪，咀嚼吞咽动作不协调，头晕乏力，左眼流泪，眼睑下垂，面色萎黄、微浮肿，两便尚可，舌干黯红，舌苔白厚，脉弦弱。病由操劳日久，正气耗损，虚风阴火夹痰客于面部左侧络脉，气血不荣，故而喎僻。

中医诊断：中风（风中络脉）。

治当补气升清，活血祛风，化瘀通络。方用补中益气汤合牵正散加减。

处方：党参 15 克，北黄芪 15 克，当归 12 克，陈皮 6 克，升麻 3 克，柴胡 3 克，炙甘草 10 克，白附子 5 克，僵蚕 10 克，全虫 5 克，胆星 6 克。外用鳝鱼血调白芷末涂抹面部患侧。

治疗十余天，颜面复正，精神好转。嘱其注意劳逸结合，以防复发。

按：本证属中风之风中络脉，西医称面神经瘫痪，俗称"小中风"者。因足阳明之脉挟口环唇，足太阳之脉起于目内眦。如若饮食劳倦伤其中气，清阳不升。营卫俱虚，络脉空虚，复因太阳外中于风，风邪伏痰扶火入于经络，致使阴阳偏颇，经遂不利，则可发面瘫之证。诚如李东垣所谓："中血脉则口眼喎斜"，"木气自病，气衰之人多有之。"治用补中益气汤补其虚，牵正散祛其邪，邪去正安，病乃愈。

病案四：经后失音

蔡某，女，42 岁。1985 年 5 月 15 日初诊。

一向月经过多。半年来，每逢经后则声音不扬，需十余天后方渐恢复，几经治疗，效果不佳。2 个月来，病有加重倾向，有时几乎无法发音。诊见患者身体枯瘦，眼光暗淡，气短咽干。月经周期约 30 天，每次行经 5 天左右，色淡质稀量多，常觉心悸怔忡：难于入眠，小腹空坠，舌淡苔白，脉虚弱。

中医诊断：失音（经后精血亏损而导致气虚，成"金破不鸣"之病）。

拟用补土益金之法，以达到摄精血、升阳气、固冲任的目的。方用补中益气汤加减主之。

处方：党参 15 克，北黄芪 15 克，白术 10 克，陈皮 6 克，升麻 3 克，柴胡 3 克，炙草 10 克，当归 10 克，桔梗 6 克，女贞子 12 克。

服药 5 剂，声音已渐清亮。再用本方加减进治约 1 个月，下次经后已无失音症状出现。随访 8 年病未复发。

按：中医学认为声音是由于肺气鼓动会厌声道而发生的。失音有虚实二种情况，即一种是金实不鸣，一种是金破不鸣。本例属于体质怯弱之人，加之失血过多，气随血泄，而致气虚下陷，鼓动无力，必然声音不扬，甚至嘶哑，也即金破不鸣一类。治疗正是抓住这个根本，用补中益气汤补血升阳，加桔梗以利肺气，女贞补肾宁神，使精气充足上承会厌，鼓动有力，发音自然清亮。

7. 明辨虚实消水肿

病案：

陈某，女，36 岁。2005 年 3 月 20 日初诊。

10 年前因颜面、眼睑、下肢浮肿去医院检查，西医诊断为慢性肾炎，病情时轻时重，缠绵不愈。1 个月前又出现晨起则眼睑肿胀，颜面、下肢浮肿，在广州某医院治疗效果欠佳。刻诊：腰酸腰痛，畏寒肢冷，神疲乏力，小便清长，且咽痒咽痛。双眼睑及双下肢轻度压痕，咽喉充血，扁桃体肿大。舌淡尖红苔薄白，脉弦细。尿常规检查：蛋白（+++），红细胞（++），白细胞 2～4/HP。

诊为水肿，证属脾肾两虚，外邪内侵。治以温补脾肾，清热透邪。

处方：熟附片 10 克，牛膝 12 克，车前子、生地、白术、茯苓、泽泻、丹皮、猪苓各 10 克，山药 20 克，白茅根 30 克，蝉蜕 10 克。水煎服，每日 1 剂。咽干、鼻腔干时加桂枝 10 克。同时，早晚各服银翘解毒丸 1 丸。

治疗 1 个月后，水肿消失无发作，尿蛋白仍（+++），于方中加入小剂量大黄（3~6 克）。2 个月后，临床症状消失，尿蛋白微量。继续治疗 2 个月，尿常规检查多次均阴性，随访 1 年多未复发。

按：慢性肾炎属中医水肿范畴，与肺、脾、肾关系密切。一般慢性肾炎患者，其病程长，临床表现错综复杂，属虚实错杂者多。治疗上不能单纯以虚实论治，必须从正虚邪实、上实下虚或上热下寒进行辨证治疗，以防虚虚实实之弊。本例下虚表现为脾肾阳虚，上实则表现为肺气不宣，邪不透达为主。因此在治疗上采用温补脾肾与清热透邪相结合的方法。方中熟附片温肾阳而不燥，桂枝温经通阳，药理实验认为桂枝利水功效比茯苓还大。生地、山药、牛膝以养阴中之水，茯苓、泽泻、丹皮、猪苓、车前子、白茅根以利阴中之滞，蝉蜕宣泄肺气。全方具有"补而不滞、利而不伐"之妙。银翘解毒丸则能清热解毒，宣肺达邪。沈教授在临床实践中发现：慢性肾炎经常复发的患者多合并咽炎急性发作，与患者身居岭南地域及气候特点关系密切。温阳补益药物，虽对脾肾阳虚者有一定治疗效果，但易起到滞邪、助邪的副作用；对这类合并咽炎，表现为上实下虚的患者，在内服药中加入忍冬藤 30 克或给予银翘解毒丸，早晚各服 1 丸，则上下虚实兼顾，取效明显。

8. 紧扣主症治久泻

病案：

夏某，男，1.5 岁。2004 年 7 月 5 日初诊。

平素喜食生冷瓜果及冷饮。1 个月前开始出现腹泻，完谷不化，每日 7~8 次，甚至 10 余次。曾住院用中西药对症治疗 20 余天效果不佳。刻诊：日泻下 4~5 次，多食后作泻，色淡不臭，夹杂不消化食物。面色苍白，肌肉虚胖不实，纳差，手足欠温，神疲倦怠，舌淡胖有齿印，苔白，指纹黯淡。

诊为泄泻，证属脾胃虚寒。治以温补脾阳为主，异功散加味。

处方：炒鸡蛋壳 4 只，炒大米 20 克，灶心土 20 克，五谷虫、焦白术各 6 克，茯苓 10 克，炒谷芽、鸡内金、党参各 6 克，陈皮、甘草各 3 克。日 1 剂，水煎服。

3 剂后再诊，其母诉患儿大便已成形，无完谷解出，但每日仍有 2~3

次。再给上方 3 剂而愈。

半年后患儿又来门诊就诊，其母诉久病复发，无其他症状，又给上方 6 剂而愈，且嘱其母要控制小儿饮食，注意不宜让小儿过食寒凉难消化之食物。此后追踪 1 年余未见复发。

按：泄泻病名，病因、证型等虽多，但总不越寒热虚实四者，而主症为泻下完谷不化者，每于脾胃虚寒之证为多。如《血证论》指出："脾阳不足，水谷不化……譬如釜中煮饭，釜底无火不熟，釜中无水固不熟也。"沈教授从异功散治疗呕吐泻下及民间用炒大米治疗腹泻，得到启发，用异功散加味治疗脾胃虚寒引起的以完谷不化为主症的泄泻，疗效甚佳。考其病方中用灶心土、炒鸡蛋壳及大米，加上焦白术，取其入脾、胃经，温中燥湿收敛，且能补脾阳；用党参、茯苓、陈皮补气行气以健脾，使脾阳得复，脾气得健；用炒谷芽、五谷虫、鸡内金消食去滞。本例患儿泻下完谷不化，除脾胃虚寒外，饮食不节也是重要原因。由于饮食不节，积滞日渐，脾胃之气必定受损，故用消积导滞以达到健脾也是一重要的治疗方法。至于甘草，则为调和之品。沈教授临床治疗数例久积成疳，因疳积伤脾作完谷不化的患儿，俱用此方辨证加减十余剂获愈。此外，凡症状以"完谷不化"为主的泄泻患者，用灶心土、炒鸡蛋壳、炒大米合其他健脾导滞之药治疗，临床取效颇丰。

9. 善清脾火消针眼

病案：

廖某，男，26 岁。2005 年 8 月 30 日初诊。

双眼上、下睑反复红肿，睑缘生硬结，有时溃脓，此消彼长 2 年余。西医诊断：麦粒肿。曾多方治疗，但仍复发。4 天前左跟上眼睑又生肿块，曾使用抗生素、维生素等药物治疗初步好转，昨日眼皮复又开始红肿。刻诊：左眼下跟睑缘局部红肿，触之有绿豆大小硬块，有灼痛感，伴面赤口渴、患侧头痛、大便秘结等全身症状。舌红苔黄，脉滑数。

证属脾胃热结，热毒上攻。治以清热解毒，凉血散结。方用黄连解毒汤加减。

处方：黄连 5 克，黄柏 10 克，栀子 10 克，红花 5 克，赤芍 10 克，牛膝 10 克，防风 10 克，杭菊花 10 克，乌梅 5 克，石决明 30 克。

服 7 剂后疼痛减，局部漫肿至整个眼睑，用手触之有波动感，大便未通，说明局部已化脓。原方加大黄 6 克，枳壳 10 克，再服 2 剂，服药后泻下4次。

三诊时，患眼局部漫肿已控制，全身症状大减。

继续上方服2剂后，四诊时，局部已穿溃，脓液流出，余症基本消失。再予2剂清热养阴之药清除余邪，肿处平复，愈后不留瘢痕。随访至今未复发。

按：本病属中医眼丹、针眼范畴，发病部位在上下眼睑边缘。从五轮与五脏的关系来看，眼睑在脏属脾，脾主肌肉，亦称肉轮，脾与胃相表里，故肉轮疾患多与脾胃病变有关。《证治准绳》载："脾上生毒，俗称针眼是也，实解太阳经结热。"病因多为外感风热毒邪或过食辛辣煎炒，脾胃蕴积热毒，使营卫失调，气血凝滞，热毒上攻壅阻于胞睑而引发。本例患者，其症状除局部红肿热痛之外，尚见发热、头痛、大便秘结等全身症状，说明脾胃积滞热结不得下泄，反而累及眼睑（即肉轮）。故以大黄、枳壳清其蓄积之热毒，以助病愈。此外，肉轮与气轮（即白睛）、血轮（即两眦）的关系密切。因此，眼睑疾患常影响气、血两轮。在处方用药上，须照顾到这两方面。故上方除用黄连、黄柏、栀子等苦寒泄热之外，还用红花、赤芍、牛膝等清热凉血，散血分瘀热；防风辛散祛风，发散郁伏之火；再加菊花、乌梅、石决明等辅以清肝明目。诸药合用，既祛风清热解毒，又泻脾胃伏火，调理气机，使热清、毒解、气机调达，瘀肿消不再复发。

10. 功专补肾止牙痛

病案：

钱某，女，63岁。2004年4月18日初诊。

反复牙痛半年余，中西医多方求治，牙痛缓解不明显，今特慕名前来就诊。诉自觉牙龈虚浮，牙根酸痛松动难忍，咬物无力，午后疼痛加重，伴头晕，纳少腹胀，四肢不温，腰膝酸软，大便稀溏，白带多。刻症：面色苍白，牙龈微红肿，龈肉萎缩，舌淡少苔，脉细略数。

证属肾阴不足，脾阳不振。治以滋养肾阴，温补脾阳。

处方：干地黄、五味子、骨碎补、山药、白术、茯苓、枸杞子、牛膝各15克，升麻、防风、补骨脂、益智仁各10克，炙甘草6克。每日1剂，水煎服。

连服9剂，牙龈虚浮消失，余症大减，仍牙酸，咬物无力。再诊减去防风、升麻、甘草，加覆盆子、菟丝子以增强补肾之力，继服10剂而愈。随访 1 年未复发。

按：肾阴虚，虚火上炎，结于齿龈，故牙齿酸痛，牙龈微红肿。肾主骨，齿为骨之余，肾虚失于滑养，牙龈萎缩，则牙齿不固，而牙根浮动，咬物无力。本例患者为肾虚牙痛的典型病案。《景岳全书·杂证谟》中有"齿牙之病有三证，一曰火，二曰虫，三曰肾虚"，"肾虚而牙病者，其病不在经而在脏，盖齿为骨之所终，而骨则主于肾也，故曰肾衰则齿豁或突而不实，凡不由虫不由火而齿为病者，必肾气之不足，此则或由先天之肾亏或由后天之断丧，皆能致之，是当以专补肾气为主。"沈教授沿用其先父经验。用干地黄、五味子、骨碎补三味组成基本方，加减治疗肾虚牙痛，效果颇佳。其中干地黄滋补肝肾、养阴清热；五味子敛肺滋肾；骨碎补补肾行血。三药均入肾经，对肾虚牙痛而无兼症者确有实效。若其症较复杂，当辨证加味治之，如此例患者兼见面色苍白，纳少腹胀，四肢不温，便溏，白带多等脾肾阳虚的症状，故加入补骨脂、菟丝子、益智仁、山药等健脾益气、温补脾阳之药。立方时全面考虑，则令药物收到更好疗效，小病不致酿成大患。

11. 治燥证重在凉血解毒 干燥综合征是一种以侵犯泪腺、唾液腺等外分泌腺体，伴高度淋巴细胞浸润为特征的弥漫性结缔组织病。临床主要表现为干燥性角膜炎、结膜炎、口腔干燥症，还可累及其他器官，出现复杂的临床表现。医家多将干燥综合征归属于"燥证""燥痹""燥毒"范畴。燥证是外感燥邪或体内津液不足，以口鼻、肌肤、毛发、大便干燥等为特点的证候。《素问·五常政大论》曰："燥盛不已，酝酿成毒，煎灼津液，阴损益燥。"《素问病机气宜保命集·病机论》云："诸涩枯涸，干劲皴揭，皆属于燥。涩枯者，水液气衰少，血不荣于皮肉，气不通利，故皮肤皴揭而涩也，及甚则麻痹不仁。"可见，燥盛成毒，伤及阴血是燥证发生的关键。阴血伤，上下内外不得濡润，形成多窍干涩、肢体麻痹之疾。叶天士曾言燥邪致病，"延绵日久，病必入血分"。《血证论》言云："有瘀血，则气为血阻，不得上升，水津因不得随气上升。"可见，燥证又与瘀血相关。《内经》谓："燥者濡之。"沈教授认为治此疾，重在凉血解毒，兼以养阴润燥。多选用犀角地黄汤以凉血解毒，加北沙参、麦冬、石斛等养阴润燥之品。热毒甚者，加金银花、连翘；热毒偏于上者，加栀子、竹叶引热下行。

病案：

叶某，女，55 岁。2008 年 11 月 14 日初诊。

患者诉自 2004 年 10 月起，出现下唇红、糜烂，继而口腔糜烂，并有眼、鼻干燥，四肢关节不适等，在当地某医院诊断为干燥综合征。就诊时症见：口干，唇舌糜烂，眼、鼻干燥，四肢关节不适；舌红，苔微黄，脉弦细。

中医诊断：燥痹（燥毒伤阴耗血）。

治法：凉血解毒，养阴润燥。

方选犀角地黄汤加味。处方：水牛角 30 克，生地黄 15 克，赤芍 15 克，牡丹皮 10 克，玄参 10 克，北沙参 30 克，麦冬 15 克，玉竹 10 克，石斛 10 克，竹叶 10 克，细辛 3 克，防风 10 克。水煎服，每日 1 剂，共 7 剂。并嘱患者少食辛辣燥热之物。

2010 年 2 月 9 日，患者因他病来就诊。自诉服上药 5 剂后，诸症若失，之后未复发。

按：方中水牛角、生地黄、赤芍、牡丹皮配伍，既可凉血解毒，又可活血化瘀；玄参加强凉血解毒、养阴生津之力；北沙参、麦冬、玉竹养肺胃之阴。肺阴不亏，则皮毛润；胃阴不亏，则口唇润。石斛养阴生津，且补肝肾而明目；竹叶清热生津、利尿，使热从小便去；细辛通窍、宣痹，且性辛温，蒸腾水液以润燥，正所谓辛以润之；防风可加强散风寒时邪之力。

12. 化气泄浊力挽水肿　以水肿为主要表现的肾病综合征，病机多属虚实夹杂。沈教授认为，凡有实者皆不可忽视祛实邪。虚实夹杂者，依矛盾之主次，决定用药之主次。痰、瘀重者，化痰、化瘀为先；痰、瘀减后，改行气化水为主；水肿退后，以扶养正气、补肾固精为要。而治水的关键在于化气兼泄浊。《金匮要略·水气病脉证并治》曰："阴阳相得，其气乃行，大气一转，其气乃散。"阴水得阳气而运行、消散。肾病综合征水肿以腰以下水肿为甚。《金匮要略·水气病脉证并治》曰："诸有水者，腰以下肿，当利小便。"故选五苓散加车前子、川牛膝、白茅根、制首乌、桑白皮、地骨皮。其中，五苓散温阳化气行水；车前子、牛膝、白茅根渗水湿；取泻白散之主药桑白皮、地骨皮以清肺热、利肺气。肺主一身之气，其气得以清肃，则水气可散；首乌养肾阴固本以治水，因《素问·逆调论》云："肾者水藏，主津液。"

病案：

蔡某，男，80 岁。2007 年 2 月 13 日初诊。

患者因肾病综合征住院治疗。查尿蛋白：8.09g/24h，血浆白蛋白：20.3g/L，尿量：540ml/24h，总胆固醇5.82mmol/L，肌酐319.1mmol/L，血尿素氮22.27mmol/L，血尿酸567mmol/L。每周做血液透析3次。就诊时症见：双下肢浮肿、压痕明显，尿少；咳嗽，痰黄稠；舌红、舌中有剥苔，脉细弦略数。

证属痰热犯肺，水气不化。方选二陈汤合泻白散加减。

处方：茯苓15克，法半夏10克，陈皮10克，牡丹皮10克，桑白皮15克，地骨皮15克，白茅根30克，黄芩10克，桔梗5克，浙贝母10克，川牛膝10克，车前子15克，熟地黄15克。水煎服，每日1剂，14剂。

3月2日二诊：尿量稍增多，双下肢仍浮肿，尿少；咳嗽减；舌红，苔白，脉弦细略数。守上方，取五苓散之意，加桂枝5克、泽泻10克、猪苓10克。14剂。此后守二陈汤合泻白散治疗。加减方法：痰多，加桔梗5克、浙贝母10克、法半夏10克、陈皮10克；兼热盛，加黄芩10克；水肿甚，加大腹皮15克；透析后头晕，加葛根10克、防风10克；皮肤痒甚时，加苦参10克、连翘15克、蝉衣5克、防风10克；纳差时，加鸡内金10克、谷芽30克；关节疼痛，加杜仲15克、桑寄生15克、豨莶草10克；夜尿多时，加益智仁10克、桑螵蛸15克、白蒺藜10克、芡实10克；苔腻，去制首乌，加法半夏10克、陈皮10克、砂仁10克（后下）、白蔻仁10克、薏苡仁15克；苔根部腻，加黄柏10克；舌红苔少，加石斛10克；病情缓解，舌脉无明显实象时，加怀山药15克、炙北黄芪15～30克。

至2007年6月底，患者水肿明显减轻，但时有反复。患者血液透析时间延至每2周3次。之后透析周期逐渐延长，2008年起改为血液滤过。2009年6月19日结束血液透析及血液滤过，仅用中药治疗。2010年2月9日查肌酐98mmol/L、尿酸458mmol/L。随访至2010年6月，患者水肿未作，无明显不适。

按：肾病综合征是以肾小球基底膜通透性增加伴肾小球滤过率降低等肾小球病变为主的一组综合征。其典型表现为高蛋白尿、低白蛋白血症、水肿、高脂血症。初诊，证属痰热犯肺、水气不化。方中桔梗、浙贝母、二陈汤化痰，肺脾同调；桑白皮、地骨皮、黄芩清肺热；患者病久伤阴，生虚热，选地骨皮、牡丹皮清虚热。牛膝、车前子清热利尿，使热邪、停积之水邪从小便而去。熟地黄养肾阴，肾水得以封藏则阴火可制，虚热难生。二诊时，痰热已缓解，治疗重点转向利水气，故加入桂枝、泽泻、猪苓，取五苓散之意。

13. 治湿疮善于开腠理　湿疹是一种变态反应，为常见炎症性皮肤病之一，目前具体病因不明，也许与遗传、免疫、精神、环境等因素有关，以皮损多对称分布、剧痒、湿润、易复为主要特点。中医对湿疹的认识，首见于《金匮要略》："浸淫疮，黄连粉主之"。后代医家在此基础上，认为湿疹的病机与心、脾有关，主要受风、湿、热邪的影响，在先天禀赋不足的基础上，脾运化水湿之力不足，湿邪内生，郁久化热，复感风湿热等外邪于腠理，郁而发病，或者因饮食不节（洁），平素嗜食肥甘厚腻辛辣，伤及脾胃之运化，脾失健运，湿热内蕴而发，病久反复则逐渐伤阴耗血，致脾虚血燥，肌肤失养。因此，临床常见的证型有风热湿阻型、脾虚湿盛型、血虚风燥型及阴虚血燥型。

病案：

陈某，女，23 岁，职员。2012 年 12 月 7 日就诊。

因颜面部湿疹反复发作 3 年，加重 2 天就诊。患者于 3 年前无明显诱因下出现颜面部丘疹，呈粟粒状大小，密集均匀分布于颜面，基底部潮红，部分丘疹呈小水疱样，抓破后有渗液，伴有瘙痒感，无明显脱屑，无脓性分泌物，自服抗组胺类药及外涂激素类软膏，效果不显，上述症状反复，迁延难愈。患者于 2 天前湿疹再次发作，并伴有少许脱屑，部分皮肤有黯红色皮损，瘙痒难耐，尤以夜间为甚，口干，不欲饮，无发热恶寒，无汗，无胸痛、腹痛、腹泻等不适，眠差，胃纳一般，小便色黄，大便约 3 天一解，较硬。舌质红，苔白厚，脉弦细。患者平素嗜食肥甘厚腻，月经期血色较黯，且伴血块、痛经。

此病诊断为湿疹，证属内有瘀热，营卫不和，治以发泄瘀热，调和营卫，方用祛风活血汤加减。

处方：生地 10 克，苦参 10 克，蝉蜕 5 克，茯苓 15 克，地肤子 15 克，赤芍 15 克，知母 10 克，金银花藤 30 克，连翘 15 克，夏枯草 15 克，夜交藤 30 克，灯心草 10 克，火麻仁 10 克，7 剂，每日 1 剂，水煎 2 次，早晚分服。

2012 年 12 月 18 日二诊：颜面部湿疹基本已无渗液，无水疱，瘙痒感较前明显减轻，仍有部分鳞屑样皮损，夜间可安睡，仍有口干，二便调，舌红，苔薄白，脉弦细。上方有效，守上方，去夏枯草、灯心草、火麻仁，并加麦冬、紫草、丹皮各 10 克，玄参 15 克，加强清热凉血、生津润燥之力，续服 7 剂。

三诊，湿疹基本痊愈，口干明显好转，后继以四物汤为主方，加用凉血药及健脾药，继续调理 1 个月余，逐步稳固病情。近期随访，病未反复。

按：沈教授认为湿疹的病因病机还与内有瘀热，营卫不和密切相关，此患者久病，湿疹反复迁延，已致血脉空虚，湿热蒸灼津血，血热生瘀，内生瘀热，加之营卫不和，内在火热不得透达疏泄，郁于皮肤肌腠之间而发病，治疗上，提倡调和营卫，发泄瘀热，加以祛风除湿，清热凉血之品，后继予养血健脾法。方中蝉蜕、金银花藤、夏枯草开发腠理，透解郁滞肌肤之邪而止痒；因湿热搏结，津水流溢，故用地肤子清热利湿，苦参苦寒清热燥湿，茯苓健脾渗湿，共奏祛湿止痒之效；因祛湿药及疏风药易耗血动血，加之患者久病已血燥血瘀，予生地、赤芍清热凉血，活血祛瘀，火麻仁润燥养血；知母清热泄火；夜交藤、灯心草养心安神；全方集调营卫、清瘀热、祛风、除湿、养血等法于一炉，既可祛邪，又可扶正。后继予丹皮、赤芍、丹参凉血、活血、散瘀，麦冬养阴生津，调护气血津液，并注重调理脾胃，故邪去病愈。

14. 治手汗症重阴阳 手足汗症，最早见于金代成无忌《伤寒明理论》卷一，经后世医家不断完善，现多认为实证多与阳明热盛、脾胃湿蒸有关，虚证则多为脾胃虚寒，失于固涩，亦多见心肾阴虚，故迫津外泄。汗为心之液，为心所主，是阳气蒸化阴液而形成，而掌心系心经所经之处。肺主皮毛，病久体虚，伤及肺气，肺气虚衰，肺卫不固，致腠理开泄，汗自出。

病案：

许某，男，20 岁，学生。2013 年 5 月 14 日就诊。

诉自幼手汗多，近几年来明显加重，症见双手掌心汗如雨下，一擦复有，在精神紧张、激动或活动时更加明显，淋漓不断，汗后手足自感冰凉，时有胸闷，心悸，睡眠欠佳，夜梦多，胃纳可，二便调。舌淡红，苔白，脉细弱，平素不耐风寒，易于感冒。

此病诊断为手汗症，证属心肺两虚，治以敛阴止汗，益气固表。

处方：黄芪 30 克，白术 10 克，生牡蛎 30 克，生龙骨 30 克，糯稻根 20 克，地骨皮 10 克，浮小麦 10 克，7 剂，每日 1 剂，水煎服。

服后复诊诉手汗明显好转，手足冰凉感消失，仍有心悸眠差，守上方加用酸枣仁、五味子各 10 克，大枣 3 枚，7 剂。

服后三诊，诸症皆消，随访 1 个月余，手汗未复发。

按：沈教授认为此患者病久体虚，阴阳失调，腠理不固，致汗液外泄，汗出久不止，伤及心阴，耗损心气，阴伤不能敛阳，心阳不潜，心神失养，则心悸、胸闷、眠差，夜梦多。《灵枢》云："卫气者，温分肉，充皮肤，肥腠理，司开阖也"，肺气虚衰，则卫外不固，肌表空虚则汗自出，平素不耐风寒，易感冒。舌淡红，苔白，脉细弱均为气耗阴伤之象，治以敛阴止汗，益气固表，方中生牡蛎性微寒而质重，配伍生龙骨敛阴潜阳，镇惊安神；浮小麦咸凉，养心阴，益心气，与糯稻根、地骨皮相配伍，去烦热而止汗；黄芪、白术之甘温，走肌表而固卫，与生牡蛎相配，敛阴潜阳，标本兼顾；后继续守上法，增加酸枣仁、大枣养心安神，五味子敛汗并生津。沈教授认为治手汗症，不可单纯拘泥于手，可与心、肺、胃、大肠等脏腑相关，必须因人辨证论治，辨清虚实寒热，标本兼顾，乃治疗之大法。

15. 从肝脾论治脏躁　脏躁属于郁病的范畴，女性多见，多由气机郁滞，脏腑功能失调而致情绪低落抑郁、胸部满闷、胁部胀痛，或易怒欲哭、哭笑无常等主要临床表现。沈教授认为脏躁的辨证，需辨明所郁脏腑，主要与肝、脾、心等相关，因人而异，某一脏腑病变日久必会逐渐影响他脏，但治疗上应有所侧重点，除此之外，还应辨别证候虚实，并结合六郁，综合辨证分析，如肝失疏泄多与气郁、血郁、火郁有关；脾失健运则多见食郁、湿郁和痰郁，心失所养易致虚证。

病案：

杨某，女，49 岁，商人。2012 年 10 月 25 日初诊。

近 1 年来，因生意不顺，与人争执后，出现情志抑郁，近 1 个月开始诉有胸胁胀痛，胃脘不适，嘈杂反酸，伴口干口苦，头痛，以两侧为主，目眩，时有耳鸣，失眠，胃纳欠佳，自觉口腻，大便秘结，3 天未解，小便色黄，舌红，苔黄稍腻，脉弦。平素性情较易躁易怒，自述已绝经半年余，平时月经规律，有痛经，绝经后无异常分泌物。

诊断：脏躁（肝脾不调，气郁生热）。治以疏肝解郁，健脾清热。方用丹栀逍遥散加减。

处方：丹皮 10 克，栀子 10 克，柴胡 10 克，茯苓 15 克，白术 10 克，薄荷 5 克，厚朴 10 克，桔梗 5 克，赤芍 15 克，白芍 15 克，法半夏 10 克，3 剂，每日 1 剂，早晚水煎服。

服后复诊，胸胁胀痛较前好转，大便已解，但仍有胃脘部不适，舌淡红，苔薄黄，脉弦，守上方加黄连 3 克，吴茱萸 10 克，7 剂。

三诊，上述症状基本消失，烦躁除，夜间能安睡，精神较前明显好转。

随访 3 个月余，未见复发。

按：此为沈教授从肝脾治脏躁的典型病案，结合此患者有情绪受激的前提、临床表现，主要从肝、脾辨证论治，因为肝属木，主疏泄，其性刚，而喜条达，即"肝体阴而用阳"，易被七情内伤，或六淫外束，而致肝失调达，肝气横逆、足厥阴肝经"布胸胁，循喉咙之后……连目系，上出额，与督脉会于巅"。肝失疏泄，木不疏土，则脾失健运，肝脾不调，则见胸胁胀痛，口干，头痛，胃脘不适，嘈杂反酸，胃纳差等。肝胆互为表里，肝经郁滞，少阳不疏，气郁日久，热不疏泄，化火生热，则见口干口苦，大便秘结，小便色黄，失眠等。方中丹皮能入肝胆血分者，以清泄其火邪；栀子能入营分，泄火除烦，兼利三焦；柴胡疏肝解郁，使肝气条达，配伍薄荷之辛散之气，以顺肝之性，并能散郁热；白芍滋阴柔肝，赤芍兼有清热之效，以涵肝木；茯苓、白术、甘草益气健脾，使气血运化有权，补土，以培其本；厚朴、法半夏行气燥湿降逆，后期加入黄连，配伍吴茱萸，即左金丸，加强清肝泻火，降逆止呕之效。全方肝脾同调，疏泄清热化火之效，故诸症皆愈也。

（谭金华）

◎第十二节　沈英森谈饮食疗法在中医养生与康复中的作用

中国的食疗以传统中医理论为指导，通过研究如何烹饪和食用食物，并结合中医药，达到保持身体健康，预防疾病，促进病后康复，减缓衰老的目的。这种寓医药于日常饮食之中的食物疗法，是我国宝贵的文化遗产，是中医养生与康复宝库中的一朵奇葩，对中医养生与康复学的发展具有十分重要的作用。

1. 预防疾病　针对健康人群，防患于未然。《本草纲目》记载："饮食者，人之命脉也，而营卫以赖之。"张景岳称："盖气味之正者，谷食之属是也，所以养人之正气"。说明饮食对维持人体健康关系重大。合理安排饮食保证机体的营养，使五脏功能旺盛、气血充实，远离疾病。恰如《内经》所言："正气存内，邪不可干。"中医认为，人处在天地之间，作为自然界的一部分，与自然具有相通相应的关系。《饮膳正要》中说："春气温，宜食麦以凉之；夏气热，宜食菽以寒之；秋气燥，宜食麻以润其燥；冬气寒，宜食黍以热性治其寒。"就是根据四时寒暑变化，通过调整饮食以达到协调机体内外阴阳的作用。我国地域辽阔，各地寒温差异亦较大，对其饮食也应有所选择以达到协调机体内外阴阳的作用。如气候干燥的西北平原，应常食银耳、梨等柔润之品；而气候潮湿的东南山区，则应多吃薏苡仁、蚕豆等健脾化湿的食物。不同体质对各种不同属性饮食物质的需求也是不同的。匡调元在《体质食疗学》中就提出了"辨顶论育"的概念，强调每个人的饮食应按其不同体质而有所取舍。如阳虚畏寒者，宜食韭菜、煨姜炖狗肉等温补壮阳的食物。阴虚火旺者，宜食木耳、龙眼肉炖甲鱼等滋阴润燥的食物。以上说明季节气候、地理环境、个人体质的差异，须因时、因地、因人施食以达到强身健体，预防疾病的目的。

　　"五谷为养，五果为助，五畜为益，五菜为充"，是古人对合理膳食结构的一种认识，蕴含着食物要合理搭配，种类要丰富多样，同时兼顾谷、肉、果、菜五味属性的寓意。可见古人对膳食结构平衡是相当讲究的，也就是现代生活强调的营养均衡。营养失衡，就会导致疾病，而通过食物的全面配合，或有针对性的加强某些营养食物就可以预防和治疗这些疾病。中医学早在一千多年以前，就有用动物肝脏预防夜盲症，用海带预防甲状腺肿大，用谷皮、麦麸预防脚气病，用水果和蔬菜预防坏血病等记载。此外，中医食疗还发挥某些食物的特异性作用，直接用于某些疾病的预防。如：大蒜、生姜、葱白可预防感冒；鲜白萝卜、鲜橄榄煎服可预防白喉；生山楂、红茶、燕麦可预防动脉硬化；薏苡粥预防癌症等。

　　2. 健身延年　儿童、妇女、老年人等有特殊需要的人群，可以通过调整饮食结构满足其不同的需要。中医认为，小儿属纯阳之体，如无病痛，不宜执意进食滋补品，只需平素合理调配饮食，防止随心所欲偏食嗜食，尤其是目前独生子女多的情况下，为人父母者不可采取揠苗助长之法，着意给孩子"补品"，以免造成由于某些营养过剩而出现的营养不良症。

经期是女性的特殊生理阶段，月经期间的女性特别容易疲劳，消化功能减弱，胃口欠佳。因此，饮食上应注意食物的清淡和易于消化吸收，避免食用酸菜、辣椒、芥末、胡椒等过酸和刺激性较大的食品。血得热则行，得寒则凝，月经期间还应补充一些利于"经水之行"的温补类食品。如果经期血过多，平时可食用一些调养补血的药膳，不仅可以补血养血，还有助于红颜常驻。如菠菜猪肝汤、莲子桂圆汤、猪肝汤、莲子桂圆汤、猪肝粥、杞子红枣煲鸡蛋等。妊娠期妇女，脏腑经络之血注于冲任，以养胎元。母体多表现阴虚阳亢状态，此时可进食甘平、甘凉补益之品，避免食用辛辣、腥膻之物，以免耗伤阴血而影响胎元。妊娠后期，胎儿逐渐长大，影响母体气机升降，易产生气滞现象，故应少食荞麦、高粱、番薯等易引起胀气和涩肠的食物。

随着年龄的增长，脏腑功能逐渐减退，肾之精气渐衰，精血不足，则易导致脏腑功能紊乱，阴阳失去平衡而出现疾患。从中医养生抗衰防老所确立的治则治法来看，老年期膳食总以调整阴阳和脏腑气血之平衡为原则，宜食用清淡易消化又富含蛋白质、维生素和钙质的食物以延缓衰老，增进健康。常用与抗衰老有关的食物有：蜂蜜、大豆及豆制品、花生、黑芝麻、核桃、牛奶、银耳、香菇、新鲜蔬菜、水果、瘦肉之类。忌食高糖高脂，及有伤津耗液之弊的辛辣、腥膻食品及发物，如油炸食品、海腥、辣椒、羊肉、猪头肉、咖啡等。

3. 辅助治疗 针对病情，辨证施食，饮食疗法可作为各种疾病的辅助疗法。药食同源，食物与药物都有治疗疾病的作用。但食物每人每天都要吃，较药物与人们的关系更加密切，历代医家也都主张"食疗"。如张仲景的《金匮要略》有关食疗法的条文约80余处。全书运用的食物性药38种，组成的食疗方13首，70%的方中运用了食物性药，治疗疾病10余种。孙思邈《备急千金要方》食疗篇说"食能排邪而安脏腑，悦神爽志，以资气血，若能用食平疴，释情遣疾者，可谓良工。"阐明调摄饮食是防病、祛病的上策；能用食物治愈疾病，解人忧愁的医生方称之高明。

中医治病以辨证施治为指导思想，对于食疗，同样强调辨证施食。辨证施治主张辨别证候、分析症状而进行食治，在具体应用时，更应结合临床表现，如同为虚证，以面色苍白，气短声低，神疲乏力，四肢倦怠，舌质淡红，脉细弱无力为表现的气虚者，宜食用糯米、山药、香菇、鸡肉等以补气；以面色无华，唇甲色淡，头晕目眩，形体消瘦，舌淡嫩，脉细弱等为表现的血虚者，宜食用龙眼肉、黑木耳、菠菜、牛肉等以补血。同为咳嗽患者，如感受风寒表现为咳嗽有力、气急、痰稀薄色白、鼻塞、流清涕、头痛、恶寒、无汗、苔薄白、脉浮紧者，宜食葱白粥以疏散风寒、宣肺止咳；感受风热表现为咳嗽频剧、气粗、咳声嘶哑、痰稠色黄、咳时烘热汗出、咽痛口渴、舌苔薄黄、脉浮数者，则宜食饴糖萝卜粥以疏风清热、清肺化痰。

还应注意辨证和辨病相结合，对现代临床上的常见疾病，通过辨证来择用相应的食疗药膳。例如中医学将以阴虚燥热为基本病机的糖尿病称为消渴病，分为上消、中消、下消三型，根据临床辨证分别采用不同药膳进行治疗，以降低血糖及尿糖。上消型以多饮为主，小便较多、色黄、咽干灼热、食量如常、舌红少津、苔黄而干。多采用生津止渴、清热润肺的方法调整，可用五汁饮：莲藕 100 克，梨 200 克，荸荠 100 克，麦冬 15 克，芦苇根 30 克。中消型常以多食易饥为主，伴有口渴多饮、口苦、口臭、口干、小便频、大便干结。宜清胃泻火、养阴生津，可用山药粳米粥：山药 50 克，黄精、沙参各 15 克，粳米 50 克。下消型以小便频多为主。一般采用滋阴补肾、清热降火的方法调理，可以枸杞炖兔肉：枸杞子 30 克，兔肉 250 克，洋葱 100 克，油、盐适量。

4. 滋补强身　饮食疗法对于病后、产后及年老身体虚弱者作用明显。《素问·热论》云："病热少愈，食肉则复，多食则遗，此其禁也"，说明患病时的不当饮食，对疾病的转归、预后以及复发等都有影响。疾病后期及多种慢性病程因正气不足，机体气、血、津液和经络脏腑等生理功能减弱、抗病能力低下，而表现出虚弱、不足、衰退等现象。如果不注意从饮食调养入手以扶助正气，增强体质，提高机体抗病能力，其机体病理变化难以痊愈。即使一时治好，又会复发。此时进补食治之品，既是治标，更为治本，标本兼治，药食化一。

所谓"精不足者，补之以味。善用药才，使病祛而进五谷者，真得补之道也。"说明运用药物攻邪之后，要采用谷肉果菜之品补虚复损法以调胃气，助胃气恢复以祛除余邪，肠胃洁，脾土新，则胃气生。对于体质虚弱或慢性虚证患者，可用血肉有情之品来滋补。如鸡汤可用于虚劳，当归羊肉汤可用于产后血虚，胎盘粉用于补肾强身，猪骨髓用于补脑益智，动物脏器用于滋补相应的脏腑。中医认为，"产后必虚"。产妇多表现阴血亏虚、或瘀血内停等症象。另一方面产妇还要以乳汁喂养婴儿。因此，产后的饮食原则以平补阴阳气血，尤以滋阴养血为主，可进食甘平甘凉类粮食、畜肉、禽肉和蛋乳类食品，慎食或忌食辛燥伤阴，发物、寒性生冷食物。正如《饮膳正要》所说："母勿太寒乳之，母勿太热乳之……乳母忌食寒凉发病之物。"

5. 总结　中医养生与康复学是研究和阐述人类生命生长规律，预防疾病，增强体质，益寿延年基础理论、方法的一门实用学科。其以中医理论为指导原则，包括未病先防，已病防变以及康复治疗等内容。作为我国传统食养经验的总结，食疗自然成为其中的重要板块，对其发展起到了至关重要的作用。所谓"药食同源""药补不如食补"乃中医养生与康复学中的至理名言。随着我国经济水平的不断提升，人们开始向往更高层次的生活质量，特别是对健康长寿的追求日益迫切。人们既要求吃得好，又要吃出健康，在膳食中追求养生、防病、治病、美容和美体的效果。特别是当人们身体出现某些疾患的时候，更希望用膳食来代替毒副作用大的合成西药，达到"在疾病中美食，在美食中治病"的目的。近年来，许多科研、医疗、制药、饮食部门开发研制出的食疗产品如龟鳖丸、膏方等，受到国内外市场的普遍欢迎，提示着我国传统中医食疗将在中医养生与康复中发挥更为重要的作用。

（张军，黄进，赵长鹰）

第六章　沈英森部分论著选读

◎第一节　中医治疗肾炎五法

以中医的整体观和辨证论治等理论为依据，将肾炎归纳为 5 个证型，即：上实下虚型、风热壅肺型、脾肾阳虚型、脾虚夹湿型、阴虚夹湿型，并分别确定治疗法则依次为：宣泄肺气、温阳补肾法；宣肺清热、解毒利咽法；补脾益肾、温阳利水法；益气健脾、温阳化湿法；滋阴清热、淡渗化湿法。

肾炎，有急性肾炎和慢性肾炎的区别，中医历来没有肾炎这个病名，更没有急性和慢性肾炎及其他肾病之分。但是，从肾炎患者所表现的各种症状来看，很多症状与《金匮要略》中的皮水、风水等相似，如：头面浮肿，肿如卧蚕，发热、恶风、恶寒、咳嗽、骨节疼痛、皮肤瘙痒等。其他中医书籍也有腰酸腰痛、小便不利、甚或无尿，严重者出现呕吐、恶心等，所以，中医临床所见的外感病、水肿病、腰痛、隆闭、关格、虚劳等病证也与肾炎有关。

1. 辨证分型及治法方药

（1）上实（热）下虚（寒）型

主症：咽喉肿痛，扁桃体肿大充血，鼻腔干燥，咳嗽痰黄或鼻塞流涕；头面或（及）四肢浮肿，腰膝酸软，疲倦乏力，或腰以下冷，小便短少或小便量正常。

舌象：舌质淡红苔薄白（薄黄干），或淡白有齿印，舌质亦可呈淡黯。

脉象：细无力或弦细略数。

治法：上实（热）用宣泄肺气之法；下虚（寒）用温阳补肾之法，两法可同时使用，也可交替使用。

方药：

1）宣泄肺气用银翘解毒丸。日 1～3 次。每次一丸，视病情轻重而定。

2）温阳补肾用肾炎一方（自拟），基本药物有：牛膝 10 克，车前子 15～30 克，熟附子 10 克，生地 15 克，白术 10 克，茯苓皮 15 克，淮山药 15 克，泽泻 10 克，丹皮 10 克，山萸肉 10 克，桂枝 6～10 克，黄芪 15～30 克，蝉衣 6 克，柿蒂 9 克。大便结者或尿素氮超过正常范围者，加大黄 6 克、厚朴 9 克，小便不利者加白茅根 30 克。

病案：

梁某，男，24 岁，广东吴川人，农工。

患者因浮肿尿少伴腰痛 1 年余，于 1986 年 8 月 16 日住院治疗。患者自诉于 1985 年 7 月在湖南做工时，反复感冒，继则头面及双下肢浮肿，尿少，头晕，倦怠，乏力，纳呆等。在当地就医时查尿常规：蛋白（++++），服西药（不详）效果不显，1 周后即回广州，在珠江医院住院 9 天，诊断为慢性肾小球肾炎（肾病型）。先后服用强的松、环磷酰胺以及其他中、西药进行治疗，临床症状消失，尿常规示蛋白由（++++）逐渐减至（－），红细胞少许，管型少许，血压正常、以临床痊愈出院。出院后仍坚持中西药治疗，但病情时有反复，常出现浮肿、尿少、头晕、倦怠、纳呆等症状，并于停用激素时症状明显加重。

患者于 1986 年 8 月 16 日前来中医门诊时，主要症状有：面色晦暗，精神不振，头面部及双下肢浮肿，按之凹陷，咽峡充血，并谓尿少，头晕，咽痛，腰痛，倦怠，睡眠不宁，纳呆，便溏，每日解大便一次。舌质红苔黄干，脉沉细，呼吸、脉搏、血压无异常。收入院时主要实验室检查如下。尿常规：蛋白（++++），红细胞 4～5 个 /HP，白细胞 3～4 个 /HP，颗粒管型 0～1 个 /HP，透明管型 0～1 个 /HP。

入院时西医诊断：慢性肾炎（肾病型）；中医诊断：水肿（上实虚型，即脾肾阳虚，风热犯肺）。

治法以上宣肺热，下温脾肾，兼以利水。上宣肺热用银翘解毒丸，按常规，即早、晚各服一丸；中药用自拟。肾炎一方加减，处方：牛膝 10 克，车前子 30 克，茯苓 12 克，淮山药 15 克，泽泻 10 克，熟附片 10 克，白术 10 克，杜仲 15 克，寄生 15 克，生地 30 克，白茅根 30 克，益母草 30 克，山萸肉 10 克。用药过程曾根据症状变化，或加入苍术 10 克、黄柏 10 克、蝉衣 6 克、知母 10 克、黄芩 10 克中之一二味，而减去原方的泽泻、寄生、杜仲。每日 1 剂，复渣再煎分两次，早晚服用。患者服上述中药期间，强的松用量从每日 30mg 分 3 次服用，逐渐以半个月减 5mg 递减，至每日 5mg 的维持量。

1987 年 1 月 22 日出院时，强的松已完全停服，仅带上述中药及银翘解毒丸回家服用。此后患者定期前来复查并坚持门诊半年，均按上述中药治疗。一直追踪未出现反复，各项检查均呈阴性。

（2）风热（热毒）壅肺型

主症：发热恶风恶寒，头痛鼻塞。咳嗽咽痛，痰稠难咯，扁桃体红肿热痛甚至糜烂，胸痛烦闷，小便短赤，头面眼睑浮肿，或初起浮肿不显继则面目双下肢肿甚，但也有无浮肿者。

舌象：舌红苔薄白干或黄干。

脉象：浮弦数或浮滑数。

治法：宣肺清热 解毒利咽。

方药：肾炎二方（自拟），基本药物有：银花藤 30 克，连翘 15 克，牛蒡子 10 克，桔梗 6 克，荆芥 10 克，防风 10 克，薄荷 3 克，蝉衣 6 克，土牛膝 10 克，板蓝根 30 克，浙贝 10 克，芦根 30 克，大黄 6 克。若热毒炽盛，加蒲公英 30 克、紫花地丁 15 克、天葵子 10 克、野菊花 15 克、黄芩 10 克。

病案：

陈某，男，22 岁，广东南海人，民警。

患者因眼睑轻度浮肿 7 个月伴面部痤疮及腰痛于 1988 年 10 月 12 日前来中医门诊。患者自诉 1988 年 3 月 10 日，发现眼睑及双下肢轻度浮肿，即到佛山市某医院检查，尿常规：蛋白 3+。红白细胞、颗粒管型均 4～6 个 /HP。该院以急性肾炎处理，肌注青霉素及头孢氨苄等，同时服用中药（不详）。初时小便较利，后中药加入当归、党参等补气血药物，即觉烦躁，病情未见好转，治疗 40 天后到广东省人民医院（1988 年 5 月 14 日）检查：24h 尿蛋白定量 3.6g/1200ml；β2-MG 放射免疫测定：血：3.6μg（标准 1.61～2.46μg），尿：44.1μg（标准 1.22～48.52μg）；尿常规：蛋白 3+，红细胞 2+，白细胞 1～2。此后患者在广州铁路医院住院治疗 75 天，每天用强的松 50mg，病情仍未好转。

前来本院中医门诊就诊时，主要症状有：眼睑及双下肢轻度浮肿，头痛，咽红，咽喉及鼻腔干燥不适，腰痛，小便短赤。舌红苔黄厚，脉弦滑。

中医诊断：水肿（热毒壅肺型）。

治法：清热解毒，宣肺利水。

处方：自拟肾炎二方配入五味消毒饮加减：银花藤 30 克，连翘 15 克，牛蒡子 10 克，桔梗 6 克，土牛膝 15 克，蝉衣 6 克，大黄 6 克，芦根 30 克，栀子 10 克，浙贝 10 克，蒲公英 30 克，野菊花 15 克，紫花地丁 15 克，天葵子 15 克，夏枯草 15 克，生地 30 克，玄参 12 克，荆芥 10 克，苦参 10 克，赤芍 15 克，薄荷 3 克（后下）。有时加入冬瓜仁 30 克、苡仁 30 克、白茅根 30 克。

经过将近 1 年的中药治疗，病情明显好转，激素用量已减少至 20mg/d，尿常规：蛋白+，红细胞 1～2 个/HP，余（－），24h 尿蛋白定量 0.5g/2400ml，其余症状已消失。

（3）脾肾阳虚型

主症：面色萎黄或晦暗，形寒肢冷，头面及双下肢浮肿，按之凹陷不起，甚至腹部浮肿。口淡乏味，腹胀肠鸣，大便稀溏，小便短少或清长；自觉困顿，腰膝酸软，倦卧懒行，疲倦乏力。

舌象：舌淡白胖大边有齿印，苔白滑或滑腻。

脉象：沉细无力。

治法：补脾益肾，温阳利水。

方药：肾炎三方（自拟），基本药物有：白术 15 克，熟附子 15 克，干姜 10 克，杜仲 15 克，车前子 30 克，牛膝 10 克，茯苓皮 15 克，淮山药 15 克，大腹皮 15 克，泽泻 10 克，猪苓 10 克，桂枝 10 克，苏叶 10 克，黄芪 15 克，柿蒂 6 克，若尿中红细胞多，可加栀子 10 克，小蓟 10 克，藕节 15 克，生地 10 克。浮肿较甚加白茅根 30 克；胃纳呆、腹胀甚加鸡内金 10 克、砂仁 6 克。

病案：

高某，男，21 岁，大学生。于 1983 年 4 月 30 日因颜面浮肿住中医科治疗。

主诉：颜面浮肿、腰酸腰痛加重 40 天。

现病史：患者于 1970 年在汕头市患肾炎，此后病情时轻时重，缠绵不愈，于 1983 年 3 月中旬，自觉颜面浮肿、腰酸腰痛、神疲体乏，小便清长，且见咽痒咽痛，经在广州某医院门诊治疗无效，因本人不同意肾穿，前来我科住院。体格检查：患者双眼睑及双下肢轻度压痕，咽喉充血，扁桃体肿大 +。舌淡尖红，苔薄白，脉弦细。

实验室检查：尿常规：蛋白 +、红细胞 2+ ~ 3+、白细胞：2 ~ 6、颗粒管型 0 ~ 1、细胞管型。0 ~ 1；酚红排泄试验：2 小时总排泄量 45%。

西医诊断：慢性肾炎。

中医诊断：水肿（脾肾两虚，外邪乘虚而入）。

治疗原则：温补脾肾、解毒清热，透达外邪。

方药：自拟肾三号方加减：熟附片 10g、牛膝 12g、车前子、生地、白术各 10g，茯苓、泽泻、丹皮、猪苓各 10g，淮山 24g、茅根 30g、蝉衣 6g；有时加桂枝 6g，如觉咽干、鼻腔干则不加。

治疗近 3 个月，临床症状消失，尿蛋白 ± ~ +，酚红排泄试验 2 小时总排泄量为 57%，好转出院。

7 月 25 日出院后继续门诊治疗 3 个月，尿常规检查多次均阴性，随访 2 年多未复发。

（4）脾虚夹湿型

主症：面色㿠白虚胖，气促懒言，动则更甚，面目及双下肢浮肿，按之凹陷，口淡不渴，腹胀纳呆。大便稀溏，人软神疲，肢倦乏力，甚至自觉重坠。

舌象：舌淡胖大边有齿印，苔白腻或厚腻。

脉象：细而无力或浮大无力。

治法：益气健脾、温阳化湿。

方药：肾炎四方（自拟）。基本药物有：党参 15 ~ 30 克，白术 15 克，黄芪 15 克，砂仁 6 克（后下），厚朴 9 克，鸡内金 10 克，扁豆花 10 克，陈皮 6 克，桂枝 10 克，茯苓 15 克，大腹皮 15 克，柿蒂 6 克，佩兰 10 克，白茅根 30 克。若小便不利。可加苡仁 15 克、芡实 15 克；若尿蛋白多加蝉衣 6 克、苏叶 6 克。

病案：

张某，男，54 岁，湖北人，工人。

患者因患高血压 6 年、伴双下肢浮肿 10 个多月，蛋白尿 2 个月，于 1987 年 10 月 5 日—1987 年 11 月 28 日在内科住院，诊断为：①慢性肾炎（高血压型）；②前列腺肥大。住院期间，曾服用硝苯地平，复方降压素片，利尿药和肌苷等治疗，消蛋白效果不显著。改用复方丹参片、强的松及苯丙酸诺龙、维生素等治疗，输白蛋白两次，病情稳定出院。出院后病情反复发作，于 1988 年 3 月 23 日前来中医门诊。症见眼睑及双下肢轻度浮肿，头晕、纳呆、便溏，偶有腰痛，夜间口干。血压 158/104mmHg，尿常规：蛋白 3+，红细胞 4+，白细胞 +。舌淡胖大边有齿印，苔白，脉弦。

中医诊断：水肿（脾虚夹湿型）。治以温阳健脾，化气利水。用自拟肾炎四方加减。

处方：党参 30 克，白术 15 克，黄芪 15 克，扁豆花 10 克，厚朴 10 克，茯苓 15 克，大腹皮 15 克，砂仁 6 克（后下），苡仁 30 克，白茅根 30 克，蝉衣 6 克，熟附片 10 克，地鳖虫 6 克，生地 15 克，赤芍 15 克，藕节 15 克，血余炭 10 克，小蓟 10 克。上述药物中，地鳖虫使用 3 次后即不用，生地、赤芍、血余炭、小蓟等视尿血情况，逐渐减少药味。

患者在服用上方药物后，浮肿及其他症状消失，可以坚持上班，故一直坚持服用上方至今，经多次查尿规，蛋白稳定在阴性 ~ ± ~+，红细胞 2 ~ 5/HP，白细胞 0 ~ 2/HP。

（5）阴虚夹湿型

主症：形体消瘦，烦躁不安，睡眠不宁，五心烦热，口鼻干燥，咽喉常痛，咽峡及咽喉壁呈暗红色，稍一多言语，或食煎炒物品，则咽痛更甚，声音嘶哑，甚至咽喉及舌根胀痛难忍，口干口臭，腰膝酸软，疲倦乏力，甚或出现潮热盗汗。

舌象：舌质红或红绛，舌体瘦薄，苔薄黄干或黄腻。

脉象：弦细略数或细数无力。

治法：滋阴清热，淡渗化湿。

方药：肾炎五方（自拟），基本药物有：知母 10 克，黄柏 10 克，银花藤 30 克，生地 15 克，淮山药 15 克，泽泻 10 克，茯苓 10 克，丹皮 10 克，桔梗 6 克，青果 6 克，薏苡仁 15 克，白蔻仁 10 克，蝉衣 6 克。若小便不利加白茅根 30 克。口干口臭加石斛 10 克、麦冬 10 克，大便硬加大黄 10 克、厚朴 6 克。

病案：

关某，男，22 岁，广东增城人，农民。

患者咽痛 9 个多月，颜面浮肿及双下肢浮肿 3 个多月，于 1987 年 9 月 18 日入内科住院，诊为慢性肾炎、慢性咽炎、慢性表浅性胃炎。住内科期间使用大剂量激素（强的松 60mg/d，一次服）治疗无效，于 1987 年 11 月 4 日经中医会诊后同意转入中医科继续治疗。转科时，主要症状有：咽痛、颜面及双下肢浮肿，神疲体倦，全身消瘦，口苦口臭，常觉上腹部（心下）有异物顶住，胀满难受，胃纳不好，常有嗳气恶心，尿量少，大便干，舌红苔黄干，有时见苔白厚干，脉弦滑略数。

实验室有关检查如下：肝功正常，HBsAg 阳性。B 超提示：①脾脏肿大，未见占位性变；②胆囊壁致密光团，拟乳头状病与小结石鉴别；③双肾正常；肾扫描符合急性肾炎曲线。尿常规：蛋白 4+，红细胞 1～2 个 /HP，白细胞 2～3 个 /HP，管型（－）。24h 蛋白尿定量 1420mg/24h。

中医诊断：水肿（肝胆郁热，化火伤阴，阴虚夹湿）。治以疏肝理气利胆，清热养阴化湿。药物用自拟的肾炎五方加入疏肝利胆的中药配合。

处方：知母 10 克，黄柏 10 克，银花藤 30 克，生地 15 克，淮山药 15 克，茯苓 10 克，白茅根 30 克，大黄 6 克，厚朴 10 克，连翘 15 克，石斛 10 克，柴胡 15 克，白芍 15 克，鸡内金 10 克，枳壳 10 克，板蓝根 15 克，浙贝 10 克，柿蒂 6 克，神曲 12 克。另令患者早晚服保和丸各一丸，板蓝根冲剂各一包，开水送服。双料喉风散（梅州药厂生产）喷喉。

西药强的松大剂量治疗虽未获效，也没有突然停用，而采取逐渐减量的方法，至 1987 年 12 月 29 日好转出院时，强的松用量为 30mg/d。出院时浮肿消退，尿常规：蛋白 +，余皆转阴，24h 尿蛋白定量 213mg/24h。出院后患者仍坚持门诊中医治疗，中药仍守上方加减，每日 1 剂，强的松从 1988 年 6 月后改为每日 2.5mg，并服维生素 C，100mg/ 次，每日 3 次。1989 年 1 月 10 日前来复查：血脂、肾功能、尿常规正常。

2. 体会

（1）临床所见慢性肾炎属虚实错杂者多，故治疗上常采用攻补兼施、或标本同治、或补虚泻实、或阴阳兼顾等法，这是因为，一般慢性肾炎病人，其病程长，病情复杂，或因误诊误治等。造成病情日重，气血衰败，正气日衰而邪气日甚，出现正气虚弱，邪气旺盛的局面。治疗上若用单纯扶助正气的温补方法，则有助邪之嫌，如采用祛除邪气的清泻方法，则犯虚虚之戒。如何才能使药物既具补而不滞、利而不伐的作用，既可扶正以温补脾肾，又可祛邪以宣达肺气，是一个值得注意的问题。沈教授曾治一患者，初始只按肾阳虚治疗，虽服药后症状减轻，但觉口干鼻燥，咽喉疼痛，眼眵黏稠，甚至鼻涕中带有血丝，说明温阳补益药物，虽对脾、肾阳虚者有一定治疗效果，但却起到滞邪、助邪的副作用。经反复考虑，在内服药中加入银花藤 30 克，同时，给予银翘解毒丸，嘱早晚各服一丸，使上述症状消失，一连治疗三个月而痊愈出院。此后对于这类上实下虚型的肾炎病者，均用此法治疗而取效。

（2）中医药治疗肾炎，涉及原来已经用西医药甚或大剂量激素治疗肾炎的问题。应如何处理才算恰当。有人认为运用西药治疗，不能算中医药的疗效。有人认为既然用中医药的方法治疗，就应该完全停止应用西药。沈教授认为：这些观点都失之偏颇。中医药的疗效，要经受时间的考验。如果患者在长期服用西药，甚至大量的激素类、嘌呤类药物仍然投有明显的疗效时，加入中药能够取得比较明显的效果者，或者在加入中药治疗之后，又可以逐渐减少、终至完全撤去激素治疗，并且取得疗效者，都应该算是中医药的疗效；同时，也必须正确估计中药的疗效，特别是西药激素类在治疗时，若突然停止使用，恐有不良副作用，绝非中药所能立刻消除的，所以必须采用渐进的方法，逐渐减少激素的用量。在这方面，尤其要患者及家属配合，否则后果堪虞。

（3）中药消糜蛋白的问题，是一个正在探索的内容，各地曾分别报道过用党参、黄芪、蝉衣、柿叶、昆明山海棠、芡实、糯米、白果、虫类药物以及成方真武汤，有的用复方保留灌肠的方法，分别取得一定效果。沈教授在临床中，除随证使用上述各种方法外，对一些顽固病例，常采用小剂量大黄（3~6 克）加入中药方中，使病人的大便次数增加 1~2 次，便稀易解，从而达到迅速减少尿蛋白的效果，如例 4 就是这样的。

（谭金华）

◎第二节　白腻苔、黄腻苔与舌质的 pH 值及其临床意义

中医舌诊的传统方法是在自然光线下，用肉眼察看舌质、舌苔等的临床变化。如何应用现代仪器检查舌象，探讨其与传统方法观察结果间的关系，对进一步提高舌诊客观水平，了解舌象的本质是有益的。近年来，国内外医

务人员从不同的角度对舌象的变化进行了大量的研究，其中测定舌质 pH 值是方法之一。这种方法简便、易行，也比较经济，如果能够取得一个规范化的标准，就容易在临床推广使用。已有的报道揭示，正常人的舌象，其 pH 值接近 7，阴虚、阳虚及实证的 pH 值均有变化。我们在临床研究中，应用此法从中医观察舌象的角度对 100 例病人做了舌质与舌苔的 pH 值测定，并对其间的关系和临床意义进行了初步探讨。

1. 观察对象与方法　本组 100 例分别来自江门五邑中医院住院及门诊病人。病种既有患病仅几天的外感发热，也有患病数年的肿瘤患者（表1）。检查工作由专人负责。参照全国高等中医院校教材有关舌诊检查的标准和要求进行观察。每次观察均由 2 位中级职称以上的医生同时进行判定，pH 值测定始终由 1 人专门负责。使用试纸是北京化工厂生产的广泛 pH 值试纸；患者接受检测时，均在餐后 2～3 小时之间，面对自然光线，检测前严禁食物及饮料、茶、酒等。要求病人端坐，安静，自然张口，缓慢伸舌，舌面尽量保持松弛平坦。检测者站在被检测者的前方，用 pH 试纸先测距舌尖端 0.5cm 范围的 pH 值（此处基本无舌苔覆盖，如果有舌苔覆盖，则取消测定）做为舌质的 pH 值，再用 pH 值试纸测舌体中部约前 2/3 与后 1/3 交界处的 pH 值作为舌苔的 pH 值，并做记录。

2. 结果　100 例病人中，患病种类较多，其中主要为肿瘤及感冒、上感患者（表1）。舌质的颜色主要为红色、淡红色（表2）。

表1　疾病的种类及例数

疾病名称	例数	疾病名称	例数
癌症	18	口腔溃疡	2
感冒	12	支气管扩张咯血	2
上呼吸道感染	5	支气管哮喘	2
腹痛	4	结肠炎	2
甲状腺功能亢进	3	胆道结石合并感染	2
头痛	3	冠心病	2
胃痛	3	嗜睡	2
乳腺增生	3	湿疹	2
头晕	3	其他疾病（每病种仅1例）	30
合计		100	

表2　舌质的颜色

舌质的颜色	例数
淡白色	8
淡红色	32
红色	54
暗红色（紫红色）	6
合计	100

测得舌质 pH 值者 78 人，舌苔 pH 值者 97 人，舌质与舌苔同时测得者为 75 人，舌质与舌苔的 pH 值及例数见表 3。舌质与舌苔的 pH 值平均值与标准差见表 4。二者之间的 t 值为 5.62（$P < 0.01$）（表 3、表 4）。

表3　舌质与舌苔的 pH 值（例数）

pH 值	舌质例数	舌苔例数
≤ 5	2	8
5 ~ 5.5	12	26
5.5 ~ 6	2	18
6 ~ 6.5	17	16
6.5 ~ 7	30	18
7 ~ 7.5	7	4
7.5 ~ 8	6	5
5 ~ 8.5	2	1
8.5 ~ 9	0	1
合计	78	97

表4　舌质与舌苔 pH 值的平均值

名称	$\bar{x} \pm s$
舌质	6.74±0.56
舌苔	6.21±0.74

3. 讨　论

研究结果提示：①腻苔可见于多种疾病。本研究 100 例中共有几十个病种。广州地区属海洋性气候，湿度大。根据中医"天人相应"的理论，这种环境湿度大，湿性黏腻，一旦湿困于内，则湿邪难于祛除。腻苔的形成与湿邪停聚体内，积湿成痰成浊有密切关系。临床上运用中药芳香化湿或淡渗利湿等法治疗，病者自觉症状减轻时，舌苔则由腻苔转为薄白苔 这也从临床上印证了腻苔与湿邪的关系。②舌苔的 pH 值变化比舌质的 pH 值变化明显，偏酸性，与文献报道近似。③舌质与舌苔的 pH 值变化并不一致，二者之间有显著性差异。高秀梅等认为腻苔的形成是由于 pH 值降低，H^+ 游离增多，有利于细胞间隙中的正离子与细胞膜表面糖链末端的负电荷相互吸收，从而增加了细胞间的黏着力。④舌质、舌苔 pH 值的变化对于疾病的发生、发展及预后的影响还有待今后的研究证实。

（谭金华）

◎第三节　中医理论对衰老的研究

中医理论实际是传统医学。传统医学是相对于西方医学而言，它是具有一定的民族特色的医学。在世界各地有不少具有自己民族文化特点的传统医学，如埃及、印度等文化古国，但是这些民族的医学都没有形成一个比较完整的民族医学。只有在中国，由于五千年的中华民族发展史，它的悠久而灿烂的文化，尤其是诸子百家兴起的哲学和自然科学的发展，使我们的祖先在生产劳动和社会活动中，积累了丰富的临床治疗经验和药物学方面的知识及资料，经过历代医学的不断整理、补充和完善，最终形成具有独特风格的屹立于世界医学之林的中国医学，所以，我们现在所指的传统医学，一般是指中国医学，也可简称为中医学。（关于中医学中中医这一名词的解释，各家有不同观点，不在这里研究）

中医学的整个发展史，是受到社会哲学、生产力、科学技术发展的影响的。春秋战国，是中国封建社会发展中一个百家争鸣的时代，也是一个十分注重实践的时代。比如诸子百家中的老、庄、墨诸子。比如作为中医基本理论的《黄帝内经》的出现，并不是某一位医家的著作，而是受到战国以前各种社会哲学和科学文化（即诸子百家）的影响，而经过若干代人的劳动，大约于战国末期、西汉初期成书的，内中有很多关于"天人合一"的思想，这种思想主要是受到老、庄学说的影响，甚至有人认为"岐黄之学"是古代的一种哲学思想；而作为中药学的原始经典"神农本草经"也是差不多同时出现的，所谓"神农氏日尝百草而中七十毒"正是当时一种注重实践的表现。东汉张仲景的《伤寒杂病论》成书于东汉末年，主要是对中医临床医学的总结，重要的是表现在辨证施治原则的确立，使这本书在实践上丰富了中医学。再就是温病学说的创立，从理论到临床方面补充了以往历代医家之不足，尤其是解决了《伤寒论》所不能解决的一些流行病（即疫，今之传染病）的问题，使中医学形成一个比较系统、比较完整，同时也是比较实用，能够真正起到防病、治病的医学。它的思维方式和解决问题的方法与现代西方医学有很多不同的地方，所以，我们在学习中医学的时候，切忌用现代西方医学的思维方法来理解和解决中医学的问题。

中医学研究的内容是非常丰富的，它包括生理学、病理学、诊断学、治疗学、药物学、营养学、养生学、康复学、针灸学及气功、推拿等多方面。在临床中，内、外、妇、儿、伤、针灸、耳、鼻、喉、眼等各种二类学科几乎包罗其中。这里，尤其值得一提的是：关于人的寿命的研究，换句话说，就是关于人的衰老机理的研究。中医学发挥了老、庄学说中关于"天人合一"的思想；同时，也指出人的寿命有一定的界限，这个界限就是所谓的"天年"。每个人都必须经历生、长、壮、老、已这样一个生理过程，如果没有病害、没有天灾及人祸，一般来说可以享尽天年，度百岁乃去。但是，一旦遇上人祸，即所谓"天有不测之风云，人有旦夕之祸福"，就有可能夭折、早死。那么，研究人体的生理现象和病理变化，以及与此相适应的气候环境，地域水土、饮食之物、生活习惯等，使之有利于祛病延年。达到健康，长寿的目的，这是历代中医学家所孜孜不倦追求的，也是我们这一代人不可推卸的责任（96 年底在珠海成立养生与康复专业委员会——全国中医理论对衰老的有关研究如下）。

一、什么"天年"

首先，要明确"天人合一"思想的来源。老子《道德经》第 25 章有"人法地，地法天，天法道，道法自然"；第 42 章有"道生一、一生二，二生三，三生万物"这两段文字。这里所说的"法"是效法的意思，也作"适应"解；所谓"生"，第一个"生"是一分为二，第二个"生"是两个对立面的东西，产生新的事物，因此，自然界生生不息，万物不已。同样，人类在劳动过程中创造了自己，并且适应了自然界的各种变化，才能够繁衍后代，代代相传，而且越来越昌盛。

但是，人有生就必然有死，生生死死循环不息，如果有生无死，或者有死无生，那么人类社会要么就是人满为患，要么就是早已不复存在。至于人的一生，是如何成长的，又是如何走向死亡的，也即人的正常生理活动以及病理变化究竟如何呢？人既然有"天年之说，就必定有一个生命的期限。《黄帝内经·素问·上古天真论》云："上古之人，其知道者：法于阴阳，和于术数，食饮有节，起居有常，不妄作劳，故能形与神俱，而尽终其天年，度百岁乃去"。《灵枢·天年》中指出："人之寿百岁而死"。可见，这里的"天年"，界定在一百岁左右。陈可冀院士在"传统老年病学研究方法"一文中还指出：《尚书·洪范》谓：以百二十岁为寿。并且指出这样的认识与现代关于人的寿命的推算是基本一致的，他写道："现代科学研究认为哺乳动物寿命以生长期的 5～7 倍的寿命系数测算的结论基本一致。"德国学者 Franke 认为，"一个人如未患过病，又未遭到外源性因素的不良作用，则单纯性高龄衰老要到一百二十岁才出现生理性死亡。"

据此，我们可以认为，"天年"是人的自然寿命，一般来说应在 100～120 岁之间。

二、衰老是人生的必然规律

《黄帝内经·素问·上古天真论》在论述人的生长发育和衰老的过程时，有一段非常精彩的文字，"女子七岁，肾气盛，齿更发长；二七而天癸至，任脉通，太冲脉盛，月事以时下，故有子；三七，肾气平均，故真牙生而长极；四七，筋骨坚，发长极，身体盛壮；五七，阳明脉衰，面始焦，发始堕；六七，三阳脉衰于上，面皆焦，发始白；七七，任脉虚，太冲脉衰少，天癸竭，地道不通，故形坏而无子也。丈夫八岁，肾气实，发长齿更；二八，肾气盛，天癸至，精气溢泻，阴阳和，故能有子；三八，肾气平均，筋骨劲强，故真牙生而长极；四八，筋骨隆盛，肌肉满壮；五八，肾气衰，发堕齿槁；六八，阳气衰竭于上，面焦，发鬓颁白；七八，肝气衰，筋不能动，天癸竭，精少，肾藏衰，形体皆极；八八，则齿发去。肾者主水，受五藏六府之精而藏之，故五藏盛，乃能泻。今五藏皆衰，筋骨解堕，天癸尽矣。故发鬓白，身体重，行步不正，而无子耳。"沈教授在《中医美容学》中就指出，上述关于人的生长发育至衰老过程的论述，与西医学关于人的生理过程的研究是相当接近的。特别指出男、女在"四八""四七"之后，生理功能逐渐衰退，从强到弱，这与人们此时正步入壮年，诸事操劳，负担繁重，机体不胜负荷是有密切的关系的。《灵枢·天年》也有关于人的生长发育和衰老的论述。如"人生十岁，五藏始定，血气已通，其气在下，故好走。二十岁，血气始盛，肌肉方长，故好趋。三十岁，五藏大定，肌肉坚固，血脉盛满，故好步。四十岁，五藏六府十二经脉，皆大盛以平定，腠理始疏，荣华颓落，发颇斑白，平盛不摇，故好坐。五十岁，肝气始衰，肝叶始薄，胆汁始减，目始不明。六十岁，心气始衰，苦忧悲，血气懈惰，故好卧。七十岁，脾气虚，皮肤枯。八十岁，肺气衰，魄离，故言善误。九十岁，肾气焦，四藏经脉空虚。百岁，五藏皆虚，神气皆去，形骸独居而终矣。"这段文字比《素问·上古天真论》更进一步说明了随着年龄的增长，人的生长发育和衰老的整个过程。此后，历代医家多在此基础上进行研究和阐述。如《金匮要略·血痹虚劳病脉证并治第六》就有"人年五六十，其病脉大者……皆为劳得之。"至明·张景岳著《景岳全书》，专论天年与中兴，就更为详细地论述了人的自然寿命，以及影响自然寿命的各个方面，并进而论述了振兴身体，延长寿命的一些方法和措施。

三、影响衰老的因素

1. **先天禀赋强弱与衰老的关系** 历代医家在研究衰老的原因时，多数注重肾气。一般来说，肾气是来自先天父母的禀赋。因此，禀赋强弱就成为长寿与横夭的重要因素。如上文引述《素问·上古天真论》中关于"二七""二八"等论述，就说明人的生长发育，与肾气的充实、旺盛是有不可分割的关系。又如《灵枢·天年》更进一步的指出："使道隧以长，基墙高以方，通调营卫，三部三里，起骨高肉满，百岁乃得终。"实际上也是指出先天禀赋强的人其寿命也较禀赋薄弱的人长。《景岳全书·先天后天论》说："以人之禀赋言，则先天强厚者多寿，先天薄弱者多夭。"

2. **五脏皆虚说与衰老的关系** 在《内经》中关于人的寿命的论述中，有关于五脏皆虚一说，如《灵枢·天年》在回答人不能终寿时，就明确提出"其五藏皆不坚"又说："五藏皆虚，神气皆去，形骸独居而终矣。"《素问·

上古天真论》也说："今五藏皆衰，筋骨解堕，天癸尽矣"但是，在五脏虚衰理论方面，最受人们重视的还是与先天、后天有关的肾气和脾气的问题。肾虚既可受先天父母禀赋的影响，同时又受后天因素的影响。至于肾的实质是什么，这是当今医学界亦正在寻求的答案。"脾为后天之本"，"五脏六腑皆秉气于胃"，这是大家所熟知的，中医认为脾胃为水谷之大海，生化之本源，一切后天所需的水谷精微物质都离不开脾胃。那么，"脾"的功能又是什么呢。据现代研究表明，"脾"的功能与能量代谢，水液代谢以及免疫和造血功能、消化吸收功能都有密切的关系。

3. 其他因素　除了上述先天禀赋和后天脾胃与人的衰老机制有密切关系之外，还有一些可以影响人的衰老乃至导致死亡的因素。如天灾、人祸等。

《素问·上古天真论》说："今时之人。不然也，以酒为浆，以妄为常，醉以入房，以欲竭其精，以耗散其真，不知持满，不时御神，务快其心，逆于生乐，起居无节，故半百而衰也。"这是从人们对生活的态度方面去论述，如果不按自然规律，一味追求纵情恣欲，是会损伤身体，缩短寿命的。另一方面，对四时不正的天气，如果不注意预防趋避，也会影响人的正常寿命。至于战乱，以及勾心斗角等。自不在话下。《景岳全书·天年论》指出："天亦杀人，有如寒暑不时灾荒荐至，或妖祥之横加……地亦杀人，则如旱潦无方，水火突至……人亦杀人，如争斗伤残，刀兵屠戮，或嫁祸阴谋……则凡孽由自作而致不可活者，则如酒色财气及功名之累，庸医之害是也。"

四、历代关于延缓衰老的研究

中医学没有明确提出延缓衰老的问题，但是，历来都把这个问题纳入养生学中。中医养生学实际包括了有关延缓衰老的问题，如延年益寿，食疗，气功保健以及老年病的防治等。如《素问·上古天真论》提到："其知道者：法于阴阳，和于术数，食饮有节，起居有常，不妄作劳，故能形与神俱，而尽终其天年，度百岁乃去。"又说："提挈天地，把握阴阳，呼吸精气，独立守神，肌肉若一，故能寿敝天地。"在《四气调神大论》中更进一步指出人的生活要顺应四时气候变化，及一些具体的做法。在《灵枢》的"寿夭刚柔""本神""营卫生会""五味"等篇也都有所论及。此后，《备急千金要方》

也有这方面的论述，孙氏在继承《内经》关于养生的理论方面更进一步指出了要从四个方面进行调养，即：节护清气神；要饮食清淡，注意节制；要做力所能及的活动和劳动；要养成良好的生活习惯。明·张介宾在总结了前人经验之后，更大声疾呼，要振兴人体，必须中年修理。他在《景岳全书·中兴论》中认为：人之寿命，先天固然重要，后天也不可忽视，如："先天有定数，君子知命，固当听乎天也，若后天之道则参赞有权，人力居多矣。"并举出固运加以说明，最后则主张"人于中年左右，当大为修理一番，则再振根基，尚余强半"这是一种积极的延长寿命的主张。

至于历代医学对养生延年的研究，据陈可冀等《中国传统老年医学文献丛述》（第二辑 89 页）搜集从春秋战国开始至清代末年截止，认为"涉及老年医学和养生学的有关文献著作约三百五十种，分为八大类。"其中，老年医学专著有《养老奉亲书》《寿亲养老新书》《安老怀幼书》《老老余编》《食治养老方》《老老恒言》等六种，尤以宋·陈直老人（1085 年写）的《养老奉亲书》最为重要，它不仅在时间上比西方 Floyer 于 1724 年写的《老年保健医药》早约六个世纪，而且上承《黄帝内经》《备急千金要方》等，对后世也产生较大影响。

1. 涉及老年医学理论的文献有《黄帝内经·素问》《备急千金要方》等29 种。①将养生调摄学说引渡到老年医学中来的有《黄帝内经·素问》《备急千金要方》《千金翼方》等；②将导引、按摩的理论和方法运用到防治病及老年保健方面的有《导引图》《金匮要略》《诸病源候论》《千金翼方》等；③确立了"肾"在生、老、病、死中的重要地位的有《黄帝内经》《抱朴子内篇》《景岳全书》《备急千金要方》等；④肯定了脾胃在人体生长、发育、衰老过程中的重要作用，并将之运用到老年食疗和药疗方面的，有《千金翼方》《养老奉亲书》《脾胃论》等；⑤提出了"保扶阳气为根本"的学说，有《华氏中藏经》《扁鹊心书》等；⑥提出了元气与衰老关系学说的有《难经》《难经本义》《脾胃论》《寿世保元》《医学源流论》等；⑦提出了老人以精、气、神三宝为本源学说有《备急千金要方》《素问病机气宜保命集》等；⑧提出了"老人多气而少血"学说者，以《明医选要济世奇方》为代表；⑨提出了老人"少气少血"，"阴既绝，阳亦衰"的有《医学心传》；⑩提出老人血衰，阴亏不足的有《格致余论》《医学入门》《济阳纲目》等；⑪提出了老年病多痰饮、痰大壅盛学说者，有《格致余论》《济阳纲目》等；⑫提出老人瘀血、肝风学说者有《医林改错》《叶天士医案》《西溪书屋夜话录》等；⑬提出人的寿命与优生有关的有《褚氏遗书》《泰定养生主论》等；⑭探讨老年期的划分者《灵枢》《针灸甲乙经》等；⑮探讨衰老的临床表现的有《千金翼方》《养老奉亲书》《寿世保元》等。

2. 涉及老年病证治的文献，则以《千金翼方·养老大例》为代表。此外《外台秘要》《圣济总录》《太平惠民和剂局方》《卫生宝鉴》等几十种书。总之，古代有关疾病证治的文献，凡涉及老年常见病和多发病者，不论是否冠以"老年"二字，都应视为与老年医学文献资料有关。

3. 涉及老年食疗的文献，如《太平圣惠方》；明·高濂的《遵生八笺·饮馔服食笺》；唐·孟诜《食疗本草》；王孟英《随息居饮食谱》；谈饮食禁忌的有明·胡文焕《新刻养生食忌》；清·萍如子《服食须知》等。

4. 老年医案、医话有《仓公诊籍》《薛氏医案》以及《吴鞠通医案》等30多种。

5. 养生调摄专著和文献，如《庄子·养生主》《孔子家语》《黄帝内经》、褚澄的《褚氏遗书》等。

6. 气功、按摩、导引专著和文献也有数十种之多。

7. 涉及延缓衰老方药的文献，如《神农本草经》等。

五、传统医学衰老机制的现代研究

近年来，传统医学中关于老年病学的研究越来越引起人们的注意和重视。中医研究院的陈可冀等在这方面做了大量的工作，陈氏在《传统老年病学研究方法》一文中指出，人口老龄化的问题越来越突出，中国人均寿命已从解放前的30多岁提高到70岁左右，他认为：①首先要有系统地整理继承中医学术中关于养生寿老的古典文献。在这方面，陈氏等做了大量的工作，如1987年由科学技术文献出版社出版的《中国传统老年医学文献精华》就是这方面工作的结晶。此外，他们还订正评注《养老奉亲书》以及整理了清代宫廷有关寿老保健方面的医方药物。在这些文献中，对《道德经》《庄子》《荀子》《管子》《孔子家语》及《吕氏春秋》等著作有关养生、寿老的论述加以整理，都对防治老年病的实际工作有重要意义。②关于长寿因素的考察研究。这是对研究衰老机制、有效开展防治老年病工作。提高老年医学水平的一个重要方面。近四十年来，我国新疆、湖北、吉林、湖南和广西巴马等地，相继开展了这方面的综合调查工作，调查长寿老人达数千人，调查研究表明，中医学流传下来的养生理论和方法是可实际延长寿命的很好方法，所谓"流水不腐，户枢不蠹"的道理是合理的科学的，只要坚持活动，坚持气功或太极拳等，保持机体代谢平衡，以及做到"饮食有节，起居有常"，多进食植物性食物，如蔬菜、豆腐等，同时注意保持心理健康，也即"七情有节"等。这样就可以达到延年益寿。

具体研究方法方面，现在多采用中西医结合的方法。陈氏认为应该注意：①调查对象和长寿老人的标准。我国与亚太地区关于老人的标准是定在60岁及以上，45～59岁为老年前期，90岁以上为长寿期，即为高龄老人。所以应60岁以上，尤以90岁以上为调查对象。②结合传统老年病学理论和经验，进行社会性考察，探索长寿规律。除了对老人的运动、性格及饮食状况了解外，还应结合老人的先后天素质，脏腑功能强弱、疾病证候特点，观察这些问题与地理环境、营养状况、细胞免疫及体液免疫功能水平及有关微量元素测定结果等进行研究。③多元分析方法的应用也很重要，如选择同等条件的自然短寿人作为对比实际上是办不到的，所以应尽量从一些较不确切的因素进行分析，如老年生物学，心理学、社会学、免疫学等。④注意准确性。

1. 衰老体征和衰老指标的研究 已故老中医岳美中观察到老年人有："只记远事，不记近事；笑时有泪，哭时无泪；喜欢孙子，不喜欢儿子；喜欢硬食，不喜欢软食；眼昏花，看不清近处；耳朵聋，好打听闲事；遇怪人，没观察就问；想尿远，反溺在鞋上"。结合现代研究，由于老年人眼调节功能减退，晶状体退化；淋巴器官、心、肺、肾等功能减退，肌肉萎缩等，所以衰老指标应结合如下几个方面建立，包括外形、皮肤、面容、齿及齿龈、发、目、耳、筋、骨、肌肉、情志、智力、动作、饮食、言语、生殖、性欲等方面。尽量做到客观、量化。此外，还可进行一些生化方面的检查等。

2. 传统医学老因或老衰理论的现代科学研究 陈可冀院士指出：人们探索老化的机理已经相当长时间了，有人统计衰老学说约200种左右。但是，如何才能与传统老年医学有关理论进行相关的研究。有人从遗传学说与中医先天禀赋说进行结合，探讨老衰原理，如：现代科学作为基因物质的DNA，合成RNA，由RNA合成蛋白质以维持生命细胞等；又如肾虚中肾的实质是什么，我国学者研究证明，肾与垂体－肾上腺皮质轴及垂体－性腺轴有密切关系，与泌尿系也有关系等等。这个问题似可与现代科学关于衰老理论的内分泌说联系起来探讨。此外，脾与水代谢以及免疫、造血功能、消化吸收功能等都有关系。

总之，衰老理论的研究自 20 世纪 60 年代以来，从细胞和分子水平进行研究的结果，提出了不少学说，如免疫失调学说、自由基学说、交联学说代谢废物累积学说，溶酶体膜损伤学说，蛋白质合成受损学说及遗传学说等。这些都有待进一步研究。

3. 防治老年病方法的研究　在防治老年病方面，是食物和药物并重，食疗和药疗并举的。所以有"养生当用食补，治病当用药攻"之说。但是，也有很多老年病和老年人是经食补为主的，并非一切治病都用药攻。如清宫八仙糕等。

此外，陈氏等于 1988 年出版了《抗衰老中药学》一书也于近期重编再版，对有关抗衰老作用的药物进行整理，其中有不少记载了实验药理学研究的内容，对防治老年病及延缓衰老都有一定的作用。

（张军，赖火龙）

◎第四节　中医学对亚健康状态的认识

1. 亚健康状态的涵义　亚健康状态是指介于健康与疾病边缘状态，又称次健康状态、第三状态、灰色状态，由于其主诉症状多而不固定，又称其为不定陈述综合征。是一种现代文明病，体格检查及实验室检查无阳性及器质性病变，但又频繁出现不健康的生理状态。亚健康状态多发生于 35 ~ 45 岁之间，以脑力劳动者居多。有报道说当今世界上约有 50% ~ 70% 的人处于亚健康状态，并且在 25 ~ 35 岁的患者比例上升速度惊人。

1984 年世界卫生组织给健康下了一个经典的定义："健康不仅仅是没有疾病和虚弱，而且身体、心理和社会适应处于完全的完满状态。"这就是说，健康是从躯体、心理、社会三方面均正常的理想状态。而疾病是指机体在一定病因作用下，一定部位、一定层次的结构、功能、代谢发生异常改变的生命活动过程，表现为躯体或心理上的异常。但是疾病的产生不是一蹴而就，健康—亚健康—疾病—死亡是一个长期的动态连续的过程，从健康到疾病的过渡状态即是亚健康状态。亚健康状态是世界卫生组织（WHO）提出的一组临床症状，是以自主神经功能紊乱、内分泌功能变化和机体各器官功能性变化为主，其主要表现为精神、胃肠道、心血管及肌肉等四大方面的症状，具体为：精神不振，情绪低落，抑郁寡欢或急躁易怒，反应迟钝，失眠多梦或嗜睡，记忆力减退，注意力不集中，烦躁焦虑，头昏，头重，头痛，心律不齐，心慌心悸胸闷，乏力疲劳，出汗短气，食欲不振，腰腿酸软，性欲减退，手足发凉或麻木，易感冒等。社会表现为：不能较好地承担相应的社会角色，工作，学习困难，人际关系紧张，家庭关系不和谐，难以进行正常的社会交往等。

2. 中医学对亚健康状态的认识　中医学虽无亚健康状态这一称谓，但其表现均属中医许多内科杂病范畴的证候表现，中医学的未病学理论，未病学中潜病态，前病态即包括亚健康状态。中医学从病因病机到辨证施治，对亚健康状态的认识都有一套完整的理论体系。中医学认为喜、怒、忧、思、悲、恐、惊七情过极或持久作用，致使脏腑气血功能失常，称为七情病。《内经》指出："心者，五藏六府之主也，故悲哀忧愁则心动……心动则五藏六府皆摇。"强调心神情志因素是影响机体的重要因素。《灵枢·百病始生》曰："喜怒不节则伤藏"，伤及所应之脏具体又有："怒伤肝，喜伤心，思伤脾，悲伤肺，恐伤肾。"说明情志因素直接作用于机体脏腑引起人体的生理变化，导致机体活动的改变。

人类已进入信息化时代，随着生活、工作节奏加快，相当一部分人长期处于紧张状态，心理承受能力和社会压力不断加重，饮食不规律，结构不合理，过度疲劳，睡眠不足，导致脏腑气血阴阳失调，或内生五邪，或耗伤正气，因而出现肝郁气滞，或脾失健运，痰湿中生，或肝肾不足，阴虚火旺，或心血不足，气血亏虚等病证。

在治疗方面，笔者从中医的整体观念出发，较轻者通过心理治疗，调整心态，减少不必要的心理压力，从而达到调和阴阳，增强机体的免疫功能。较重者，根据具体的病证，辨证施治，调整脏腑功能及阴阳的偏盛偏衰，从而达到"阴平阳秘，精神乃治"的平衡状态。

（1）心理治疗：通常亚健康状态者，均是由于生活、工作压力过大，或受到挫折，或对自我价值估求过高。过度的忧、思、怒使身体疲劳，心胸不畅，此时应给予生活的指导，和心理的关怀，适当改变周围环境，科学地安排生活与工作，做到劳逸结合，保证睡眠质量和充足的睡眠时间，保持乐观、开朗、向上的愉悦心情，启动自我心理防卫功能而达到心理自愈。

（2）辨证论治：根据亚健康状态的症状特征，将其分为五型进行施治。

1）肝郁气滞：肝为刚脏，性喜条达，肝为血海，血养心神。现代社会纷争见多，人们又多为名利所累，易出现情志不遂，肝郁不畅，气机不利。症见心情郁闷，或心烦易怒，胸胁苦满，焦虑，善太息，或见心悸不寐，乏力，纳呆，口苦，女子可见月经不调，舌淡红，脉弦滑。此证为郁怒伤肝，木失条达，疏泄无权，气机阻滞不畅，阴阳失调，脏腑功能紊乱而致。治则：疏肝理气解郁。方药：丹栀逍遥散合甘麦大枣汤加减：柴胡，当归，白芍，白术，茯苓，甘草，丹皮，山栀，大枣，浮小麦等。

2）脾虚湿困：脾主运化，喜燥恶湿，为气血生化之源，后天之本。脾气虚弱，健运失职，湿从内生。症见胸脘痞闷，恶心纳差，身重困倦，头昏如蒙，或咳嗽吐痰，大便溏薄，苔白厚腻，脉濡或滑。治疗以健脾祛湿为法，方药用参苓白术散加减，党参，茯苓，白术，薏苡仁，陈皮，法夏，泽泻，扁豆，芡实，甘草等。

3）心脾两虚：心主血脉，主神明，脾主运化，主升清，脾虚生血不足，或思虑过度，耗伤心血，致心脾两虚，或脾不升清，心脑失养。症见心悸，头晕目眩，乏力气短懒言，面色无华，自汗出，纳差便溏，舌淡苔白，脉细弱无力。治疗以补养心脾为主，用归脾汤加减，选人参，当归，五味子，茯苓，远志，丹参，酸枣仁，生地，天冬，麦冬，黄芪等。

4）肝郁脾虚或气阴两虚：脾主运化，肝主疏泄，肝的疏泄功能正常，有助于脾胃气机升降协调，促进饮食物的消化吸收。若肝失疏泄，气机郁滞，横逆犯脾，运化失常，而出现肝郁脾虚或气阴两虚的证候，临床症见烦躁焦虑，精神不振，失眠或嗜睡，乏力疲劳，食欲不振，出汗气短，头昏胸闷，脉弦缓等。治疗当疏肝健脾，益气养阴。选木土胶囊，药用北沙参，黄芪，麦冬，石斛，生牡蛎，砂仁，茯苓，厚朴，扁豆，柿蒂，鸡内金等。

5）心肾不交：心属火，位居于上而属阳，肾属水，位居于下而属阴，肾水上济于心，以养心火，使心火不亢；心阳下降于肾，以温肾水，使肾水不寒，称为心肾相交。若肾阴亏损，不能上奉于心，水不济火，则心阳独亢于上，即为心肾不交。症见虚烦不眠，心悸健忘，头晕目眩，咽干耳鸣，腰膝酸软，梦遗，夜间尿多，潮热盗汗，舌红少苔，脉细数。治疗以滋阴降火，方用桂枝龙牡汤合天王补心丹加减，选生地，玄参，党参，麦冬，天冬，当归，茯神，枣仁，柏子仁，远志，知母，龙骨，牡蛎，桂枝等。

（3）预防：中医学强调"治未病"的思想，与西医学"预防为主"的原则较为吻合。从健康到亚健康再到疾病是个连续的渐进的过程，从健康到亚健康的预防，和从亚健康到疾病的预防，符合"未病先防，既病防变"的预防思想，正如《素问·四气调神大论》所说："是故圣人不治已病，治未病，不治已乱，治未乱，此之谓也，夫病已成而后药之，乱已成而后治之，譬犹渴而穿井，斗而铸锥，不亦晚乎？"故平时健康的生活习惯，规范的行为，正确的工作方法，良好的心态，是提高生命质量，预防亚健康状态和疾病的根本方法。饮食有节，起居有常，情志条畅，劳逸适度等养生之术，是健康的前提。如《素问·上古天真论》云："虚邪贼风，避之有时，恬淡虚无，真气从之，精神内守，病安从来？"指出人们保持良好的心境，劳逸结合，合理饮食，戒除不良嗜好，就可避免亚健康状态和疾病的发生，从而达到健康的目的。

（张军　整理）

◎第五节　中医"治未病"的现实意义

健康长寿是人类永恒的追求。因此，医学应成为研究健康的科学，而不应仅忙于应付各种疾病。医学的发展方向是预防，这已经成为当前国内外医学专家的共识。而中医学的未病观及"治未病"的思想，与目前作为医学发展趋势的预防医学不谋而合。

一、中医"治未病"的含义

治未病就是预先采取措施，防止疾病的发生、发展与传变。可包括以下几方面：未病养生、欲病救萌、已病早治、愈后调摄。这种"未雨绸缪"，防重于治的思想，不仅体现在人体未病之前就应采取各种措施积极预防，同时还体现在一旦患病之后仍运用各种方法防止疾病发展、传变或复发。

二、中医"治未病"的渊源

中医"治未病"有着悠久的历史，并经漫长岁月的发展、积累与沉淀，形成了较完整的理论体系，对人们的健康做了很大的贡献。《素问·四气调神大论》："不治已病治未病，不治已乱治未乱，病已成而后药之，譬犹渴而穿井，斗而铸兵，不亦晚乎。"《灵枢·逆顺》亦云："上工刺其未生者也……故曰上工治未病，不治已病。"孙思邈《备急千金要方·养性序》中反复强调"善养性者，则治未病之病，是其义也"，"是以圣人消未起之患，治未病之疾，医之于无事之前，不追于既逝之后"。以上均体现了一种于疾病未生之时应注意养生或进行治疗，实为一种预防思想。如《庄子》有孔子"凭病自灸也"的论述，可见当时人们已用灸法来保健治未病了。又如《左传》有论："土厚水深，居之不疾"，说明人们已经注意到良好的自然环境可以治未病。特别值得一提的是，在优生优育方面，古人也提出了一些合理的主张。如《周礼》提倡"男三十娶，女二十嫁"，"礼不娶同姓"；《左传》亦谓"男女同姓，其生不蕃"。这些由古人不断实践并形成的良风佳俗，大大减少了人类遗传病的发病率，提高了民族的身体素质。

《素问·八正神明论》云："上工救其萌芽"。《金匮要略·脏腑经络先后病脉证》云："适中经络，未流传藏府，即医治之，四肢才觉重滞，即导引、吐纳、针灸、膏摩，勿令九窍闭塞"。《难经·七十七难》云："所谓治未病者，见肝之病，则知肝当传之与脾，故先实其脾气，无令得受肝之邪，故曰治未病焉"。《温热论》指出："务在先安未受邪之地"。可见，医学的进步首先表现在对疾病认识的逐渐深入，古人有了疾病，除积极寻找治疗的方法外，还运用智慧来设法使疾患不易发生，体现了既病防变，重视防止疾病发展演变的思想。如《诸病源候论》曾指出："人感乖戾之气而生病者，多相染易，故预服药及为方法以防之。"，隋代已设"厉人坊"来隔离麻风病人。古人注重搞好环境卫生和个人卫生，每逢节日，官府便会差人打扫卫生，清除垃圾。还特别注意保护水源，以防病从口入，《齐民要术》中记载用吴茱萸叶消毒井水，《吕氏春秋》也提倡饮水须"九沸九度"对于各种致病害虫，古人提倡及时杀灭，汉代已用艾、硫黄、雄黄等药物熏蒸房屋和衣物，杀灭蚊蝇。另外，我国也是世界上最早倡导健身运动与防病治病相结合的国家，健身方法不仅形式多样，而且成效显著，至今仍有很高的研究价值。

三、中医"治未病"的现实意义

1. 未病先防 对于健康无病之人，重在养生调摄，预防疾病的发生。防病于先，毋庸置疑，治未病首先应包括在疾病发生之前，就积极采取措施，防止疾病的发生，即"防患于未然"。如《素问·上古天真论》讲："虚邪贼风，避之有时，恬淡虚无，真气从之，精神内守，病安从来。"强调无病先防，注重对外邪、内邪的防御。在外要强调顺其自然，适应环境。以达到摄生强身，预防疾病。《素问·四气调神大论》："春三月……夜卧早起，广步于庭……夏三月……夜卧早起，无厌于日……秋三月……早卧早起，与鸡俱兴……冬三月……早卧晚起，必待日光……"尤其在疾病流行期间，要尽量躲避外邪的侵袭。在内应保养精神、调畅情志、养生健体以提高机体的抗病能力，以防止疾病的发生。《素问·刺法论》言"正气内存，邪不可干"。《备急千金要方·诊候》云"上医医未病之病，中医医将病之病，下医医已病之病"。只有重视日常的饮食与生活起居才能强身，强身才能防病。正气不足是疾病发生的内在根据，邪气侵犯是疾病发生的重要条件，所以预防疾病的发生也必须从这两方面着手：一是培养正气，提高机体的抗邪能力；二是防止病邪的侵袭。培养正气，应当重视精神调养，加强体育锻炼，生活起居有规律性。平素心情舒畅，精神愉快，则有利于气血流通，阴阳和调，身体健康。另外，也可采取一些主动的预防性调治措施，以防疾病的发生。在《素问·刺法论》就有用针刺十二脏之原穴以防疾病的记载，其作用是"非治疾也，故要修养和神"，以期"补神固振，神气不散，神守不分"。《素问·刺法论》的以冰水饮服小金丹，"服十粒，无疫干也"，开创了药物预防的先例。

2. 既病防变 当疾病已有先兆，或已经发生，应做到及早诊断，及早治疗，或先安未受邪之脏，以防止疾病的发展传变，并避免病残。首先，在疾病初期，一般病位较浅，病情较轻，对正气的损害也不甚严重，故早期治疗可达到易治的目的。正如《医学源流论》云："病之始生浅，则易治；久而深入，则难治"。若等到病邪盛、病情深重时才治疗，就比较困难了。《素问·阴阳应象大论》云："邪风之至，疾如风雨。故善治者治皮毛，其次治肌肤，其次治筋脉，其次治六府，其次治五藏。治五藏者半死半生也"。在诊治疾病时，仅对已发生病变的部位进行治疗是不够的，还必须掌握疾病发展传变的规律，即"五脏相通，移皆有次，五脏有病，则各传其所胜。"能准确地预测病邪传变趋向，对可能被影响的部位，采取预防措施，可阻止疾病传至该处，终止其发展、传变。其次，对于一些间歇性发作或有缓解期的疾病，把握未发这一有利时机进行治疗，往往会取得事半功倍的效果。因为此时邪气已衰，正气来复，用药攻伐邪气，扶助正气，可使正盛邪退，疾病向愈或减少复发。如《素问·刺疟》说："凡刺疟，先发如食顷，乃可以治，过之则失时也。"再次，大病新盛的恢复期，由于正气不足，体质尚虚，或兼有余邪未净，倘精神、饮食、房事等调养不慎，则极易引起疾病的复发，因此采取一定的措施以资预防，是不可忽视的重要环节。

3. 抗老防衰，延年益寿　　《素问·四气调神大论》说："春发陈、夏蕃秀、秋容平、冬闭藏"，"春夏养阳，秋冬养阴"。强调了应摄生保养于患病之先。而保养应注意饮食起居，精神调摄，身体锻炼等方面。《素问·上古天真论》云："恬淡虚无，真气从之，精神内守，病安从来"，经常进行体育锻炼，可促使血脉流通，气机调畅，从而增强体质，预防疾病的发生。饮食有节，五味调和，起居有常，劳逸适当，则能保持精力充沛，正气旺盛，身体健康，预防疾病。注意防范各种不利于健康的因素产生，不要"以酒为浆，以妄为常，醉以入房，以欲竭其精，以耗散其真，不知持满，不时御神，务快其合，逆于生乐，起居无节"《素问·上古天真论》。通过以上内养和外防两方面的措施，以达到养生之道。

疾病不应该始终伴随着人类，与人类共存的应当是健康。健康长寿，无疾而终，不仅是人类美好的愿望，实际也是可以达到的境界。而治未病是健康长寿的根本途径，只有让治未病学发挥出巨大的威力，才能最终实现"不医而治"，即"无医世界"。

（张军　整理）

◎第六节　魏晋时期神仙道教对中医养生学的影响

魏晋时期（公元220—420年）是中国道教活动比较活跃的时期，也是比较有特点的时期。这个时期的道教一方面受以黄老之学为代表的道家思想的影响，一方面受先秦时期神仙传说与方士方术的影响，认为神仙是可以学的。因此，这一时期道教活动的特点是追求长生不死，修炼成仙。因此，这个时期的道教历史上称为神仙道教。它的活动方式带有士族家庭的特点，同时又是比较自由的，既可以为官，也可以娶妻生儿育女，这也符合封建统治集团的需要。

医道同源之说，不无道理。中医学与道学的产生和发展都是植根于中华民族这块土地上，由于先民们的勤劳，创造了中华民族文化，如黄老之学等，这些学说，既是研究社会哲学，也是研究自然科学的，其中不乏有关于生命规律的研究和论述。由于神仙道教中道学家们的深入研究，其中也提出了一些有价值的理论和积累了一些宝贵的经验，这对中医养生学的形成和发展具有深刻的影响。

概括起来，神仙道教关于修炼成仙的理论和实践，在三个方面对中医养生学有比较明显的影响，并且确实对人们的健康和长寿有积极的作用。这就是气功导引、房中术和服药饵，兹分述如下：

1. 气功导引与健康长寿 老子是主张静养修炼的，《老子·第十九章》说："见索抱朴，少私寡欲"，主张专气致柔，以静为正。《老子·第十六章》说："致虚极，守静笃，万物并作，吾以观其复，夫物芸芸，各复归其根、归根曰静"庄子发展了老子学说，主张动静结合，一方面提倡清静无为，另一方面提倡认识自然、顺应自然，他指出："吹纳呼吸，吐故纳新，熊经鸟伸，为寿而已矣。"魏晋神仙道教中的一些著名人士都受到这种观点的影响，如葛洪著《抱朴子》内、外篇，自号抱朴子，可以说就是受到老子"见素抱朴"思想的影响，又如华佗首创五禽戏，《后汉书》说华佗"晓养性之术，年且百岁，而犹有壮容，时人以为仙。"他认为人应该劳动和运动，但不能过度，以免导致疲劳，损害身体。人的劳动与运动，就像河里的流水、门户的户枢一样，由于经常活动而不会腐败和生蛀虫。因此，他在总结前人关于呼吸吐纳、导引气功经验的基础上，结合自己的体会，模仿动物的动作，如虎的扑动前肢、鹿的伸转头颈、熊的伏倒站起、猿的脚法纵跳、鸟的展翅飞翔等动作而形成的健身养生体操，名曰五禽戏，可以说是开创了运动仿生学的先河。华佗对他的弟子说：当人体觉得疲劳困倦时，做一套这样的体操，令周身舒展，心情愉快，气血流通，这对于消除疲劳、增加食欲、增强体质是有好处的。同时提出一旦身体出汗时，应及时将汗水擦干，再敷上一些爽身粉，这样就能起无病防病、有病疗疾的作用，且能使身体肢节灵活轻便。他的学生吴普按照这个方法坚持锻炼，数十年如一日，活到90多岁还耳聪目明，牙齿完好。据说华佗邻居有一小孩，常患腹泻的病，跟着华佗做了3个月的五禽戏，胃口增加，腹泻的病也好了，人也胖了。

2. 房中术与性保健　房中术在道书中隐名为"玄素""容成"之术，《魏书·释老志》称为"男、女合气之术"。事实上，中国先民就有对生殖神的崇拜。据郭沫若考证，古代祖字（且）就是男性阳具的象形。1968年出土的西汉刘胜墓的玉且一具，1982年西安三店村西汉墓中的铜且及其他地方出土的新石器时期的男性生殖器模型都说明了这个问题。早期的房中术是被视作能够通神治疾的一种巫术，到了魏晋时期，民间道教活动仍将之作为疗疾的一种方法，而上层的神仙道教却以房中术做为寻求长生不死的一种手段。如曹操身边的方士中，甘始、左元放、东郭延年等都长于行容成御妇人法，曹操向他们学习这种方法，也觉得有效。葛洪对房中术也说过："此法乃真人口口相传，本不书也，虽服名药，而复不知此要，亦不得长生也。"说明葛洪也认为要炼成神仙之身，不精通此术是不行的。据说左慈精于此术，经郑隐再传至葛洪。

房中术作为神仙道教中修炼成仙的必要手段之一而能够长盛不衰，还有另一方面的原因，因为它迎合了魏晋统治者希望广种子嗣，维持家天下统治的需要以及上层统治集团糜烂奢侈生活的要求。但是，必须指出，房中术中关于调节性生活的性卫生知识，以及治疗性功能障碍的性医学知识，仍有一定的科学价值和积极作用。在禁欲与纵欲这个问题上，显然葛洪的主张是正确的，他说："人复不可都绝阴阳，阴阳不交，则坐致拥阏之病，故幽闭怨旷，多病而不寿也。任情肆意，又损年命。唯有得其节宣之和，可以不损。"房中术研究的是男女性生活的频率、时间，以及人的年龄、身体状况、情绪好坏、气候环境等对性生活的影响，甚至于是否适合受孕等也有论述。早在一千多年前就有如此完整的性保健研究，并且把它与人体的健康长寿联系在一起，这不仅从另一方面丰富了中医养生学的内容，也是对世界性医学史的一个重要贡献。

3. 服药饵与中药学　神仙道教主张服药饵，因为他们认为气功导引、行容成御妇人法、再配合服药饵可以修炼成仙，达到长生不死。服药饵主要包括服丹药和仙药等。丹药主要通过炼丹得到，炼丹包括了金属矿物和化学合成等，即所谓丹砂黄白之物，仙药则更多地与中药学有关。

上面提到医药同源之说，从中医药学的发展史中也可以看到这一点。

《黄帝内经，素问·移精变气论》载："余闻古之治病，惟其移精变气，可祝由已矣。"说明远古的治病，都源于殷周的巫祝，继则巫医，进而才有专职的医师。从这里可以看到中医药学与道学、道教有着相当密切的关系。如《后汉书·艺文志·方技略》把医家、经方、房中、神仙归入方技一门；《隋书·经籍志》云："医方二百五十六部，多有神仙养生之法。"又如华佗、葛洪等人，既被视为医学家，又被视为养生家，更被世人称为方士、神仙。葛洪作为神仙道教的主要人物就主张修炼成仙必须服药饵、气功导引、房中术三者同时进行，配合为用，否则是难于成仙的。他这里所说的服药饵就是仙药。他将仙药分成3类：上品为金玉石矿物类，包括贵重的金、银、珠、玉等，及其炼丹之法；中品为五芝，如石芝、木芝、草芝、肉芝、菌芝等；下品是那些具有滋补作用的草木药，如茯苓、地黄、麦冬之类。又如华佗从一樵夫采青黏充饥而加以利用，在食用过程中发现青黏不但能充饥，还能提神，久服能轻身健体。青黏就是黄精。现代科学已经证实，上述药物确有补益气血、强筋壮骨、健脑安神等功用，如长期服食，可以延年益寿，其中不少已收入陈可冀主编之《抗衰老中药学》中。从这个意义来说，仙药的发掘和应用，的确大大充实了中医养生学的内容，同时也丰富了中医药学这个宝库。

　　除了上述3个方面之外，葛洪作为神仙道教的代表人物，又是中医学家和中医养生家，他对中医养生学的贡献是巨大的，这里不作赘述。

（张军　整理）

◎第七节　试论喻嘉言学术渊源及贡献

　　喻昌（约1585—1670年），明末清初江西名医。字嘉言，别号西昌老人，江西新建人。一生攻读医书，对岐黄以下历代名医的著述均有研究，尤深受仲景的影响，且学以致用，在中医理论及医疗实践方面，颇有造就。晚年著有《尚论篇》《尚论后篇》《医门法律》《寓意草》等书。其文字流畅、词句优美自不必说，而学术思想、临床经验更是独具匠心，对中医学的流传和发展确有贡献，他的著述，对后世温病学派的形成也不无影响。

　　本文仅就喻嘉言著述中某些问题提出个人之管见。

一、学术渊源于《伤寒论》，又具有初步温病学的思想

喻嘉言在《医门法律·卷五》中明确提出："谈医者，当以灵素为经，金匮为纬，读灵素而不了了者，求之金匮，矩获森森"。观喻氏著述，确是言不离灵素，论不离伤寒金匮。他对仲景推崇备至，称为先师、亚圣，自谓"数十载寤寐诚求"，潜心致志研读仲景之《伤寒论》等，而且在临床上身体力行，反复实践，在治学上收授门徒推而广之。故中医学之得以连绵不绝流传至今，喻氏实亦有一份功劳。

随着社会的发展，人与自然环境的关系更加密切，人对周围事物，包括疾病的产生、发展、变化以及预后的认识，不断丰富不断深化。而疾病本身也因为社会环境的变迁而逐渐复杂化，有一些疾病过去不被人们认识，有一些疾病是随着社会的变迁和人群的流动而产生的。因此，单凭灵素及金匮伤寒还不能完满地解决当时产生的一些新的疾病，也就是说，不能满足不断发展的中医学的需要。故岐黄仲景之后，历代医家都在不断探索新的路子，从而产生各种医学流派，这就在不同程度上充实、丰富了中医学的内容，为中医学的流传和发展作出了重大的贡献，如金元四大家之刘完素、张从正、李东垣、朱丹溪等。虽然喻氏对历代医家贬多于褒，但是，他认为"三人行必有我师"，因此，对晋以来医家还是采取了"综列群方，赞其所长，核其所短"这样一种比较得体的态度，故他的学术思想免不了受这些医家的影响。

固然喻嘉言以前温病学派尚未形成，但作为一种学说的雏形，在刘河间的论著中已朦胧可见。而明末战乱不已、温热病流行也给温病学说的发展提供了有利条件。喻氏就是在这样的环境中攻读医书悬壶济世的。一方面，他推崇张仲景，另一方面，他不可避免地受到诸如金元四大家等历代医家的学术影响以及对当时流行病的亲身体验。所以，他的学术思想既脱离不了仲景的《伤寒论》，但也具有温病学说的某些特点。

例如，他在《尚论后篇·卷一》中说："仲景书详于治伤寒，略于治温，以法度俱错出于治伤寒中耳。"在该篇卷二又说："汉末张仲景……著伤寒论……于中温证一法，划然天开，步步著实，绎伤寒家，成朱十余辈，义例多获，独温证从不知为何，予步趋仲景先师，至老不辍，诸公会讲、大举温证以建当世赤帜。"在《尚论篇·卷三》关于痉病的论述中，他认为后世医家把"食积虚烦痰饮脚气"及"冬温、温病、寒疫、热病、风湿、霍乱、痉、内痈、蓄血、为类伤寒十四证"是"岐派"。又认为"仲景春夏秋三时

之病既以冬月之伤寒统之，则十四证亦皆伤寒中之所有也。"以上可以说明喻氏推崇张仲景，深受《伤寒论》影响，可谓亦步亦趋矣。

虽然他对晋以来自王叔和以下历代医家多有指谪，但是对后世诸家，如金元四大家的著述，也颇有研究，这是不容否认的。《医门法律·卷三》就有"刘河间则主火为训，是火召风入，火为本，风为标矣。李东垣则主气为训，是气召风入，气为本，风为标矣。朱丹溪则主痰为训，是痰召风入，痰为本，风为标矣。"此外，在《尚论后篇，卷二》又指出："……丹溪研心杂证，不事仲景，遇外感宗东垣补中益气，兼行解法，终非正法……东垣不解伤寒正治，盖一生精神在内伤也，乃从内经深入至理，发出冬温春温二义，真千百年之一人也。"如果对诸家著述没有精心研讨，哪能发出如此议论。

此外，他联系当时疾病之"触冒寒邪之病少，感发温气之病多，寒病之伤人什之三，温病之伤人什之七"（见《尚论后篇·卷一》）等实际情况，创造性地提出"似此则温证之分经用法，比之伤寒大有不同"（《尚论后篇·卷一》）这一名言。

综上所述，说明喻嘉言的学术思想，主要是渊源于仲景之《伤寒论》，同时博采众家，特别是金元四大家的著述，扬长弃短，揉合己见，具有初步的温病学的思想。但是，由于他过分崇拜张仲景，因此，他的学术思想始终囿于《伤寒论》之框架而没有取得更大的突破。不过，也不能因此说明他在学术上毫无建树，对后人无可借鉴。事实上，他的学术见解对于温病学派的形成以及沟通伤寒与温病两大学派的学术交流是有一定作用的。此外，他的临床经验和治学治医精神对后学者也有一定的影响。

例如清代著名温病学家叶天士关于"辨营卫气血虽与伤寒同，若论治法则与伤寒大异也"的著名论点，个人认为是深受喻氏关于伤寒与温病之分经用法"大有不同"的思想影响的。

又如现代名医章次公关于温病发热的辨证施治中，对"神识有恍惚状的症候，认为是'虚人患温，用药最难，盖虚当补之，而补有碍邪之弊，不补则正气不支'。指出'喻嘉言谓虚人于解表药中加参，其效乃捷，实有至理。'方用清热解毒、化浊利湿的甘露消毒丹、鸡苏散等品，加入大量党参（24克）为治，即从喻氏人参败毒散悟出。又治疗'恶寒发热……腹痛、泄泻'之症时，指出'喻氏逆流挽舟之法，本为下痢夹表而投，其实治泄泻亦可用'。因此方取羌、防、柴、葛等既可解表，又能升清之品，听谓'鼓舞胃气上腾，则泄泻自止'。"

二、既是中医学的理论家，又是经验丰富的实践家

喻氏是一个博览群书，注重实践，具有一定革新精神的著名医学家。

1. 重新编例《伤寒论》，以纠正叔和之误　喻氏认为晋·王叔和"附以己意"编纂《伤寒论》之后，致其篇目先差后错，历代医家特别是林亿、成无己等先后校注《伤寒论》均"莫能舍叔和疆畛"，且各鸣一己之见，甚至于"先传后经"。至方有执著《伤寒论条辨》，"削去叔和序例，大得尊经之旨"，说明他对方氏"错简论"是极力推崇的。但他又认为方氏没有对王叔和加以驳正，痛感千余年来，《伤寒论》沦为"若明若昧之书"，为使之"如日月之光照宇宙"，必先驳正叔和序例，振举其大纲，然后详明其节目，使学者不致受王叔和编次之惧。

究竟《伤寒论》的序例如何编次才正确？首先，他认为王叔和编纂《伤寒论》序例有以下五个方面的错误。即："①认为始先序例一篇，蔓引赘辞其后、可与不可诸篇独遗精髓平脉一篇，好比碎剪美锦，缀以败絮，迷惑后人，并认为王氏以辨痉湿喝脉证为第一，以辨太阳病脉为第二，别论反在正论之前，这是叔和不究心之弊；②太阳经中插入温病、合病、供病、少阳病、过经不解病，内容庞杂，令读者茫然；③阳明经中漫斥仲景偶举问答一端，隶于篇首，纲领倒置，且无扼要；④春温夏热之证，当另立大纲，而叔和懵然不识，致后人误以冬月之方施于春夏，而归咎古方之不可以治今病；⑤霍乱病、阴阳易、差后劳复等证，仅是条目，而王氏却别立篇名与六经并峙，有失轻重。"而对林亿、成无己，则指责他们"割裂经文，使后人无门可入……乃仲景之不幸，斯道之大厄。"由此，他认为欲使仲景之道不致因叔和而坠，必须重新编次《伤寒论》序例。

喻氏认为《伤寒论》的四序应顺次为"冬春夏秋，"而"冬伤于寒，春伤于湿，夏秋伤于暑热"则为四序中主病之大纲。同时，指出大纲之下，分例三百九十七法。如此仲景之书始为全书。此外，他还认为仲景立法，冬伤于寒独详于春夏秋三时者，是以"冬月伤寒为大纲"，而伤寒六经中，又以太阳经为大纲，而太阳经中，又以风伤卫、寒伤营、风寒两伤营为大纲。至此，则"大纲既定，然后详求其节目，始知仲景书中，矩则森森，毋论法多

中眦有法，即方之中亦更有法"。在具体序例中，他把风伤卫之证五十三条例入"太阳经上篇"，寒伤荣之证五十八条列入"太阳经中编"，风寒两伤荣卫之证二十四条列为"太阳经下篇，……"。在各篇中，又将其分门别类，如以桂枝汤证为一类，桂枝汤加减另归一类，麻黄汤证归为一类，如此种种，条目甚为分明（以上引文见《尚论篇·卷首》）。

2. 敢于正《内经》秋伤湿之候，创立"秋燥论"之说 燥与湿，天壤之殊。燥为天气，湿为地气。从季节来说，春月地气动而湿胜，秋月天气肃而燥胜。本来这是一般的道理，但《素问·生气通天论》《素问·阴阳应象大论》均有"秋伤于湿"之说，历代医家声多从其说。喻氏认为"秋伤于湿"之"湿"字分明为燥之误，他在《医门法律·卷四·伤燥门》中对内经病机十九务，"独遗燥气"提出之意然后支出"春伤于风，夏伤于暑"之后，应是"长夏伤于湿，秋伤于燥……"只有这样，四时五运之气才不相背戾，才能决千古之大疑。喻氏这种敢于向经典提出斟误和创立新论的革新精神是十分可贵的。

秋燥论的主要论点既有凉燥，也有温燥。但从"大热之后，继以凉生，凉生而热解，渐至大凉而燥令乃行"以及"金位之下，火气承之"分析，他还是偏于温燥的。关于秋燥之脉因证治，也各有阐述。他说："其脉之应、仍从乎金之墙"。而燥气为病则干，内干而精血枯竭，外干而皮肤皱揭，干于津液而荣卫气衰，内烁而皮著于骨等。而燥气伤人必先伤于上焦华盖……故喻氏认为病机十九条之"诸气膹郁，皆属于肺"，"诸痿喘呕，皆属于上"二条系指燥病而言。治则上，他认为应治以苦温，佐以或酸或辛，临病制宜……这正是他临床中灵活变通的表现。喻氏之秋燥论，对后世医家是有影响的。如叶天士说"燥自上伤，均是肺先受病"，以及"秋令感伤……当以辛凉甘润之方。"沈教授认为都是受喻嘉言的影响。事实上，他自制的清燥救肺汤时至今日，仍为广大医者所喜用，也足以说明秋燥论在临床上是有一定的指导意义的。

3. 制定中医病历格式，使后世有规矩可循 历代医家，著书立论不厌其详，然在中医临床上，特别是病案的记载方面，却过于从简，往往是三数十字，甚至寥寥数笔，即将全病概括其中，又因为中医与儒家关系密切，往往儒家即医家，医家也即儒家，或者是举业不成即为医业，故行文用字多深奥难懂，使后学者常感困惑。喻氏有感于此，强调书写病历的重要性。他认为医案对于今人后人，皆有一定的参考价值，甚至可以"治千万人而不爽"。因此，他特别指出书写病历应有一定的格式。在《寓意草·与门人定议病式》中，对如何书写病历均有较详尽的论述。举例：

"某年某月，某地某人，年纪若干，形之肥瘦，长短若何，色之黑白枯润若何，声之清浊长短若何，人之形志苦乐若何，病始何日，初服何药，次后服何药，某药稍效，某药不效，时下昼夜孰重，寒热孰多，饮食喜恶多寡，二便滑墙有无，脉之三部九候，何候独异……"。几将今之中医学中之四诊八纲纳入其中矣。这与喻氏一贯强调凡治病必四诊合参不无关系。他在《医门法律·卷一》关于望色、闻声、辨息、问病、切脉、合色脉各论中，均有阐述。并分别指出："凡诊病者，不知察色之要"，"不能分呼笑歌哭呻……不别雌雄长短，出于三焦何部"，"不分呼出吸入，以求病情"，"不问病人所便，不得其情，草草诊过，用药无据……"，"凡切脉不求明师传授……以病试手"，总之，"凡治病不合色脉，参互考验，得此失彼，得偏遗全……"均为医之罪过。喻氏强调四诊合参，完全是对病家负责的表现，我们从《寓意草》记载的一些医案中亦可见一斑。《四库提要》对喻氏医案也有恰如其分的评价。该书认为喻氏对医案"皆反复推论，各阐明审证用药之所以然，较各家医案，但泛言某病用某药者，亦极有发明，足资开悟焉"。喻氏这种严肃认真，书写病历一丝不苟的精神，实为难能可贵，一也确是吾人学习之楷模。他定下的书写病历格式至今仍有一定参考价值。

4．"先议病后用药"论的临床意义　　《寓意草》开宗明义第一篇是《先议病后用药》，足见喻氏对其重视。他认为从上古至今时，代有良医，虽分量不同，然必不能舍规矩准绳，为医者必按一定方法治病遣药。他主张"治病必先识病，识病然后议药"这是因为"药者可以胜病者也，识病。"指出药物所以能治病，在于医者对疾病有全面正确的认识，即正确的诊断。用药不在多而在于精，要做到精，就必须有正确的诊断，然后才能药到中的，直达病所。"任举一二种用之且通神"即此意也。同时，他又指出，药既能胜病，但"药皆可伤人"也不可不知。医者如不能了解疾病而滥施药物，就可使药伤人。这样全面地辨证地论述医、药、病的相互关系，确属不可多得。他还针对当时医者不学无术，徒以空名，遂致医学荒废，成"一议药不议病"之弊端而大声疾呼"无如议病精详，病经议明，则有是病即有是药，病千变，药亦千变"。真可谓金玉之言也。

　　沈教授对喻氏"先议病后用药"是有一定体会的。曾见一病人，头痛胀重难忍，且头晕，发热恶寒，白睛稍黄，小便黄而短少，大便结，且有口臭纳呆等症，就诊时头裹毛巾又戴帽，身着棉衣，由其兄扶持，其舌红苔白黄腻，脉弦数。自谓从发病至今二十余日先后延医诊治，均以感冒证治，遂致愈拖愈觉难愈。笔者当时认为此乃肝胆湿热内蕴所致，非外感之病，以疏肝利胆、清热利湿之法治之，投以柴胡、青蒿、地骨、草果、地胆头、栀子、白茅根、车前子、香薷、薏苡仁、麦冬等 2 剂，二诊时症已大减，即以上法加减数剂而愈。由此，可见治病必先议病，议病然后才能识病，识病然后才能药到病除。

　　综上所述，喻氏之论，立论正确，层次分明，道理深入浅出，举例不厌其烦，真是做到丝丝入扣，使学者莫不为之信服。反以喻氏之论，看今之医道，确有相形见绌者。有的医者，不论病为何病，或者有病无病，而一味迁就病者，做到有求必应，甚至为了取悦病人，放弃原则，主动开补药、好药，曲意满足病人非分之求。难怪有人误认为中医只会开补药，只会医慢性病。这确是今之时病，愿如此者，自勉于古训。须知药之良毒善恶，皆以能医病活人为要。而喻氏之"先议病后用药"也不失为中医学宝库中一份珍贵遗产。

结束语

　　喻氏推崇《伤寒论》，长于内外科杂病，强调辨证论治，对某些书持批判的态度。但因为过于推崇张仲景，也有泥古的一面；他把温疫从伤寒中分出，却有贡献。此外，喻氏认为某些病是鬼祟所致，这是错误的。对他的著述，后世医家也各有贬褒，如柯琴所著《伤寒来苏集·仿寒论翼·自序》"……近日作者蜂起，尚论愈奇，去理愈远，条分愈新，古法愈乱，仲景六经反茅塞而莫辨，……"这就是对喻嘉言尚论伤寒论的批判。

　　喻嘉言一生著述甚多，本人仅将学习的点滴体会略述于前，至于后世医家对喻氏的评说这里不加讨论。文中定有不少谬误及疏漏，愿作抛砖引玉而已，请医道前辈及同仁不吝笔墨，给予指教。

（张军，吕小亮 整理）

◎第八节　控制论、信息论、系统论是中医整体观现代化的理论基础

中医学主要特点之一的整体观不但具有实践性、科学性，而且具有现代化的理论基础。

1948 年前后，控制论、信息论、系统论（简称"三论"）产生和发展以来，中医学界在中医学现代化方面，无疑获得一个切实可行的信息，尤其在理论上为中医整体观的现代化提供了重要依据。

1. "三论"对中医整体观现代化的影响　1960 年任恕在《中医杂志》发表文章论述中医学的基本理论与现代控制论的关系，至今近 40 年，仅有关中医整体观方面的论文就已经数以百计，说明中医学界是十分重视这个问题的。由此可见，"三论"对中医学现代化的作用是明显的；同时也说明中医学的研究方法确实包含了辨证思维和医疗实践的统一。例如：中医学中的春和冬、寒和热、阴和阳、脏与腑等，这些看起来散乱、独立、互相对立的矛盾，由于中医学的辨证思维，才能在设有实验科学手段的条件下，进行理论的、逻辑的抽象，找出现象中的本质，科学的规律。虽然中医学的方法论与现代三论在自觉性、广度、深度等多方面比较是不可同日而语的，但是，两者之间有着密切的关系，并且"三论"可作为中医整体观的重要依据，成为其实现现代化的理论基础，也是不可否认的。

（1）控制论与中医整体观：控制论把被研究和控制的对象看作一个黑箱，研究黑箱的方法有三：一是不打开黑箱，即在不干扰和破坏研究对象内部结构的条件下，通过建立黑箱"输入"与"输出"的联系，得出研究对象内容的推理，从而达到研究它本身的目的；二是灰箱方法，即部分打开黑箱来达到了解，如对人体的局部解剖、探索；三是直接打开黑箱，即所谓白箱方法，如化学家提纯物质、分解成各种元素。控制论注重第一种方法，这个方法对活体人来说，比后两个方法优越。这方面，中医整体观的"以象论脏""有诸内必形诸于外"的观点，正是把人体看作一个"黑箱"，采用不打开人体黑箱的方法来研究人体的生命活动规律。宋瑞玉等在《控制中医学·中医学证治系统分析》（简称《控制中医学》）中，把黑箱方法称为外内法，并举了一个买西瓜的例子加以说明，认为熟练的瓜农选择质量好的瓜要比一

般人的准确率大得多。此外，中医学当中有取类比象的方法，这与"同构理论"通过有意识择取自然物象、生物动象、社会现象等，与人体进行类比，用以研究和探讨人体复杂的生命活动规律也有相似之处。

（2）信息论与中医整体观：信息论与中医整体观也有非常密切的关系。运用信息方法对复杂事物进行研究时，不需要对事物的整体结构加以综合考察，而仅仅从其信息的流程加以综合考察，从而获得关于系统整体性性能的认识，这是现代信息论的主要观点。中医学"五脏开窍"与信息的输出端；"四诊合参"与信息的收录互校；经络系统与信息的通道；气机升降与信息的传输；辨证论治与信息的分析处理等，上述五个方面说明，中医整体观与信息论有着非常自然的、有机的吻合。如"肝开窍于目"，目就是肝的输出端，是"窗口"。肝脏有病变，可以从目的变化中观察得到，如肝火上炎，常可见目赤暴痛，用龙胆泻肝汤而取效。

（3）系统论与中医整体观：有人认为："凡是系统都是有序的。系统的有序性是系统的有机联系的反映，在不同类型的联系中，相对稳定的联系构成系统的结构，保障了系统的有序性。本质的联系形成系统发展的变化的规律。系统方法的这种有序性原则，在中医学理论体系中也是体现得较为明显的。雷顺群在20世纪80年代发表关于"系统论与藏象学说"及续篇等论文，具体论述了中医的整体观和系统论的"整体"原则，其实质是相似的，指出构成人体系统的要素，包括具有一定形态结构的组织器官和构成这些组织器官的基本物质。事实上，大至宇宙，小至某一个生物体，都具有相对稳定的联系构成系统的结构. 保障了系统的有序性。中医学认为这就是"天"，"天"与人有着密切的关系，甚至认为是一个整体，所以才有"天人合一"的思想。而作为一个生命体，人体本身也是一个系统，除了受到自然界的影响之外，人体本身的各种组织、器官组成为若干个子系统，这些子系统是通过经络的沟通，气血的运行，互相联系而形成的，各个子系统之间除了本身的功能活动外，又是互相关联，共同组织人体系统的功能活动。雷氏还指出，五脏与五脏子系统虽然存在结构层次和功能特点的不同，前者说明五脏是组成五脏子系统的要素，而五脏子系统虽然以五脏为中心要素，但也包括了其他各种要素；后者根据系统论的"功能"原则说，系统和组成系统的要素各自执行不同的职能，系统的功能绝不是各要素功能的简单量的相加，而是具有更高层次上的综合功能。此外，由于五脏子系统相互协调使机体保持相对稳定。即"内稳态"。因此，认为"脏象的实质就是关于人体系统物质代谢、形态结构、生理功能、病理变化及其相互联系的学说，它的基本内容包括五脏子系统、精气血津液和经络等三个部分"。同时，"确认人体是一个以五脏子系统为中心的有机联系的统一整体"，并与自然界保持着密切的收受关系。

2. "三论"在辨证施治中的整体作用　辨证施治作为中医学的另一个特点，主要体现在医师对病人的诊治过程。首先通过四诊以及现代的某些检查手段，了解病人的病情，结合中医学的理论进行思索与辨证，然后产生初步的诊断，根据诊断确立了治疗原则和处方用药，病人经过用药之后进行复诊，经过又一次的诊疗循环，最终达到治疗目的。实际上，这样一个辨证施治的过程也是中医学临床方面整体观的充分表现。

宋瑞玉、张大钊在《控制中医学》中把医生辨证施治的全过程，用控制的语言加以叙述：

①控制对象（即病人）；

②对控制对象进行输入及输出的检测（中医辨证施治过程，检测手段是四诊）；

③逻辑分析（按中医的辨证体系进行逻辑推理）；

④对策（相当于中医的处方）；

⑤预卜（相当于中医的误差估计）；

⑥反馈（过程的循环）。

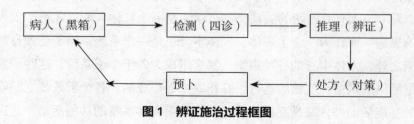

图1　辨证施治过程框图

图1为医生对一个病人辨证施治的全过程，即"治病周期"，若按现代控制论的观点对这一过程下个定义，则称为"反馈"，这个"反馈"过程中的任何一个环节都是不可缺的。

综上所述，作者认为控制论、信息论、系统论作为中医整体观现代的理论基础是应该肯定的。

（张军 整理）

◎第九节 从五行论治肝风

肝属木、主风，任何导致木气不行的因素都可以引起肝风，但历来医家仅从热极可以生风，肝阳可以化风，阴血亏虚引动肝风，血燥生风等方面加以论述。从这类肝风可以看出一个共同特点，都以肝脏的气血阴阳物质功能失调为根据，一句话都与肝脏直接有关。然而从五行系统来看，肝木条达是赖于这个系统的相对稳定来实现的。从相生关系来说木生火、水生木，从相克关系来说金克木、木克土。正是由于五行的生克制化，五脏的功能才能正常发挥，肝木亦不在例外，然这种关系多被忽视。下面就从五行关系分别论述肝风的病因病机及其治法治则。

1. **木土关系** 肝木、脾土关系历来为医家关注，肝木需要脾土培之，木才能茂盛，同时脾之升清运化亦有赖于肝木疏泄。木本克土，土虚木盛谓之"乘"；脾土虚，水谷精微则不足而无以养肝体，肝体失养，则贼风易作，更乘脾土造成恶性循环则使其更虚，久而久之肝风则动。这种病理变化与小儿脏腑的"二有余三不足"中肝有余、脾不足吻合，故这种病理现象多见于小儿。针对这种病机，《医宗金鉴·儿科心法要诀·慢惊风》主张泄木扶土则肝风自息，用缓肝理脾汤，芍药酸则敛肝，四君子培土。

2. **金木关系** 肺属金，主宣发肃降、治节、通调布散水谷精微，然而这些功能离不开将军之官的疏泄功能。肝疏泄，肺宣肃的功能彼此相反相成，一方的功能失常必然会引起另一方功能的失常。金不制木，而木反乘，肺金不足则肝木亢盛，疏泄太过，过则风因而动。《金匮要略·脏腑经络先后病脉证》云："息摇肩者，胸中坚"，"呼吸动摇振振者不治。"说明了不论正虚还是正虚邪实，凡肺气虚都可动风。这种证候临床都以肺胀、肺痿、哮喘病多见，该病患者不论其病机如何，肺金气虚则必定。故治之之法，当补肺气为先，或仅补肺气，或祛邪补肺并施，一般使用甘草干姜汤加减，甘草甘温温肺，干姜辛温温肺，使肺气足则风自平。

在急性热病中，邪热闭肺，金囚肝木也引动肝风，证多见抽风咳喘，痰稠黄或铁锈色。热甚则神昏，乱语。这种病又以小儿多见，由于小儿肺脏娇嫩，肝气日旺而易发生，如小儿风温病中多见，谓之急惊风，治应清泻肺热。方用羚角钩藤汤加减，方中以羚羊角、钩藤、菊花、桑叶清肺热而凉肝，息风止痉；白芍、生地、甘草养气阴并增液，柔肝舒筋；贝母、竹茹清热化痰；茯神宁心安神。

3. 木水关系　肝体阴而用阳，而肝阴之源不外肾水之涵，肾精不亏，肝血所化有源，此所谓"乙癸同源"。水生木，水病及木称"母病及子"，不外阴阳二端。肾水养肝木，肾水不足，则阴亏；肝肾同源则肝阴亦不足，筋脉失养，肝阴不制肝阳，导致肝阳上亢，久则引动肝风。此时多见身体蠕动，虚之故也。大多由久病失调，房室不节，情志内伤等引起。治以天麻钩藤饮加减。方中天麻、钩藤、石决明、栀子、黄芩、川牛膝、杜仲、益母草、桑寄生、夜交藤、朱茯神等滋养肝肾，平肝潜阳。如肝火过盛可加龙胆草、菊花、丹皮等以增加清肝泄热之力。如大便秘结者，可加用当归龙荟丸以泻肝通腑。如眩晕急剧，泛泛欲呕，手足麻木，甚则震颤，筋惕肉瞤，有阳动化风之势者，可加龙骨、牡蛎、珍珠母等以镇肝息风。

全身之阳根于肾阳，称之为"六阳"，筋脉靠阴血濡养，却不能失阳气温煦。《伤寒论·太阳病脉证并治》云："……不可发汗，发汗则寒栗而振。"就是强调阳气的作用。盖"阳气者，精则养神，柔则养筋。"筋脉为肝所主，筋脉失温煦则肝气必乱，疏泄失常，风便乍起。《伤寒论·太阳病脉症并治》又云："太阳病，发汗，汗出不解，其仍发热，心悸，头眩，身瞤动，振振欲擗地者，真武汤主之。"道出肾阳不足，肝风内动的病因病机及证治。肾阳虚不能制水，水气凌心，症见心悸喘咳，不能平卧，小便不利，及一些肝风之证，用真武汤治之。方中炮附子、生姜温肾阳，白术、茯苓、芍药健脾利湿，温阳行水，正如日照当空，则阴霾自散，肝风自平。

4. 木火关系　心属火，主神明，心火下温肾水，肾水上济心火，全赖肝木疏泄。疏泄正常，则神明自若，心肾既交，反之木火失调，火病犯木谓之"子病犯母"，也容易出现动风症状，并且肝与心主神明有关，故常多伴神志异常。

心为君主之官，当心不受邪，心包代君受邪，心包与肝同为厥阴，故厥阴心包病也多及厥阴肝，厥阴心包为心君之外围，非大邪不能来犯，而此大邪非温邪不可。

叶天士云："温邪上受，首先犯肺，逆传心包。"温邪传变之快，所以谓"逆传心包"，大概是病症风险之由。同时按其卫气营血顺序传变犯及厥阴心包相对较缓，谓之"邪陷心包"。逆传心包、邪及心包都可引起热势亢盛，风火相煽，热极生风，故表现为高热，神昏痉厥。逆传心包者"三宝"主之，邪陷心包者清宫汤合"三宝"治之。治则都是清心火，醒神以息肝风。

心包似不能纳入"五行"以论肝风，然心包只不过代名词罢了，心包受邪而临床表现则属于心，如神昏、谵语等。

从以上肝风形成因素可以看出，五行肝风与物质功能肝风有很多联系之处。如热病后期，肾阴亏虚，肝阴也当不足，则易阴虚动风，从五行关系上来说则属水不涵木。热极生风是肝属木主风功能的异常变化；而又与热入心包（心）心火风木相煽，引动肝风有着必然的联系。

总之，从物质功能关系上来说肝风的有无有赖于肝脏本身的气血阴阳物质，及其功能正常与否；从五行关系来看，又依靠于五行系统的整个协调平衡与否，即：土培木，金制木，水涵木，火温木，"亢则害，承乃制"。所以我们在论述肝风时不能仅从物质基础去论述，同时必须注意五行系统的影响，只有这样才能正确认识肝风。

（张军　整理）

第七章 沈氏家传潮汕民间单方、验方

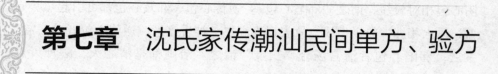

　　沈教授其父沈卓然公为潮汕地区民间名医，行医数十年，悉心收集整理了当地具有地方特色的民间单方、偏方、验方，笔者有幸得其部分手稿，加以梳理。其手稿因时间长久，部分纸张已出现损毁，故需紧急整理，现将部分内容作为一个章节，以示读者。

一、内科

浮肿病一

【药品】单味青肉乌豆。

【适应证】风肿。

【症状】头面四肢俱肿，手按之凹陷，手起凹处即随手而浮起。

【制法】将青肉乌豆四两捣碎，用酒二两浸之，大约至一或二小时，取出放入鼎中炒熟，以干为度，研为细一末。

【服法】每日三餐时，每次用乌豆粉二或三钱，合粥调匀食之，连服二或三日见效。

【禁忌】咸味之物勿食，切戒！切戒！

【说明】乌豆需青肉者，因青入肝，黑入肾脏，所以能驱风而滋肾利湿，服之风消肿退。其效甚速。

浮肿病二

【药品】松柏叶（又名松柏须）。

【适应证】水肿。

【症状】肢酸浮肿，行动困难，甚为艰苦。

【制法】生松柏叶十斤，用水二十斤，煎存十斤去渣，再浓煎存七斤，另加入白糖三斤，至糖溶化后，取起用之。

【服法】成人量每次饭前服二汤匙，每日服三次，连服数天见效。

浮肿病三

【药品】鲤鱼一条，重约四两以上至一斤为限。

【适应证】营养性浮肿。

【症状】身肢俱肿，按之凹陷不起，小便不利，面色苍白。

【制法】将鲤鱼剖腹，去肠杂，入薄荷一钱于腹内，或用土薄荷心七个亦可，用线扎紧，放鼎中煎熟，切勿落油腻，候煎熟时再下醋三或四两，滚数沸取起食之。

【服法】连服三或四次见效，忌食咸味。

浮肿病四

【药品】水鸡（田鸡）一只，重约二至三两。

【适应证】风湿性水肿。

【制法服法】将水鸡剖腹，去肠杂，外用薄荷一钱，玉桂钱半，车前二钱共为细末，入于水鸡腹内，用线扎紧，以水遮盖水鸡为度，大约炖一枝香久（时间），取起服之，水鸡与汤俱食，连服三至四开见效。

浮肿病五

【药品】独叶埔姜，枝叶并用。

【适应证】脚水肿。

【外用法】独叶埔姜半斤，煎水先燻后洗。

【说明】此药适用于劳动人民，足部经常接触池塘水中，因劳动日晒皮肤太热，随入于水中，使水湿受阻于皮肤之内，因此日久而发生脚部水肿病，洗之见效。

编者按：独叶埔姜，为马钱科醉鱼草属白花醉鱼草。潮汕地区称为独叶埔羌、布荆、青荆、实名士蔓荆子。味微辛、苦，性温，无毒。其根味甘、淡。内服祛风、散气、消水、消肿。外用祛风、除湿。主治胃病、中暑、水肿、小儿水肿、产后头风痛、腰痛。外治皮肤湿痒、风湿酸痛、产后口渴等。

浮肿病六

【来源】潮州镇北郊埔头许顺姆献出祖传验方。

【药品】红脚兰。

【适应证】急性肾脏水（潮州土名发瘟）。

【症状】此症发生甚急，先由头面肿起，两眼胞肿大，继而肚腹肿满，脐突出，后至四肢，小便不利，大便秘，此症小儿感染者占90%以上，成人极少，因小儿常卧湿地，对污坭秽毒之物接触较多，易于感染，致病之原，所从来也。

【用法服法】小儿四岁以下者，用生的红脚兰一两五钱，搥烂，合米酒二两炖服，五岁以上至十岁者，用红脚兰二两搥烂，合米酒三两，大约炖一枝香久（时间）取起，每二至三小时服一茶杯，以红脚茶杯为准，如口渴者，用桿母殼二钱，车前草三撮，柿饼一块，三味煎水服之；如痰壅盛，加牙硝五分，成人酌量加之，未服药之前，用蟑螂三至五只，去头翅、脚、肠，擂米酒，先服之，忌食咸味物。

【医案】典型急性水肿事例，在1960年1月2日，留隍市人魏潮雄，男性，年5岁，自1959年6月间发生急性肾脏水，在留隍市留医，调治，时愈时反，历经医治半年余，不愈。后由友人介绍来中医门诊部问予，询其病历及检查症状，舌色粗黄，大便秘结六天，头面四肢俱肿，脐凸，腹大如蛙，痰壅气促，眼胞肿大不能开，脚不能站立地上，病状极为危险，经诊断后，认为实症，尚可挽救，故拟用红脚兰2两，并牙硝5分，作为一剂炖服，果然服一剂后，大便通畅，其肿消失去半，连服三剂，其肿全消，再服二剂，该病已恢复正常现状，身体健康，该病者的父亲名魏高祥，住留隍市饮食业工作。

编者按：红脚兰，又名星宿菜（通称），潮汕地区又叫红脚南。有活血调经、清热利湿的功用。外用可消肿止痛。内服主治感冒、咳嗽咯血、肠炎、痢疾、肝炎、疳积、疟疾、痛经、闭经、乳腺炎、结膜炎等症。

浮肿病七

【来源】贫民院（即华侨中学现址）。

【药品】田梽榔。

【适应证】急性病水肿（又名发瘟）。

【症状】与上第六条症状相同，不再赘述。

【制法】用田梹榔二至三钱槌烂。外加滑石粉六钱，遊虫屎四钱，合米酒三两炖一枝香，取起。

【服法】大约三小时服一杯，一天服完，其渣封于肚脐的周围，连服二天见效。

编者按：田梹榔，潮汕地区别名称为田蜈蚣、双须蜈蚣、咸水蜈蚣、蛇针草、两须草、称槌草、孩儿草、白花金雀、胶锥饭。

遊虫屎，即夜行虫之屎，多为蟑螂屎，有消积之功。

肝炎症一

【药品】黄牛屎。

【适应证】初期肝炎。

【症状】腹部肿大，两肋下常痛，按之有块状，大小长短不等，小便赤色短少，转动有些困难，皮色微黄，消化有不良的特征。

【制法】用黄牛屎晒干，每十斤配水二十斤，煎存十斤，滤去渣，然后再浓煎存七斤，再加下白糖三斤同煎，至糖溶化后取起，贮入罐中。

【用法】成人量每日服三次，每次服二汤匙，小儿酌量用之。

肝炎症二

【来源】潮州镇北马路卫生所贴方。

【药物】马前子（又名番木鳖）。

【适应病】肝炎，适用于初中期，治疗有效。

【症状】与第一症象同。

【制法】先刮去马前子的外毛，然后将花生油炸成赤褐色，共研为细末。

【服法】成人量每次用二至二分五厘，每日服三次，饭前服之，冬葵子三钱为引。

肝炎症三

【药品】山熊胆草，产揭阳县五经富，名叫罗溪园草，又名堤园草，大埔叫名为鸡骨草，潮安叫名山熊胆草。

【药性】味苦，微辛，性寒，清热散结，消肿止痛去瘀，入肝胆经。

【适应证】肝炎，治肝脏积热，血郁，或外压伤所致，肋下按之有块痛，外面或肿或无肿，治之最效。

【服法】每次用干的八钱，水碗半，煎七分，外加白糖二两，瓜册亦可，服至痛止为愈。

编者按：瓜册又叫瓜碧（劈），用冬瓜瓤肉为原料，蜜饯而成。条状者称为瓜丁，以揭西县棉湖镇出产最著名。

肺热证一

【药物】单味五瓣梅。

【来源】凤南社福同志。

【适应证】肺热，胸痛，肋骨肿痛，咳嗽出血。

【用法】五瓣梅二两，捣烂，清水二碗煎八分。

【服法】每天服一剂，连服二至三天见效。

【禁忌】辛热等物切不可食。

【医案】

（1）例，1960年2月中旬，王任昌同志，北堤水圳厂职工，年四十五岁，患肺热，胸痛，咳嗽带血，痛不可忍，开口流泪，胸痛不可按，转动甚难，拟用五瓣梅与服，一剂血少，再服二剂，痛轻血止，服第三剂，咳嗽亦轻，连服数剂，其病痊愈。

（2）例，许海明同志系供销部职工，肺部积热，胸痛难忍，服二剂，其病全除。

（3）例1959年8月28日，后人家乡，女性，谢幼，右胸部第三、四肋骨肿高，服五瓣梅二剂，之后，肋骨肿高者遂除，第二次来诊，其面有喜容笑色，谈及五瓣梅之事，真是仙药也。

【释方】五瓣梅味甘淡，微苦辛，无毒，效能清热解毒，退肿止痛，入肺经。

编者按：五瓣梅一般指长春花，全草入药可止痛、消炎、安眠、通便及利尿等。具有抗肿瘤成分如长春花碱和长春新碱，被提炼出来作为多种癌症如白血病、何杰金氏症所用的化学治疗药物。全株具毒性需斟酌注意。

肺热证二

【药物】白花蛇舌草二两捣烂，清水二碗，煎八分服之，其渣贴胸部痛处，或将白花蛇舌草洗净晒干，合蜜少许，捣烂，用布滤出汁饮之，其渣贴患处最良。

【医案】郑开明医师，在1943年间，住丰顺县，菁婵乡，尝医一小儿，年三岁，患肺热证，胸痛，呼吸急促，全身发高热，病热甚危，即用此方治疗，用数小时后，热退，胸痛呼吸急促全消。

肺虚咳嗽一

【药物】正川贝。

【适应证】肺虚，慢性咳嗽，胸经虚弱，饮食不振，四肢懈怠，服之最宜。

【用法服法】用柿饼一块，切开去核，川贝五分研为细末，入于柿饼之内，以清水遮盖为度，大约炖四五十分钟之久，早晨服之，连服数天获效。

肺虚咳嗽二

【药物】蟹目根。

【适应证】肺部气虚，久嗽不止。

【用法服法】蟹目根一两合水糖少许，清水碗半煎存七分，早晨空心服之，必须耐心常服，自效。

编者按：蟹目根，又叫假大艾、白骨风、大风叶、白狗肠、独叶毛桃。潮汕地区叫蟹目草、紫珠草、野枇杷叶、长叶紫珠，牛耳风、蟹目周、珠仔草。

肺虚咳嗽三

【药物】返魂丹。

【适应证】胸痛咳嗽，痰中带血。

【用法服法】返魂丹三叶，和冰糖少许，清水碗二煎六分饮之，连服数天见效。

【附注说明】返魂丹有两种，一种长尖叶者不适用，一种龟板园叶者，用之最为神效。

编者按：返魂丹，即益母草。

肺虚咳嗽四

【药物】木耳炭。

【适应证】胸痛咳嗽不止，痰中带血丝，或痰中带粒状血块最为适宜。

【制法服法】木耳不拘多少煅存性，每次用二钱，早晨空心用童便调匀服之。

肺感风咳嗽

【药物】云盖月。

【适应证】肺经感受风邪咳嗽不止，声音不亮，有声无痰，胸中闷痛，最为适合。

【用法】用生的云盖月二两，和冬瓜册同煎，清水二碗煎存八分，如无冬瓜册，改用白糖亦可。

【服法】每天服一剂连服涅天，收效良好。

迎风高唱声嘶一

【药物】青橄榄。

【适应证】高唱迎风伤肺，以致喉嘶咳嗽，声音不清，用之最效。

【服法用法】生橄榄七粒至十粒，用铁锤掷破和冰糖三钱，清水碗二煎六分，冲乌龙茶叶三钱滤清，去渣饮之，连服数天，其声即亮，如无乌龙茶，其他的土茶叶，用之亦效。

迎风高唱声嘶二

【药物】倒吊兰根。

【药性】味淡，性平无毒，入肺经。

【适应证】咳嗽日久，声音不清，服之最效。

【用法服法】倒吊兰八钱，合冬瓜册同煎，清水碗二煎存六分，早晨空心服，连服数天良好。

敛嗽固精

【药物】咸酸藤。

【药性】味酸性微温，通行十二经络，补肾平肝，敛肺止嗽而固精，此药要采取生于路中、有日晒、经常受人脚所踏者，用之有力，如生在墙阴之地，用之失效。

【适应证】肾气衰弱，精滑自遗，肺虚咳嗽，四肢羸瘦肌黄脚酸无力，服之最宜。

编者按：咸酸藤，别名咸酸草、咸酸甜、咸酸鸡、水盐酸、味酸草、鹁鸪酸，味甘酸微咸，性平，无毒，入肝脾经。内服通络去积散气止痛；外用消肿止痛。主治跌打损伤、中暑腹痛、风湿酸痛、尿血、便血、咯血；外治手足扭伤、喉痛、牙痛、小儿口疮。

食道炎一

【药物】一枝香（又名消山虎）。

【适应证】食道发热，系食物入食道时，因有些粗硬的东西入口咀嚼碎而摩擦着食道，或食道内有积热，皆时能发生食道的疼痛。

【用法服法】一枝香二两清水二碗煎八分，连服四或五天，其痛即止。

【释方】一枝香味甘，性寒，无毒，去瘀积，散结，凉血解毒，消肿止痛最佳。

编者按：一枝香，别名狼尾拉花、气管炎草。

食道炎二

【药物】川连二钱，共研细末。

【服法】每日服川连末二次，早晚各服一次，连服数天即愈。

绞肠痛

【药物】单味山青根。

【出产地】产于大埔县高陂的地方，药质最好。

【适应证】用刀仔刮出山青根三分，开水送下，服后腹痛即止。

肠痈（西医名盲肠炎）

【药物】白花蛇舌草。

【适应证】右肋下痛，右脚曲不能伸直。

【服法】白花蛇舌草三两，洗净搥烂，外加酒河少许，用布滤汁饮之，其效如神。

【医案】卓悦和，男性，32 岁，任航运局职工，在 1960 年 7 月间患盲肠炎，入县医院治疗十一天，共注青霉素四、五十针，病始愈后，出院，休养四十天，中间复发，其痛难忍，用蛇舌草二三两，煎水饮之，外加赤糖米酒少许，连服数天，痊愈，自此以后，身健康。

大肠积热一

【药物】白花蟛蜞草（旱莲草）。

【适应证】大肠积热，便后肛门热痛出血或痒，也治初发痔疮，用之最效。

【用法服法】每天用生的白花蟛蜞草四两，清水二碗，煎八分，早晨服之，连服数次，热退痛止。

【禁忌】对一些辛辣等物，切不可吃。

【释方】白花蟛蜞草，味甘，微苦，性平，无毒，效能凉血退肿，消毒清肠热，入肺大肠二经。

大肠积热二

【药物】云南茶（又名普洱茶）。

【适应证】便秘，大便后肛门热痛。

【服法】云南茶六钱，清水碗半七分，外加红糖更佳，连服二或三剂，肛门热痛即止。

大肠积热三

【药物】苦莉心。

【适应证】与上第二症状同。

【服法】苦莉心枝叶并用二两，清水碗半煎七分，外加红糖少许，连服数次即愈。

【释方】苦莉心味甘苦性寒无毒，清热凉血，解毒入心、肾、胃、肠四经。

编者按：苦刺心，汕尾特产，系指"苦刺"的嫩叶。苦刺，又名三加皮、刺三加、三叶五加（中国台湾）等，为五加科属植物。苦刺，性平，辛微苦凉，气微香。根祛风逐湿、散瘀止痛。叶疏风、消肿、止痒。对感冒发热、风湿性关节炎、肋间神经痛、黄疸、白带、尿路结石、胃痛、肠炎腹泻、咳痰带血、腰腿痛、跌打损伤、疮疡疖肿、疥疮、青竹蛇咬伤、异物入肉等有较好的治疗功效"。

大肠积热四

【药物】苦参根。

【适应证】大肠和积热，大便出血，用之最效。

【服法】苦参根六钱，清水碗四煎七分，去渣加入红糖或蜜亦可，调匀服之。

大肠积热五

【药物】白胶墙。

【适应证】大肠积热，便后肛门热痛，或生痔疮疼痛。

【服法】生白胶墙三两，清水碗二煎八分，连服数次即愈。

【禁忌】对辛燥的食物均戒。

编者按：白胶墙，又名白猪母菜，马齿苋（潮汕　澄海），六月雪（潮安澄海），鱼鳞菜、白咬墙、瓜子菜（惠来），白鱼鳞菜（南澳），白花鱼鳞菜、蛇鳞菜（汕头），白老鼠耳（普宁）。

房劳挟寒痛一

【来源】北关外石门斗严画兄。

【药物】大莉心叶。

【适应证】小腹痛，寒邪结向在小腹，能走动至脐以鸡昼煎熟熨腹痛之外，后以银针插入昼内拔出，针度蓝黑色，即是寒症。

【用法服法】大莉心叶二两，捣烂，放鼎中炒熟，然后落酒二或三两，煎数滚，即起滤汁，饮之菇渣贴脐下痛处，食后鸣大响，肛门放出寒气即愈，如症重者，再加马蹄金一两同煎。

房劳挟寒痛二

【药物】三脚虎。

【服法】三脚虎二两，捣烂，合米酒二两，炖一枝香久，取起，用布滤出汁饮之，其渣贴痛处即愈。

编者按：三脚虎，潮汕地区别名称为六月雪、品字草、三叶仔、三点仔、三点青、三点星、三点桃、三叶桃、大号乌蝇羽、大号苍蝇翼、大样苍蝇翼。

房劳挟寒痛三

【药物】芬葛叶（地瓜叶）不论何种芬葛叶都可用。

【用法服法】芬葛叶一把，捣烂，合米酒二两，滤汁饮之，其渣贴脐周围，中心勿贴，服之即愈岩重者加铺地锦、生香附。

热泻一

【药物】车前草。

【适应证】适用于夏天气候酷热，口渴饮冷，肠胃不调，小便短赤，大便泻用之适宜。

【用法服法】车前草用大撮约三、五撮，清水碗四煎七分，外加盐少许，饮之，其泻自止，功效甚捷。

热泻二

【药物】肚虫草（又名泻脾草）。

【出产地】要寻求此药，须向高厝塘老农许得桐同志询之便详。

【适应证】热泻小便不利。

【产品】产于潮安县，高厝塘近水沟坑干的地方，陆地甚少，该处居民，如遇大小老幼患热泻者，皆采肚虫草服之。

【用法服法】肚虫草二两和乌糖合煎，水不拘多少，煎浓饮之，其效甚速，百发百中。

吐泻

【药物】土玉桂。

【适应证】食积胃气，消化不良，肠鸣腹痛，上吐下泻，适合于夏天饮食不节，多食生冷以后腹泻，用之最宜。

【服法】土玉桂去皮五分，研末，滚水冲服神效。

编者按：土玉桂，又叫假肉桂，辛；苦；温。树皮入药，祛风除湿。主风湿骨痛；妇人白带；痈肿疮毒。

休息痢一

【药物】白花马了缴根。

【适应证】休息痢，西医又名阿米巴痢，又可治非白痢。

【服法】成人量，白花马了缴根，生的每次用二两，干的用八钱，清水碗半煎七分。

【禁忌】戒食油鱼肉。

编者按：马了缴，潮汕地区别名辣蓼、蓼缴、红花马了缴、乌记草、红脚马了缴、旱辣厂，广州地区叫旱蓼。

休息痢二

【药物】苦参子。

【适应证】大便放血，时愈时发（即休息痢）。

【服法】苦参子去壳，每日早晚各服一次，每次用七粒至九粒，以龙眼肉包裹食之。

【禁忌】戒食油腻，鱼肉，辛热等物。

赤白痢一

【药物】鸡爪茫一两。

【服法】每日服一次，清水二碗煎八分。

编者按：鸡爪茫，又名凤尾茫，潮汕地区别名称为凤尾草、井底草、土黄连、贴墙茫、五爪茫、青脚鸡爪茫、乌脚茫、井口茫。茫者，水菜也。

赤白痢二

【药物】凤竹蛋。

【适应证】大肠积热，腹痛，里急后重，大便每天十多次。

【服法】凤竹蛋，每次用二至三粒，和冬瓜册煎水服之，如无凤竹蛋，以凤竹花用之，亦效。

【禁忌】戒食油腻、鲜鱼、等物。

赤白痢三

【药物】山芋（又名白娘）二两。

【服法】成人量，每日服一次，水碗半煎七分，外加蜜冲服，或加冬瓜册亦可。

【禁忌】忌食油腻鱼肉。

赤白痢四

【药物】普洱茶七钱。

【适应证】痢疾初期肛门热痛，时急后重，服之最效。

【服法】成人量每天服一次，清水煎服，如能外加红糖更妙。

赤白痢五

【药物】梅肉草一撮，重约二两。

【适应证】痢疾五至六天后，用之甚效，初期不可用，用之不生效力。

【服法】成人量，每天服一次，清水二碗煎八分。

编者按：梅肉草，别名硬枝枚肉草（汕头）、皮肉草（潮州）、生肌草（潮安、揭阳）、虱母头、生毛英仔草（潮阳）、小号虱母头仔（普宁）、黄花虱母头（揭阳）。

赤白痢六

【药物】乳仔草二两。

【适应证】大便每天日夜十余次，粪便稠黏，带赤白色，腹痛，里急后重。

【服法】清水二碗煎存八分，外加鸦片烟渣二粒，如米大，冲服，连服二天即愈。

编者按：乳仔草，大戟科草本，又名飞阳草。

赤痢

【药物】红莿苋头七个。

【适应证】大便每天十多次，稠黏色带红，腹痛里急后重，症由大肠积热属实者，用之最宜。

【服法】以上莿苋头和冬瓜册少许，清水一碗二分煎存六分，连服二三次立效。

【禁忌】戒口，油腻鱼肉勿食。

编者按：刺苋，又名：笋苋菜、菽苋菜。

治疟疾验方

【药物】大号乳草二两，生姜三片。

【适应证】每天发寒热一次，口渴头痛，肢酸。

【服法】清水碗半煎七分，饮之。

【说明】未发寒热之前，提早三小时，煎服，功效甚速。

男子撞红方

【药物】红胶墙。

【适应证】夫妇交感时，适月经末，恐有后遗之患，服之自然安全无恙。

【服法】红胶墙二两，清水煎服。

膀胱炎一

【药物】猫毛草。

【适应证】担、挑、烈日曝伤，小便短赤，用之最宜。

【服法】猫毛草不拘多少，清水煎服。

膀胱炎二

【药物】车前草。

【服法】车前草三或五撮，煲水冲六一散，服之小便自利。

血瘕症

【药物】苦楝根。

【适应证】右肋下血瘀血积聚凝结成个，擦之即消，面色青黄，用之甚效。

【服法】苦楝根六钱，和乌糖煎水服之，遂渐消除，不能骤消。

编者按：血瘕，病证名。因瘀血聚积所生的有形肿块。为八瘕之一。出《素问·阴阳类论》："阴阳并绝，浮为血瘕，沉为脓胕。"《杂病源流犀烛·积聚症瘕痃癖痞源流》："血瘕，留着肠胃之外及少腹间，其苦横骨下有积气，牢如石，因而少腹急痛，阴中若有冷风，亦或背脊疼，腰疼不可俯仰。《类证治裁·痃癖症瘕诸积》："血瘕，经行劳动感寒，留络不去，腰腹急痛，宜血瘕方或调经散。"

肾虚脚软一

【药物】金芙蓉。

【适应证】男妇肾虚脚软无力。

【服法】金芙蓉一两，合精猪肉（瘦猪肉）同煎，早晨服之有效。

肾虚脚软二

【药物】牛母乳根一两。

【服法】清水碗半，合精猪肉煎服，早晨服之有效，连服数剂，脚软足酸，自然痊愈。

二、外科

头上生鸡屎墩一

【药物】单味鸡内金。

【适应证】头上生鸡屎墩。

【用法】鸡内金煅存性，共研细末，调茶油抹之收效。

头上生鸡屎墩二

【药物】单味黄豆。

【用法】黄豆炒存性，共研细末和茶油抹之见效。

头上生头铳一

【药物】单味山枣核。

【用法】山枣核烧存性共研细末，合糯米饭，内药水共搥烂，封之。

头上生头铳二

【药物】单味天南星。

【用法】天南星合乌糖搥烂，贴之见效。

大头风

【药物】单味莉榴根叶。

【适应证】小儿大头风。

【用法】根叶并用，搥酒头糟封之。

治血天痋一（又名饱血痋）

【药物】石灰。

【适应证】适用于头部饱血痋，好而复发，连年累月不愈者，用之即效。

【用法】石灰研幼（细末）和蛋清调匀，贴之自愈。

治血天痋二

【药物】白花乌仔豆叶。

【适应证】头部发生饱血痋，用之极效。

【用法】乌仔豆叶晒干，共研细末调茶油抹之，或用蛋清调匀抹之亦愈。

疔疮一

【药物】单味蛤婆肝（又名青蛙肝）。

【适应证】生于面的两颧上。

【用法】将蛤婆肝用刀切片，贴之即愈。

疔疮二

【药物】白花耳钩草。

【适应证】疔疮生于面的两颧颊。

【用法】白花耳钩草，捣烂贴之。

疔疮三

【药物】乌梨叶。

【适应证】仰天疮生在囟门顶，头细脚大，疼痛，如火烧。

【用法】乌梨叶捣烂赤糖（乌糖）贴之。

疔疮四

【药物】单味秋瓜子。

【适应证】印口疮生在印堂穴，形圆一粒，发生不久而凹。

【用法】秋瓜子捣烂和蛋清贴之。

疔疮五

【药物】单味乌豆。

【适应证】中唇疮发生于唇上。

【用法】乌豆浸泡，捣赤糖贴之。

疔疮六

【药物】单味金蜘蛛。

【适应证】穿唇疮生在下唇。

【用法】金蜘蛛捣烂贴之。

疔疮七

【药物】单味竹笋肉。

【适应证】嘴角疔生在嘴的两旁。

【用法】用竹笋搨乌糖贴之

消疬散一
【药物】铁线芛。

【适应证】适合于小儿颈项生结核，常见的三或五粒，或多更至七八粒不等，成人也可用之。

【服法】成人量，每次可服两半至二两，小儿酌量灵活运用，每日早晨服一次，连服二十至三十天，其核自消，永不复发。

消疬散二
【药物】鼠呕根。

【适应证】鼠呕根五钱，煎水服之，身壮者可合冬瓜册煎服，身体虚弱者，合精猪肉煎服

【服法】每天服一剂，常服见效。

【禁忌】忌食鸡鸭蛋、拔仔（番石榴）、雄鸡、鳞鱼等物。

消疬散三
【药物】海螵蛸。

【适应证】适用于颈项初发结核有效。

【用法】海螵蛸微炒，研为细末，调醋抹之能消。

马刀疬一
【药物】和尚头草。

【适应证】初期马刀疬有效。

【服法】和尚头草合白米搨幼粉，做粿汁食之。

【服法】和尚头草根煲水饮之，适用于初期者，服之有效。

编者按：

1. 和尚头草，潮汕地区称为白毛藤、三角虎、龙吐珠、和尚头菠、蛇姆、蛇菠、宝珠草、倒地枚、蛇菠仔、拖藤蛇菠、病仔草。外地称为龙吐珠、蛇蓉草、地莓、野杨梅、蛇盘草、三匹凤、三叶莓、地杨梅、三爪凤、红顶果。味甘酸、苦、性寒，有小毒。内服清热凉血、清肺、解毒、消肿散

瘀。外用消炎。入心脾肺经。

2. 粿汁，潮汕地区大众化的地方民间小食，以米浆烤干为主料，煮食时加水与其他调料。

马刀疬二

【药物】白荔朗。

【用法】白荔朗合稿末共捣烂封之。

烂头疬

【药物】铺银叶。

【用法】铺银叶合白荔朗，稿末加梅片少许捣烂贴之。

白玉丹治破烂疬

【药物】新出窟石灰。

【适应证】瘰疬破烂，连及胸腋，臭秽难闻，三五年不愈者，药到病除。

【用法】石灰一块，滴水化开成粉，用生桐油调匀，干湿得中，先以花椒、葱煎汤洗净其疮，然后涂之，不数日痊愈，真奇方也。

睾丸炎

【药物】皮香叶。

【适应证】睾丸大小肿痛难忍或左大右小，右大左小用之神效。

【制法服法】皮香一两切碎，去皮，鸭蛋一个，去壳，调匀，炒热，食之数次，即瘥。

虎头疽

【药物】莿苋叶骨连头烧存性。

【适应证】唇内或舌上下生虎头疮，一日即破口，难食物，甚痛，用之即效。

【用法】以烧存性莿苋叶骨研为细末，抹之即愈。

鹅掌疽一

【药物】竹笋壳煅存性。

【适应证】鹅掌疽。此症生在手底，形如水疥，视之在皮内，日夜极痒。

【用法】将煅存性笋壳末合苦楝皮搋盐滷封之。

鹅掌疽二

【来源】蔡绍南医师经验介绍。

【药物】鳖壳，微炒研末。

【用法】用时，和水粉擂匀合茶油敷于患处。

十重饼

【药物】胶播子。

【适应证】此症常发生于手足底，一层脱出又一层脱，永久脱不尽。

【用法】将胶播子合秋瓜蒂二味和盐搋烂，贴之。

治湿癣一

【药物】白花鸡脚兰叶。

【适应证】金钱癣、湿癣、牛皮癣俱效。

【用法】将药合盐少许搋烂，擦患处，其痒即止，隔日结痂，连擦三或四日，每天早晚擦一次即愈。

治湿癣二

【药物】竹草。

【用法】先将姜母擦患处，然后用竹草五或七叶，搋烂，擦患处，如癣跡太多者，该竹草须要用多些，灵活运用，擦数天自愈。

治蛀毛癣一

【药物】莉钩竹叶一撮。

【制法】将上药烧灰存性，研为细末。

【用法】以上面药末调茶油抹患处，即愈。

治蛀毛癣二

【来源】许岳忠同志。

【药物】藜芦。

【适应证】头发被蛀，以致皮痒发落，头光。

【用法】藜芦火煅存性，研为极细末，和茶油抹之，每日抹三或四次。

【说明】未抹油之前，先将残发刮去，温开水洗净后抹之。

治飞蛇蛋一

【来源】朱樟樟先生。

【药物】藤苦楝汁。

【用法】以上药合凤凰调匀抹之，立愈。

治飞蛇蛋二

【药物】山苦瓜捣汁。

【用法】以上山苦瓜汁合凤凰调匀抹之立愈。

治手穿蛇一

【来源】杜联标先生。

【药物】浮水金塔。

【用法】捣烂合生桐油和匀贴之。

治手穿蛇二

【药物】穿盘草（又名蝦凶草，红花马了缴）。

【用法】将上药捣烂贴之。

穿掌蛇

【来源】枋溪医院蔡守叶医师在 1960 年在技术交流会介绍。

【药物】山红花根。

【适应证】脚穿掌蛇生于脚底中心，日夜疼痛难忍，对发生的疼痛，治之亦效。

【用法】以山红花根不拘多少，捣蜜贴之。

治脚底生穿掌蛇

【药物】山铺银皮。

【用法】山铺银皮捣酒头糟贴之。

治手生蟹义毒一

【药物】田蟹一只。

【适应证】生在手大指与次指中间，属大肠经积热凝结而成，初起如豆，后大，色青，即是蟹义毒。若初起黄粟小胞，痒熟煨痛，根深，有红线上攻腋内，名合谷疔，此病不宜用。

治手生蟹义毒二

【药物】蟹目草。

【用法】将田蟹合盐糟米贴之。

【用法】将蟹目草捣烂封之。

治手生节螺一

【药物】叶下红。

【适应证】此症生在手指目穴，其名为节螺，一粒肿起照肉包。

【用法】叶下红和田螺去壳捣烂封之。

治手生节螺二

【药物】田螺。

【用法】上药合乌豆捣烂封之。

治牛担弯一

【药物】白葛叶。

【适应证】此证生在手弯，形似疔疮。

【用法】上药合人中白贴之。

治牛担弯二

【药物】桑叶。

【用法】上药合蛋清搥烂封之。

治牛头疔
【药物】芬叶。
【用法】上药合酒头糟炮烧贴之。

治脚底砧伤一
【药物】鼎盖草。
【适应证】初期砧伤三日内。
【药物】将上药合食盐搥烂贴之。如内有脓血用针挑出脓血，须用第二方。
【说明】砧伤初期两日久。依照三方序次序治之。

治脚底砧伤二
【药物】咸酸簕。
【用法】将咸酸簕洗净吹干，和盐搥烂贴之。

治脚底砧伤三
【药物】乳草。
【适应证】砧伤十日已久，内面有脓，也要挑出脓血。
【用法】将乳草洗净吹干，和盐搥烂贴之。

治上搭手痈
【药物】旧毡帽烧灰。
【适应证】此症生在肩胛骨边形圆。
【用法】将毡帽灰调茶油抹之。

治下搭手痈
【药物】黄牛屎。
【适应证】此症生于腰侧或左或右不定。
【用法】生黄牛屎贴之，而水牛屎无效。

治肾痈一

【药物】穿山甲。

【制法用法】穿山甲微炒，研为细末，合水豆腐搥烂封之。

治肾痈二

【药物】水茸。

【服法】水茸搥烂炖酒滤汁饮之。

【敷法】外用耳钩草搥蛋清贴之。

治臀痈

【药物】半天雷。

【适应证】此症由膀胱经煮熟凝结而成，生于臀肉厚处，肿漫，初服仙方活命饮。

【用法】半天雷搥乌糖贴之。

治穿心痈

【来源】陈传族传来。

【药物】铁锡树根。

【服法】每日服一次，每次用七至八钱，煎水服之，连服二或三个月后，痊愈。

【医案】陈传族自己曾患此病，经二三年不好，后至福建云霄，得此独味良方如法，耐心连服二至三个月，其症消除痊愈。

【说明】此药产生福建云霄，叶的形状如茄叶，有刺，叶边有锯齿状，其枝不怕火。

治上马痈

【药物】艾心。

【用法】用生艾心搥人中白贴之。

【说明鉴别】上马痈与下马痈的区别，上左下右褶纹生属膀胱湿热，忧愤结成，起黑陷属重，高肿属轻，此症生在下皱纹中属膀胱经湿热，又兼七情不和，忧愤凝结而成。

治火疮

【药物】金花草。

【适应证】生在胸部中心，形如月圆。

【用法】将金花草洗净晒干，捣烂，滤汁炮猪胆，抹之即愈。

脚底鸡眼疗一

【药物】苦参子，去壳取仁捣烂贴患处，三五日见效，消软不痛。

脚底鸡眼疗二

【药物】木耳浸醋捣烂贴患处，三五日见效。

治瘰验方一

【药物】山檎花叶（又名软枝山胶播）。

【适应证】不论身肢何部位，如初发红肿，痒而痛者，治之最宜。

【用法】将山檎花叶捣烂乌糖贴之。

治瘰验方二

【药物】瘰仔草。

【适应证】与第一方同。

【用法】瘰仔草洗净吹干，捣烂乌糖贴之。

治瘰验方三

【药物】五倍子。

【制法用法】用五倍子烧存性，未有脓者，调醋抹之即消。已溃者调茶油抹之甚效。

治瘰验方四

【来源】凤山杨亮。

【药物】黄枝根，山甘草。

【适应证】身肢生瘰，不论身肢何部位发生，俱属神验。

【用法服法】先将黄枝根、山甘草二味各三钱，水一碗煎数滚，加落鸡蛋一粒，煎存半碗，加酒一杯。忌食熟肉等物，服药后，其痛隔日与肿即渐消。

治颔下瘰

【药物】鸡掇鼻。

【用法】用鸡掇鼻搥蒜头封之。

脚臁蛆一

【药物】白花蟛蜞草。

【制法】白花蟛蜞草浸童便，三日后，取其晒干。

【用法】烧灰加入梅片调茶油抹之，夜时用生的白花蟛蜞草搥烂贴之甚效。

脚臁蛆二

【药物】方骨苦草。

【制法用法】用方骨苦草洗净晒干，烧灰调茶油抹之。

蛀骨疮

【药物】苦桃叶。

【制法用法】以上药搥烂煨温，敷患处，虫即死。

乌白疱验方一

【药物】黄豆壳。

【用法】将上药煅存性研为细末，调茶油抹之即愈。

乌白疱验方二

【药物】正谷丹。

【用法】将稦楠桐油灰合丹共搥匀贴之即愈。

治血疱不止

【药物】淡水蠔壳。

【制法用法】用蠔壳烧存性研末，调茶油抹之愈。

治刀伤出血一
【药物】侧柏叶。

【用法】侧柏叶搥烂贴之即止。

治刀伤出血二
【药物】金毛狗脊。

【用法】用狗脊的毛贴于伤口，其血即止。

治流注一
【药物】黄花仔。

【用法】用黄花仔搥烂炖酒服之，其渣贴患处。

治流注二
【药物】皂角。

【制法用法】皂角一两，研为细末，用糯米三两，即现称三大两，以十两秤为一斤作标准，以糯米炒熟，先搥烂入内药一钱，合皂角末调匀贴之即愈。

肾囊风一（绣球风）
【药物】黑芝麻仁。

【适应证】此症生于肾囊，极痒，由肝经湿热而成，风邪外侵皮里，出生干痒，极喜浴滚汤或起疙瘩疹，抓破热痛如火烧。

【用法服法】内服龙胆泻肝汤，外用芝麻仁搥烂，用净布包如球形，先以滚水退温，洗净，然后以芝麻搽敷肾囊，连擦二或三次，即效。

肾囊风二
【药物】乌糖。

【适应证】同上第一方。

【用法】乌糖三两煎浓退温洗净之，连洗三或四天即愈。

肾囊生油蛆

【药物】山巴里根，又名黄年根。

【适应证】肾囊极痒，抓破皮，出油质而不干。

【用法】黄年根一两，清水两碗，煎存碗余，先燻后洗，连洗二至三天即愈。

治腰椎积痛

【药物】水茇根。

【用法】早晨用猪尾骨合水茇根干的五钱，水碗四，煎七分，连服三或四天见效。

三、五官科

治耳鲙一

【药物】海螵蛸烧存性研为细末。

【适应证】耳鲙生于耳后，形圆，大小不等，用之效。

【用法】海螵蛸末和茶油抹之。

治耳鲙二

【药物】鲙鱼骨烧存性研为细末。

【适应证】与第一方症状同。

【用法】鲙鱼骨末和茶油抹之。

治耳鲙三

【药物】蛤蟆藤、田蕹菜二味。

【用法】以上二味，搋卵清贴之

编者按：

1. 蛤蟆藤，海金沙多年生攀援草本，可入药，具有清热解毒，利水通淋等功效。

2. 田蕹菜，即空心菜，广东称为水菜、通菜。

治耳流脓一（内服）

【来源】陈谦敬医师。

【药物】九龙吐珠叶十二叶。

【用法】清水洗净合冬瓜册煎服，连服数天有效。

治耳流脓二（外敷）

【药物】川连，不拘多少研末。

【用法】川连末和猪胆汁调匀抹耳内，末抹药之前，先用茶水退冷，以棉花槌（用香骨枝扎棉花如搥）洗耳内干净，然后抹之。

治目生飞丝

【药物】五倍只三钱。

【用法】清水一碗煎存六分，退冷，用尖，以笔凹（毛笔下部之竹管）插入水中以口吸入喷出，自然消，目痛遂轻。

治目暴痛

【药物】白东方（白东奔）二两。

【用法服法】搥大兰滤汁和蜜炖，温服之，其渣贴目，连贴数天，其痛自止。

治目在风轮生白点

【药物】食盐焙干研末。

【用法】盐末和井水调匀抹，每日三或四次，连抹数天，其点消退，极有效灵。

治暴痛眼一

【药物】白花蟛蜞草。

【用法】白花蟛蜞草洗净，搥烂，滤汁合蜜饮之，其渣贴眼，收效良好。

治暴痛眼二

【药物】蒲公英（又名鸭舌草）。

【用法】蒲公英洗净合盐少许，共捣烂，以净布滤出汁饮之，其渣贴目，肿痛自轻。

治暴痛眼生翳

【药物】石蛤骨（蛙类）。

【适应证】眼红肿痛并生翳膜，视物昏雾，最宜。

【用法】取活石蛤的两腿骨晒干，用时磨井水抹之功效良好。

【禁忌】戒食辣热虾蟹等物。

【产地】生于潮安县第三区归湖石坑的地区。

治眼生翳膜

【药物】象牙。

【适应证】眼生翳膜，属于慢性者，用之有效。

【用法】以象牙磨井水抹目，须常抹，其膜能消，其目渐明。

治眼撞伤

【药物】芙蓉花叶。

【用法】合皱面苦草，和乌糖捣烂贴之，其肿能消，连贴数天，自然痊愈。

治目生胬肉一

【药物】青肉乌豆。

【用法】合龙眼心少许，共捣烂贴目，每天贴一次，连贴数天，胬肉自消。

治目生胬肉二

【药物】白乌仔豆花。

【用法】白乌仔豆花三或四蕊，捣烂，调人乳贴之，胬肉逐渐消退。

治目针方

【药物】木虱血。

【用法】每日用木虱血点二或三次，连点数天，见效。

治目生蜞一

【药物】山胶播。

【适应证】目蜞形长而横，色红，生于下眼胞。

【用法】以山胶播叶合盐捣烂，贴之。

治目生蜞二

【药物】生苔，此药生于阴处，墙脚甚多。

【用法】捣乌糖贴之。

治目生蜞三

【药物】雄鸡屎

【用法】外敷抹患处即效

【说明】鸡屎用赤胶色者（又名浓例鸡屎）用之有效，如干白色的鸡屎，用之无效。

治眼胞瘤

【药物】五倍只末。

【用法】每天用五倍只末二分，合乌仔豆花三至五蕊，蛋清二点，共捣烂贴之，连贴五或七天，其瘤渐消。

治初生儿赤眼

【药物】胡黄连研末。

【用法】调茶油抹两足心立效。

治初生儿目痛不开

【药物】灯心。

【用法】灯心每条约寸长，共取七或八条，浸井水横贴目痕上，如干再换，自然获效。

治目漏症一

【药物】草鱼齿烧存性。

【用法】和铜青各等分研末，用饭制为线丁，贴于漏处。

治目漏症二

【来源】林永汗医师。

【药物】秋瓜叶烫滚水吹干。

【适应证】目漏穿孔，脓流不尽，疮口破烂，该疮出脓在鼻旁边。

【用法】用秋瓜叶贴之。

鼻衄一

【药物】青皮鸭蛋。

【用法】咸菜汁合鸭蛋，同煎熟食之，连服三或四次立愈，非常效验。

鼻衄二

【药物】秋瓜根一两。

【服法】清水煎服，连服三次鼻衄自止。

鼻痧一

【药物】烟叶烧存性。

【用法】研为细末，吹入鼻中，自能逐渐消天。

鼻痧二

【药物】莉苋骨连头烧存性。

【用法】研为细末，吹入鼻中见效。

鼻蛇

【药物】蜈蚣二条煅存性。

【用法】上药研为细末，加梅片少许，吹入鼻内。此症初生面肿，吹之能消。

发颐一（又名腮腺炎）
【药物】皱面苦草。
【用法】皱面苦草洗净吹干，含盐捣烂贴之。

发颐二
【药物】靛滓。
【用法】以靛滓抹患处，自能消退。

发颐三
【药物】铁马鞭。
【用法】铁马鞭和蛋清捣烂贴之。

牙宣一（又名牙衄）
【药物】枸杞子。
【适应证】满口牙缝出血，或时出时止，此症乃阴虚火盛所致，若不速治，血出不止，恐有生命之危险。
【用法服法】以枸杞子捣碎，漱口，然后缓缓吞下立愈。

牙宣二
【药物】黄豆腐渣。
【外敷】用黄豆腐渣掺于牙缝出血之处，其衄即止。

牙宣三
【药物】马粪烧存性研末。
【用法】用上药末抹之立愈。

牙宣四
【药物】旧雨伞纸烧存性研末。
【用法】用上药末抹牙缝患处立愈。

牙宣五

【药物】百草霜。

【用法】以百草霜抹患处，其衄自止。

牙宣六

【来源】贯众三钱，黄连二钱。

【适应证】此方适应误食轻粉毒，其症牙缝出血，其牙龈肿臭非常，用之甚效。

【用法】以上二味煎水，候温和加梅片少许，时时漱口，该毒自退，其衄自止。

牙宣七

【来源】沈辉华医师。

【药物】田地丁。

【适应证】热证甚效，虚者忌用。

【用法】以田地丁搲盐擦患处，其衄自止。

牙宣八

【药物】活蚬连肉烧存性，研为细末。

【适应证】牙缝出血，又治牙疬，其效如神。

【用法】用上药末加梅片少许，共为细末，擦于患处。

牙龙验方

【药物】臭叶菜。

【适应证】牙龈生龙，口不能开，饮食难下，用之如神。

【用法】将臭叶合盐搲烂贴之。

【禁忌】注射西林，用之特效不佳。

牙痈一

【药物】飞山虎。

【用法】飞山虎用生的不拘多少，合盐搲烂，贴于患处，或用干的研为细末，调醋贴之。

牙痈二

【来源】凤汤传和尚来的。

【药物】山重窝。

【用法】用生的山重窝三或五叶，揉烂，含之神验。

牙痈三

【药物】芎蕉皮。

【用法】以芎蕉皮日晒夜露，煅存性研末抹于患处，其肿自消。

牙痈四

【药物】山梅叶（又名九鸟里叶，了哥饭，柴秤星，山甘草）。

【用法】山梅叶合冷饭槌烂贴于患处。

牙龙

【来源】饶平林先生传来。

【药物】节节花。

【用法】节节花有多种，用小米方骨剑叶一两，搥烂，炖气酒汁饮之。

预防白喉

【药物】白花鸡（又名土牛七）掇鼻。

【用法】枝叶并用，小儿五岁以内者，每次用干的鸡掇鼻三钱，六岁以至十岁者，每次鸡掇鼻五钱，清水碗二煎五分，去渣加入乌糖和匀饮之。

【预防】在冬春季时，每月常服二次，预防传染白喉之患。

白喉验方一

【药物】铁马鞭。

【用法】铁马鞭搥烂，滤汁和麻油调匀，以软绸布洗净，用竹箸一头扎为小球形，搵药汁抹患处，连抹数天立效。

【医案】柯细弟，男性，年五岁，住彭历巷2号，患白喉症二天，声音低微，请谢清高医师调治，断为白喉症，外用铁马鞭汁抹之。内服清肺解毒汤，治疗数天，白喉消失。功效甚速。

白喉验方二

【药物】生韩信草三钱（又名金牛草），壁钱一个（俗称为马龙骑帕）。

【制法】二味用新瓦在炭上焙干，共研为细末。

【用法】用纸管入药末，吹入喉中患处。

白喉验方三

【来源】文献介绍县医院经验。

【药物】巴豆三分二厘。

【用法】以巴豆仁去膜，合珠砂三分二厘，共槌烂贴印堂，大约贴八点钟去掉，贴处如浮泡，用苦参只搥烂贴之愈。

喉痈

【来源】汕头玻璃厂周第英同志祖传。

【药物】山芹菜。

【用法】山芹菜槌烂用，扎丝巾，包如钮大，含于喉中，必须将线拔出，存线四或五寸出口外，候毒水流出数小时即愈。

喉哦

【药物】山漆叶。

【用法】用生漆叶三或五叶搥烂，丝布包如钮大，浸于醋中，然后取起含之，必须存线在口外，候毒水流出，肿退即愈。

四、妇科验方

安胎方一

【药物】鸡蛋经伏十二日。

【适应证】妇女有孕，胎动不安。

【制法用法】用经伏十二日的鸡蛋，置在碗内，又加百草霜三分入卵内，播匀，老红酒滚泡服即好，保母子平安。

安胎方二

【药物】桑螵蛸六钱，大枣三粒，炮姜三片。

【适应证】胃肾虚寒，胎常坠，如妇人有孕常在八十天前后坠者，宜先十天煎服，连服数次，保母子平安；如在九十天坠胎者，现在八十天以前服之。

【服法】上药用清水碗二煎存六分服之。

治妇人有孕痢疾不止

【药物】鸡蛋一个。

【制法】在卵的尖头打一孔，蛋白质流出尽。仍入黄丹末，用纸封孔煨热。

【服法】食一次病好，是男子，食二次好，是女子。

【来源】此方根据朱庭先生的始祖自太医院得来。

妇人有孕时日夜腹痛不止

【药物】甘蔗又名竹蔗，青皮黑膜者方可用，其他如蕃竹蔗、火绞蔗用之无效。

【适应证】孕妇胃肠积热腹痛，两便短少，症属热者，服之立效。

【服法用法】有孕一个月，用蔗一节，照月算节，切碎煎汤常服。

治孕妇伤寒恐堕胎

【药物】伏龙肝（即灶心土）。

【用法】湿冷水涂脐上一日一换一夜一换，连服七日安全。

妇人堕胎血不止

【来源】荔枝干七个，带核壳揾破。

【服法】清水碗半煎存六至七分，去渣温服见效。

孕妇腹内小儿啼不止

【来源】傅青主扶气止啼汤。

【来源】老鼠巢泥。

【制法】取来研末调酒为丸，如桐只大，用三丸放在火中烧红，又用清水一碗，将丸放在水内淬澄清，连丸将水饮食之，立止。

【说明】此是生母常食辛熟之物，以致小儿啼哭不止，属热证用，虚者禁忌。

胎散

【药物】川芎二两研末。

【用法】用生艾叶一撮，水一碗煎半碗去渣，泡川芎末服之，服后觉腹内有微动则有胎；若服后一二日动，则非胎，乃闭经也。

妇人有孕因病久子肠不收

【药物】蕉叶。

【用法】蕉叶取来抹油，按之即收，保母子平安。

妊娠子悬一

【药物】猪胆汁半碗。

【用法】入竹管内一直灌入咽内，子即下归，见效。

妊娠子悬二

【药物】川连三钱。

【服法】清水一碗，煎存半碗，去渣服之，子即归经，此方切勿轻视，否则，母子俱亡。按以上二方，适用于实证者。

胎漏一

【药物】蚕茧带虫十个煅存性。

【适应证】胎漏，妇人有孕，本应停经，今有胎不断来经，恐有坠胎，应速治之。

【服法用法】以上药研末，泡老红酒温服。

胎漏二

【药物】炮干姜五钱，生地五钱，酒制焙干。

【制法】以上二味，共研细末，每日早晚各服一钱。

【服法】老红酒温泡服之，以上二方，如无红酒，白米酒也可。

妇人有孕小便不通

【药物】淡竹叶五钱。

【服法】清水碗半煎存性，七分温服。

妇人有孕大便不通

【药物】猪胆汁。

【用法】用猪胆汁调香油，按西医院洗肠方法进行，即可通便。

妇人有孕大小便不通

【药物】田螺三粒。

【用法】打破去壳，将肉和盐捣烂，敷脐上即通。

孕妇跌伤一

【药物】砂仁钱半。

【适应证】跌伤初胎，下血不止。

【服法】砂仁研末，淡盐汤泡服，或用酒也可。

孕妇跌伤二

【药物】砂仁末。

【适应证】跌伤吐血不止，与跌伤下血有效。

【服法】砂仁末钱半。开水冲服立效。

孕妇动胎出血

【药物】黄连。

【适应证】动胎出血，阴门痛难忍。

【用法】黄连研末，每早晚各服一钱，温酒泡服，连服三或四次，可保母子平安。

妇人有孕遍身浮肿

【药物】黑枝三钱，薄荷五分。

【适应证】孕妇周身浮肿，凡浮肿者，最为适宜。

【制法服法】共为细末，调饭汤泡服，早晚各服一钱见效。

妊娠遗尿

【药物】白薇花、白芍药各一钱五分，共为细末。

【适应证】妇人有孕数月以上，遗尿不知。

【服法】每日早晚各服一钱，温酒送下。

胎动冲心

【药物】井水。

【适应证】妇人有孕，因房劳不慎，误撞着胎，使胎冲上心，孕妇不安。

【用法】用井清水盛半桶，倒放鼎内煮有数滚，取起碗内，排三四碗于桌上。等温与孕妇速服一二碗。胎下归经自安，如未顺下，再饮至胎下为止，滚水常饮，有益无损，若不识此法，难救其危。

妊娠尿放不出

【药物】田螺。

【适应证】妇人膀胱积热，尿放难处，最宜。

【用法】田螺取来打破去壳，用田螺肉和蜜捣烂，塞于阴门，小便自利。

妇人初生闭骨不开，子不能下

【药物】龟板一块，酒醋炙。

【用法】上药研为细末，每次用一钱，温酒泡服即用。

妇人产后中风血虚眩晕不省人事

【说明】请参阅上面醋的功能与童尿便救急的特效便详。

妇人产后血肿

【药物】柑皮一钱，研末。

【用法】每日早晚各一钱，红酒泡服，三日痊愈。

妇人产后血块痛不止

【药物】人中白烧存性研末。

【用法】每日早晚各一钱，温酒泡服甚效。

妇人产后血母痛日夜不止

【药物】童尿半碗，酒二两。

【服法】以上药调匀温服。

又方

【药物】荔枝干壳七个。

【用法】清水煎饮之，其痛即止。

血母痛

【药物】没药、血竭各一钱。

【用法】共研细末加红酒泡服，其痛即止。

治产妇胎衣不下一

【手法】用手探入喉，使其呕吐，胎衣自下。

治产妇胎衣不下二

【来源】沈立笑医师介绍。

【药物】生葱全株。

【用法】用生葱入嘴咀嚼吞下，使其呕吐，胎衣自下。

治产妇胎衣不下三

【药物】莲蓬一个。

【用法】清水煎服即下，莲蓬需用全个，切不可切碎。

妇人产后下血不止一

【药物】血余炭一至三钱研末。

【用法】泡老红酒温服立止。

妇人产后下血不止二

【药物】黑棕根五钱。

【用法】以上药清水碗二煎存六分温服。

妇人产后子肠不收（又名子宫下垂）

【药物】枳壳四钱至六钱。

【用法】以上药用红酒一碗煎存六分温服，连服数次，子肠自收。

治产后风（潮州俗名月内风）

【药物】走马胎。

【味性形态】味甘淡，微辛。性温，叶似枇杷叶，叶面有毫毛，叶边有锯齿形，枝身端直，高至数尺，无生分支，每月发生一叶。

【适应证】产后腹胀，气促。头面四肢肿大，筋骨酸痛，用之最效。

【服法】身体壮者，每次用三叶，和冬瓜册煎水饮之，身体弱者，每次早晨用三叶和精猪肉煎水饮之。

妇人赤白带下一

【药物】乌鸡一只。

【方法】乌鸡一只（绒鸡更好），去毛后，开腹去肠，用白鸡簪花二两，切碎同鸡肉煮熟。

【服法】连服三早立即见效。

妇人赤白带下二

【药物】龙眼根四钱。

【用法】龙眼根去头重皮，须用第二重皮，清水一碗，煎五分。

【服法】早晨空腹，连服三天见效。

妇人赤白带下三

【药物】鸡蛋一个。

【方法】鸡蛋一个打一小孔，入白醋二分和匀，带壳炮熟。

【服法】早晨空腹，连服三天见效。

妇人赤白带下四

【药物】蚕茧去蛹壳烧灰研末三钱。

【服法】以上药分三三早，泡红酒服之。

妇人阴门跌伤血流不止

【药物】生橄榄搥碎。

【用法】令妇人仰卧，贴阴门上，立止。

妇人闭经一

【药物】猪肝二两，绿豆一两。

【适应证】肝血衰弱，营养不良，血虚闭经，用之适宜。

【服法】以上药二味，早晨空心煎熟食之，连服数天，经来止服。

妇人闭经二

【药物】苏木两钱，油虫尿一钱。

【适应证】肝经郁积，血停滞不行，以至于闭经，服之立即见效。

【服法】清水一碗煎五分，连服三四天见效。

妇人闭经水先期而至者

【药物】鸡蛋花子。

【用法】将上药赤色，共研为细末。

【服法】每日早晨服七分，用红酒泡服之。连服三或四天立效。

妇人血崩不止

【来源】黑棕根二钱。

【服法】调饭汤服之立效。

产后子宫脱垂

【来源】潮安枫洋乡苏公子介绍，原方系归湖大肚池王姓秘传。

【药物】芎蕉皮晒干，黄花蟛蜞草晒干。

【制法服法】以上二味，共研细末，每次四钱，入猪肠内扎紧，炖服，连服几次见效。

子宫脱垂

【来源】潮州镇李慕良医师经验介绍。

【药物】鸡骨香一两。

【适应证】腰脊酸痛，子宫下坠，用之有效。

【服法】清水碗半煎七分，连服四五次病好。

五、杂症偏方验方

治毒蛇咬伤一

【来源】饶平福伯传卓清医师。

【药物】双鬏蜈蚣草，饶平又名冇草。

【适应证】夜间行路不觉，被毒蛇咬伤，治之无不应。

【用法】单味双鬏蜈蚣草二两，捣烂，合米酒四两，大约炖四五十分钟，取起滤汁饮之，其渣贴患处，隔两小时后，揭开药视之，其伤口浮黑豆粒状，知毒未尽，另再贴之，直至黑豆粒消失，知毒已退，不用贴之。

【说明】如当时咬伤，情况危急，蜈蚣草不拘多少，搥烂和酒滤汁喝，其渣贴伤口，然后再用蜈蚣草和酒炖服。

治毒蛇咬伤二

【药物】烟筒膏。

【药物】山柑烟筒内的烟膏油最好，如无山柑烟筒，用竹烟筒的也可，毒深者，烟筒油入口，其味甜而不知辣，伤口以烟筒油抹之。内服也可，须要与酒调匀服之，不可饮水。

狂狗咬伤一

【来源】程楚芝医师。

【药物】倒盖菊。

【用法】倒盖菊不拘多少，捣烂和白酒滤汁饮之，其渣贴伤口处。

【说明】倒盖菊味苦微辛，性寒，凉血解毒，消肿生肌。

狂狗咬伤二

【药物】马前子煅存性，共研细末。

【用法适应】不论狗咬伤什么部位，在咬伤之处，将上药调茶油抹之。

火烫伤一

【药物】大牛力根。

【制法用法】先将大牛力根不拘多少，熬滚，退冷收藏钟中，偶逢滚水烫伤或油水所伤，将所伤之处，浸入大牛力中，其痛即止。愈后无痕迹，甚效。如烫伤后发水疱，先用针揭破，然后浸之。

火烫伤二

【药物】生石膏。

【制法用法】生石灰捣烂，共研细末，调生桐油抹之，未抹之前，如有水疱，先用针揭破，后敷之甚效。

诸般骨鲠咽道验方

【药物】灯心煅存性。

【适用症用法】统治猪、鸡、鱼等骨鲠咽中，用灯心末吹之，入咽内即愈，或用面包泡饮，药末吞下亦效。

红飞阳

【药物】刺刁根六钱。

【适应证】面部肿大极痒。

【用法】清水碗半煎七分，外落汽酒二两，以热燻洗之，切勿吹风为要。

【试法】飞阳症试，用乌豆给病人入口，生食不知生味，变为香味，即是飞阳之病，试法与肺痈相似。

白飞阳

【药物】油虫三条，去头、足、翅、肠等，雄黄一钱，薄荷五分。

【服法】用汽酒三两合上药炖食之，其渣贴之。

治钱龙咬伤

（又名壁虎，守宫，四脚蛇）

【药物】桑叶。

【用法】桑叶煎浓汁合枯矾调匀抹之即愈。

治壁钱咬伤

（又名蟢子，时作白窠如钱大，咬人最毒，不治致死）

【药物】桑树枝。

【用法】以上药煎浓汁，和白矾调匀抹之。

治黄蜂叮伤

【药物】蚯蚓粪。

【用法】蚯蚓粪和井水调敷，痛立即止。

治蜈蚣咬伤

【药物】手指甲。

【用法】被蜈蚣咬伤的部位，用自己的手指甲蘸水抹之，立效。

治猪咬伤

【药物】制龟板。

【用法】用上药末调茶油抹之。

驱蛲虫

【药物】黑丑子。

【制法用法】黑丑子不拘多少，微炒，研为细末，小儿三岁至四岁者，每次服一钱，滚水冲服，早晨空心服之，连服数天，虫出尽痊愈，功效极好。

杀蛔虫

【药物】使君子。

【制法服法】使君子去膜切碎，和鸡蛋一个去壳调匀炒熟，早晨空心服之，小儿五岁以内者，每一岁用使君子一粒，类推照算，连服数天神效。

杀虫饮

【药物】苦栋根皮。

【适应证】虫咬肚常痛，或腹胀满，脚酸无力。

【制法】苦栋根皮。去第一层皮（赤色）用第二层皮（黄白色）不拘多少，研为细末，制面糊为丸，做如桐子大。

【服法】宜戒中午饭，日晡的时候，用油沙鸡蛋煎熟食之，香味之物，引虫外出，候上床时临睡时用药丸二钱，滚水送下。现改良制法，将苦栋根皮六钱，水一碗二分煎存六分，早晨空心服之。

【来源】此方在1960年浮洋交流经验来的。

治金蚕蛊（并马尾丝虫）

【药物】白柘榴根皮。

【适应证】患者令白矾味甜，口嚼乌豆不腥者，即是金蚕蛊，又吃药后，周身皮肉似有数百虫行，极痒难忍者即是。

【服法】白柘榴根皮六钱，去头重皮，清水碗二煎六分，早晨空心服之。

【医案】黄雪洲医师，尝医广州人，此人在省从军到潮，住考浣内，时医师诊所开设考院街，病者到诊所坐谈，谈及病情久治罔效，闻先生经验丰富，经将平日最嗜好，三餐常吃牛肉，据说食瘟牛后，面色萎黄，身肢赢瘦，腹痛无定时，经黄医师确定为虫咬症，拟用白柘榴根皮六钱，清水碗二煎六分，早晨空心服之，果然，至晚大便放出金丝虫一条，形如马尾毛，长约五六尺，虫出肛门外，即用竹枝一节扎紧，勿使潜入，虫再出再缠，扎于竹枝至虫身全出，竹枝拿掉，该虫色如金，细如马尾毛，故定名为马尾丝虫。

【说明】未服药之前，停止吃晚餐，越日早晨空腹服之方有效力。

食药中毒

【药物】甘草。

【适应证】头晕，呕吐，面色紫黑，服之即愈。

【用法】甘草不拘多少，和乌糖同煎，饮之，其病遂愈。

食鱼中毒

【药物】生橄榄。

【适应证】头眩晕，脚轻浮，胸膈不舒，神色不佳。

【服法】生橄榄数粒，生食，其效甚速。

消酒毒

【药物】生橄榄。

【适应证】饮酒过量，头眩口渴，神昏，喜睡，或高声如狂。

【用法】生橄榄数粒生食，止渴生津，醒酒攻毒，功效如神。

马上风

【病人注意】患者切忌畏羞不言。

【说明】夫马上风一症，虽古今先贤亦莫难测，患此病者，精出不止，危在旦夕，一般畏耻之人，知而不言，多致死亡。现在党中央政府正确领导下，医务工作者救死扶伤，责无旁贷，为广大群众身体健康、为社会主义建设而贡献，救急垂危的手术，转危为安，百发百中。

【急救方法】第一重要事项，吩咐患者夫妇情感不可脱离，须要抱紧（如果离开，已经不可挽救），第二步骤，用银针或消毒的钢针刺入腰椎，此穴与肚脐对正，须要冷静细心，看准穴位，然后刺入，其精自收，然后用壮健人的小便射在土中，调匀，贴在针的出口处，自然安全。

（谭金华 整理）

参考文献

[1] 沈英森. 岭南中医 [M]. 广州：广东人民出版社，2000.

[2] 石伟超, 梁展凡, 赵国平. 沈教授辨证论治癌症术后临床经验 [J]. 中国实用医药,2010,5(15):242-243.

[3] 庞杰, 孟辉. 沈教授中医药治瘤思想 [J]. 四川中医,2003,21(12):1-2.

[4] 景丽俊, 郭军, 胡静, 等. 沈英森治疗肿瘤临证思维及用药经验 [J]. 上海中医药杂志,2011,45(3):1-2.

[5] 孙升云, 冯伟峰. 沈英森治疗恶性肿瘤经验 [J]. 中医杂志,2011,52(17):1451-1452.

[6] 沈英森. 中医药防治肿瘤放、化疗毒副反应作用的特色及其在综合治疗中的地位 [R]. 广州：世界中医药学会联合会自然疗法研究专业委员会,2014.

[7] 胡志成, 徐云生. 沈英森治疗眩晕的临床经验介绍 [J]. 江西中医药,2011,42(7):30-31.

[8] 周蓓, 赵长鹰. 沈教授治疗肺系疾病经验 [J]. 四川中医,2005,23(10):11-12.

[9] 吕小亮. 沈英森治疗秋咳经验 [J]. 山东中医杂志,2002,21(1):52-53.

[10] 聂玲辉, 孙升云. 沈教授治疗妊娠咳嗽经验 [J]. 四川中医,2012,30(3):7-8.

[11] 金玲, 孙升云. 沈英森因地制宜辨治慢性咽炎经验 [J]. 中国中医药信息杂志,2012,19(4):88.

[12] 林轶, 赵国平. 沈英森运用经方治疗咳喘验案 3 则 [J]. 江苏中医药,2009,41(11):40-41.

[13] 沈英森. 金水六君煎加减治疗喘证的体会 [J]. 新中医,1986, 18(8):34-36.

[14] 沈英森, 赵长鹰, 杨见权. 自拟"激愈方"治疗肠易激综合征 33 例初步观察 [J]. 暨南大学学报（医学版）,1995,16(2):96-104.

[15] 凌家生. 沈教授运用"激愈方"验案举隅 [J]. 江苏中医药,2008,40(7):54-55.

[16] 庄园. 沈教授治疗脾胃病经验 [J]. 时珍国医国药,2007,18(6):1524-1525.

[17] 谢维宁, 彭志允, 乔娜丽. 沈教授治疗脾胃病经验介绍 [J]. 新中医,2007,

39(2): 9-10.

[18] 周蓓，赵长鹰．沈英森治疗脾胃病经验选释 [J]．新中医，2007,39(2):9-10.

[19] 贾士杰，赵国平．沈教授治疗慢性肝炎辨证用药经验拾零 [J]．陕西中医，2009,30(5): 577-579.

[20] 沈英森．中医治疗急性黄疸型肝炎的体会 [J]．暨南大学学报（医学版），1993,14(4):110-102.

[21] 潘丰满，杨钦河，沈英森．脂肪肝中医病因病机特点探讨 [J]．陕西中医，2004,25(9):823-825.

[22] 潘丰满，杨钦河，沈英森，等．祛湿活血法为主在脂肪肝治疗中的应用 [J]．四川中医，2004,22(6):23-24.

[23] 沈英森．中医治疗肾炎五法 [J]．暨南大学学报，1990,11(2):90-96.

[24] 黄进，赵长鹰，朱晓峰．沈教授治疗泌尿系疾病经验 [J]．时珍国医国药，2006,17(12):2642-2643.

[25] 李恩庆．沈教授治疗肾病水肿的经验 [J]．中外健康文摘，2011,8(16):373-374.

[26] 孙升云，沈英森．老年慢性肾功能衰竭的中西医结合治疗策略 [C]．世界中联第三届中医、中西医结合老年医学学术大会论文集，2010:88-91.

[27] 黎俏梅．沈教授治疗石淋临床经验 [J]．中华实用中西医杂志，2006,19(2):178.

[28] 葛茂功，孙升云，张静．沈教授治疗难治性口疮经验简介 [J]．新中医，2011,43(5):153-154.

[29] 沈英森，艾立新．老年性痴呆的预防和治疗 [C]．第五次全国中西医结合养生学与康复医学学术研讨会论文集，2006:447-450.

[30] 胡志成，徐云生．重用白术、草决明治疗帕金森病有良效 [J]．江西中医药，2011, 38(8):40-40.

[31] 孟辉．沈教授从痰论治疑难杂证临证举隅 [J]．湖南中医杂志，1997,13(4):22-23.

[32] 黄进，赵长鹰．沈英森治疗杂病验案举隅 [J]．辽宁中医杂志，2006,33(12):1638-1639.

[33] 景丽俊，赵国平，胡静．沈英森治疗杂病验案举隅 [J]．上海中医药杂志，2010,44(11): 11-12.

[34] 梁艳菊,孟辉.沈教授辨证用药经验 [J].陕西中医,2004,25(12):1118-1119.

[35] 孟辉.沈教授临床经验拾零 [J].新中医,2001,33(11):17-19.

[36] 张静,孙升云,葛茂功.沈英森临床经验拾零 [J].辽宁中医杂志,2011,38(9):1737-1738.

[37] 艾立新.沈教授复法组方的思想 [J].陕西中医,2005,26(7):686-687.

[38] 黄进,赵长鹰.沈教授谈饮食疗法在中医养生与康复中的作用 [J].时珍国医国药,2007,18(1):233-235.

[39] 沈英森.中医学对亚健康状态的认识 [C].第四次全国中西医结合养生学与康复医学学术研讨会论文集,2004:64-66.

[40] 沈英森.肿瘤病人能进补吗? [J].家庭中医药,2009(12):34-37.

[41] 孟辉,黎俏梅,沈英森,等.金水六君煎及其成分抗炎的药效学研究 [J].中华实用中西医杂志,2005,18(3):377-378.

[42] 孟辉,黎俏梅,沈英森,等.金水六君煎及其成分祛痰作用的药效学研究 [J].中成药,2005,27(7):849-850.

[43] 黎俏梅,孟辉.金水六君煎及其成分镇咳的药效学研究 [J].四川中医,2006,24(9):16-17.

[44] 吕小亮,孟辉,沈英森,等.金水六君煎胶囊对慢支大鼠肺糖皮质激素受体及肺表面活性物质的影响 [J].山东中医杂志,2005,24(2):107-108.

[45] 刘慧琼,胡小刚,沈英森,等.金水六君煎胶囊质量标准研究(Ⅱ):橙皮苷和阿魏酸的分析测定 [J].暨南大学学报(自然科学版),2003,24(1):59-62.

[46] 赵长鹰,沈英森,唐颖.金水六君煎口服液对小鼠巨噬细胞吞噬功能的影响 [J].暨南大学学报(医学版),1999,20(6):95-98.

[47] 沈英森,吕小亮,姜杰,等.金水六君煎口服液质量标准的动物实验研究 [J].中药材,2002,25(7):484-486.

[48] 谢晓华,郭书好,沈英森.金水六君煎总黄酮清除氧自由基的作用 [J].暨南大学学报(自然科学版),2005,26(3):443-445.

[49] 刘智勇,沈英森,王栾鸣,等.养胃合剂对癌症患者免疫功能和生存质量影响的临床研究 [J].辽宁中医杂志,2002,29(3):151-152.

[50] 沈英森,郭仲之,朱涛,等.养胃合剂对环磷酰胺化疗荷瘤小鼠骨髓抑制的影响 [J].中国病理生理杂志,2001,17(6):571-573.

[51] 张孝娟，沈英森，刘智勇，等．养胃合剂减轻放化疗毒副反应 46 例 [J]. 中医杂志,2001,42 (10):604-604.

[52] 刘智勇，沈英森，王栾鸣，等．癌症病人生存质量评价及其在中西医结合研究中的应用 [J]. 中医药研究,2001,17(1):11-13.

[53] 沈英森，赵长鹰．养胃方治疗癌肿放、化疗后毒副作用临床观察 [J]. 新中医,1996，28（S1）:88-89.

[54] 庞杰，孟辉．沈教授中医药治瘤思想 [J]. 四川中医,2003,21(12):1-2.

[55] 沈英森，赵长鹰，刘健．养胃合剂减轻放射线所致小鼠自由基损伤的实验研究 [C]. 国际中西医结合养生学与康复医学学术研讨会论文汇编,2000:258-262.

[56] 沈英森．中医对内眼病研究的概况 [J]. 新中医,1981,13(11):34-37.

[57] 刘健，沈英森，赵长鹰，等．养胃合剂对放疗荷瘤小鼠免疫系统的保护作用 [J]. 暨南大学学报 (医学版),1999,20(6):108-110.

[58] 沈英森，刘健，赵长鹰，等．胃合剂对放射线所致小鼠自由基损伤的影响 [J]. 中国中西医结合杂志,2001,21(10):767-767.

[59] 朱涛，郭仲之，沈英森．养胃合剂对环磷酰胺化疗荷瘤小鼠脾淋巴细胞体外增殖反应的影响 [J]. 广东医学,2002,23(6):566-568.

[60] 刘健，王慧颖，沈英森．养胃方对荷瘤小鼠放射损伤的防护作用研究 [J]. 上海中医药大学学报,2001,15(4):45-47.

[61] 刘梅，孟辉，庞杰，等．养胃合剂粗多糖对小鼠免疫功能的影响 [J]. 中药新药与临床药理,2007,18(2):110-111.

[62] 刘健，熊君良．养胃方对荷瘤小鼠的辐射防护作用研究 [J]. 湖南中医药导报,2002, 8(5):284-286.

[63] 刘健．养胃方减轻放射线所致小鼠自由基损伤的实验研究 [J]. 江西中医学院学报, 2008,20(4):71-72.

[64] 彭景钦．沈教授应用金水六君煎治疗肺系疾病临床经验 [J]. 新中医, 2015，47(4)： 14-15.

[65] 许青青，徐娅，张荣华．沈英森治疗杂病验案 3 则 [J]. 辽宁中医杂志, 2014，41(9)： 1986-1987.

[66] 张晓星，徐娅．沈英森治疗痤疮经验 [J]. 四川中医, 2013，31（4）:16-17.

[67] 徐娅，许青青．沈英森治疗咳嗽经验 [J].辽宁中医杂志，2012，39(12):2355.

[68] 胡志成，徐云生．沈英森重用白术、草决明的临床经验举隅 [J].中国中医基础医学杂志,2012，18(1):112.